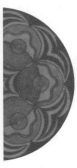

QUANDO A ALMA FALA ATRAVÉS DO CORPO

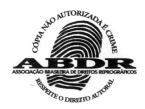

Dados Internacionais de Catalogação na Publicação (CIP)
(Câmara Brasileira do Livro, SP, Brasil)

Morschitzky, Hans
  Quando a alma fala através do corpo: compreender e curar distúrbios psicossomáticos / Hans Morschitzky, Sigrid Sator; tradução de Lorena Richter. – Petrópolis, RJ : Vozes, 2013. – (Coleção Reflexões Junguianas)
  Título original: Wenn die Seele durch den Körper spricht : Psychosomatische Störungen verstehen und heilen.

  Bibliografia

  6ª reimpressão, 2024.

  ISBN 978-85-326-4586-9

  1. Doenças – Aspectos psicológicos 2. Manifestações psicológicas de doenças 3. Medicina e psicologia 4. Medicina psicossomática I. Sator, Sigrid. II. Título. III. Série.

13-04719 CDD-150

Índices para catálogo sistemático:
1. Distúrbios psicossomáticos : Psicologia clínica   150

Hans Morschitzky
Sigrid Sator

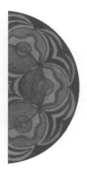

QUANDO A ALMA FALA ATRAVÉS DO CORPO
Compreender e curar distúrbios psicossomáticos

Tradução de Lorena Richter

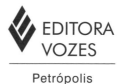

EDITORA
VOZES

Petrópolis

© 2010 Schwabenverlag Ag, Patmos Verlag, Ostfildern
Primeira publicação em 2004, por Walter Verlag.

Tradução do original em alemão intitulado
*Wenn die Seele durch den Körper spricht – Psychosomatische Störungen
verstehen und heilen*

Direitos de publicação em língua portuguesa:
2013, Editora Vozes Ltda.
Rua Frei Luís, 100
25689-900 Petrópolis, RJ
www.vozes.com.br
Brasil

Todos os direitos reservados. Nenhuma parte desta obra poderá ser reproduzida
ou transmitida por qualquer forma e/ou quaisquer meios (eletrônico ou mecânico,
incluindo fotocópia e gravação) ou arquivada em qualquer sistema
ou banco de dados sem permissão escrita da editora.

CONSELHO EDITORIAL	PRODUÇÃO EDITORIAL
Diretor	Aline L.R. de Barros
Volney J. Berkenbrock	Marcelo Telles
	Mirela de Oliveira
Editores	Otaviano M. Cunha
Aline dos Santos Carneiro	Rafael de Oliveira
Edrian Josué Pasini	Samuel Rezende
Marilac Loraine Oleniki	Vanessa Luz
Welder Lancieri Marchini	Verônica M. Guedes
Conselheiros	**Conselho de projetos editoriais**
Elói Dionísio Piva	Luísa Ramos M. Lorenzi
Francisco Morás	Natália França
Gilberto Gonçalves Garcia	Priscilla A.F. Alves
Ludovico Garmus	
Teobaldo Heidemann	

Secretário executivo
Leonardo A.R.T. dos Santos

Editoração: Maria da Conceição B. de Sousa
Diagramação: Sheilandre Desenv. Gráfico
Capa: Omar Santos
Ilustração de capa: Mandala produzida por uma paciente de Jung e reproduzi-
da por ele em *Os arquétipos e o inconsciente*, vol. 9/1 da
Obra Completa. 5 ed. Petrópolis: Vozes, 2007, p. 341, nota 182.

ISBN 978-85-326-4586-9 (Brasil)
ISBN 978-3-530-50636-5 (Alemanha)

Este livro foi composto e impresso pela Editora Vozes Ltda.

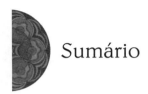

Sumário

Prefácio, 7

Parte I. Fundamentos da psicossomática, 11

1 A psicossomática ao longo do tempo: da Antiguidade ao presente, 13
2 Psicossomática e medicina comportamental: duas visões diferentes da mesma temática, 19
3 O campo extenso da psicossomática, 23
4 Aspectos terapêuticos, 39

Parte II. As diversas faces dos distúrbios psicossomáticos, 45

1 Quando tudo gira em torno do coração, 47
2 Quando a pressão arterial sai dos eixos, 67
3 Quando a respiração para, 83
4 Quando o estômago se rebela, 104
5 Quando o intestino entra em greve, 130
6 Quando a bexiga exerce pressão, 155
7 Quando a pele coça e dói, 170
8 Quando mulheres sofrem de afecções específicas, 192
9 Quando os ouvidos zunem, 209
10 Quando a garganta, o nariz e a voz sofrem, 224

11 Quando o estresse atinge o olho, 235

12 Quando os dentes rangem ou doem, 246

13 Quando há um distúrbio do movimento, 258

14 Quando a dor aflige o corpo, 275

Observação final, 325

Referências, 327

Índice, 332

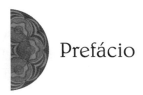

Prefácio

Números que chamam a nossa atenção: Em um quarto dos pacientes não se encontram causas orgânicas algumas ou suficientes – apesar da mais moderna medicina *hightech* e de exames minuciosos. Muitas das pessoas atingidas simplesmente não conseguem acreditar no resultado "sem diagnóstico" e desenvolvem um verdadeiro "turismo médico" que em uma linguagem mais especializada é chamado de *Doctor-Shopping*. Essas pessoas muitas vezes estão profundamente desesperadas, não se sentem compreendidas pelos médicos ou chegam a ser taxadas como simuladoras. No caso de outros inúmeros pacientes, as queixas físicas estão relacionadas, sim, a causas orgânicas; além disso, fatores psíquicos e sociais também atuam e influenciam o desenvolvimento da doença de modo muito desfavorável. Nos dois casos existe uma interação coesa entre fatores físicos e psíquicos. Um raciocínio voltado para um contexto físico-psíquico é altamente necessário para a medicina tanto em face da grande pressão do sofrimento individual como dos altos custos econômicos do sofrimento psicossomático.

Cada vez mais pessoas buscam explicações e tratamentos integrais para as suas queixas e almejam uma medicina que também considere mais os aspectos psíquicos. Isso se revela inclusive na procura da literatura correspondente. O mercado está sendo dominado por uma ampla literatura popular que pode ser vista como uma grande mistura de esoterismo, pensamento positivo e psicologismo e que marcou fortemente a concepção da psicossomática do leitor mediano. Em face da "medicina sem alma" que frequentemente ainda domina a prática clínica cotidiana, esses livros correspondem ao anseio de muitas pessoas de uma medicina humanizada, mas transmitem outro ponto de vista radical, isto é, "uma alma sem corpo".

Este livro se posiciona conscientemente "no centro", e deseja transmitir uma concepção mais complexa dos distúrbios psicossomáticos, baseando-se em uma compreensão biopsicossocial da doença que compreende distúrbios físicos como um acontecimento complexo que abrange componentes psíquicos, psicossociais e biológicos.

O objetivo deste livro é uma apresentação da psicossomática que seja – no melhor sentido da palavra – popular, facilmente compreensível e ao mesmo tempo séria. No centro encontram-se os distúrbios físicos sem causas orgânicas (distúrbios somatoformes e dissociativos) e os distúrbios físicos com fatores psicológicos e influências comportamentais (distúrbios psicossomáticos em um sentido mais estrito). Concretamente trata-se da descrição de numerosos distúrbios somatoformes e psicossomáticos diferenciados segundo diversos grupos de órgãos (coração, pressão arterial, respiração, estômago, intestino, bexiga, pele, órgãos femininos, ouvidos, garganta, nariz, voz, olhos, dentes, movimentos) assim como a apresentação de dores psicogênicas que se estendem aos órgãos. Nesse sentido serão considerados também os modelos de explicação e tratamentos psicossomáticos.

A apresentação segue um esquema unificado:

- um exemplo ilustrativo para os respectivos grupos de órgãos;
- indicações gerais a respeito das relações psique-corpo;
- distúrbios funcionais (distúrbios somatoformes e dissociativos);
- distúrbios de base orgânica (distúrbios psicossomáticos em um sentido mais estreito e distúrbios somatopsíquicos);
- conceitos psicossomáticos (fatores psicológicos, estratégias terapêuticas).

O livro é direcionado a todos que sofrem destes distúrbios, aos seus familiares, mas também aos médicos, psicólogos, psicoterapeutas e ao público em geral que se interessa pelo assunto. Deve, entretanto, oferecer principalmente uma ajuda às pessoas que sofrem de distúrbios psicossomáticos no primeiro passo em direção à cura, isto é, a se autocompreenderem melhor.

Hans Morschitzky
Sigrid Sator

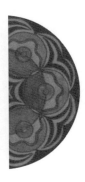

Parte I
Fundamentos da psicossomática

1 A psicossomática ao longo do tempo: da Antiguidade ao presente

*Se desejas curar o corpo
antes deves curar a alma.*
Platão

Consiste em uma antiga sabedoria popular a ideia de que emoções podem influenciar fortemente o corpo. A relação estreita entre corpo e alma reflete-se igualmente na linguagem. "O coração me salta pela boca", "fico sem ar", "algo está entalado em minha garganta", "tremo de raiva" são apenas alguns exemplos. Na palavra emoção encontra-se contida a palavra latina *motio*, que significa "movimento". Emoções não nos movem somente internamente, e sim, ativam também o nosso corpo e o levam a um estado de tensão.

A palavra "psicossomática" é composta por duas palavras gregas, *psique* (= alma) e *soma* (= corpo), e se refere à inter-relação entre processos físicos e psíquicos. A reação psicossomática certamente é uma forma saudável de experiência, pois cada emoção conduz a reações físicas e cada reação física gera determinadas emoções. As designações "doenças psicossomáticas" e "psicossomatoses", por sua vez, se referem a uma forma patológica da relação corpo e alma, isto é, à interação de fatores físicos e psíquicos relativamente à formação e ao decurso de doenças. Psicossomática não significa dar menos importância aos fatores corporais, e sim, dar mais aos fatores psíquicos.

As relações corpo e alma foram avaliadas de modo bastante variado ao longo dos séculos. O médico Hipócrates, da Grécia Antiga, estava convicto de que emoções podem dominar um órgão: Em caso de aborrecimentos, o coração se contrairia e no caso de alegrias se ampliaria. Na medicina da antiguidade grega fatores físicos e psíquicos eram considerados de modo igual; na Idade Média, por sua vez, a Igreja representava a separação estrita entre corpo e alma e no século XVII o filósofo francês René Descartes fundamentou aquele dualismo científico de corpo e alma cujos efeitos maléficos podem ser averiguados no passado mais próximo. No século XIX essa ênfase unilateral nos fatores físicos continuou – o que também é uma consequência dos grandes progressos da medicina. Somente no início do século XX surgiu um contra-movimento desencadeado pelo surgimento da psicanálise.

A psicossomática moderna encontra-se enraizada nos trabalhos de Sigmund Freud e de seus alunos através dos quais o significado da psique para o desenvolvimento de distúrbios físicos foi revelado de modo impressionante. O modelo da conversão deveria expor como conflitos psíquicos podem ser "convertidos" em sintomas corporais. Fora isso Freud não desenvolveu teorias e conceitos de tratamentos específicos referentes à psicossomática.

A concepção psicanalítica mais significativa de distúrbios psicossomáticos provém do médico internista e psicanalista alemão Franz Alexander, que emigrou para Chicago e publicou, em 1950, a sua obra histórica *Medicina psicossomática*. Nela ele descreve os assim chamados "sete sagrados" adoecimentos psicossomáticos que supostamente possuem uma psicodinâmica específica de doença: úlcera péptica (*Ulcus pepticum*), asma brônquica, pressão arterial elevada (hipertensão), artrite reumatoide, enxaqueca, colite ulcerosa, neurodermite. Curiosamente já Alexander considerava sem valor o conceito da doença psicossomática como conjunto diagnóstico específico e compreendia a psicossomática como método diagnóstico; ao mesmo tempo, porém, promoveu através de seu trabalho o desenvolvimento da psicossomática como disciplina independente na medicina. Resumidamente a sua teoria seria: Determinados distúrbios físicos se formam em função de um conflito psíquico específico consideravelmente inconsciente que consiste em uma contradição entre duas necessidades ou uma necessidade e uma proibição. Assim, o desejo de dependência, de apoio e de ser cuidado pode estar em contradição com a necessidade simultânea de independência e autonomia. Não se cede jamais a esta necessidade e assim a ação bloqueada da necessidade e a tensão emocional não descarregada resultam em um transtorno neurovegetativo. Quando impulsos agressivos não são vividos, surge primeiramente uma elevação duradoura da pressão arterial e posteriormente uma hipertensão em função da ativação constante do sistema nervoso simpático. Porém, poderá formar-se igualmente – dependendo da disposição para tal – uma enxaqueca ou uma artrite reumatoide. Quando, por sua vez, os desejos passivo-regressivos de ser cuidado e protegido são bloqueados, a superativação prolongada do sistema nervoso parassimpático pode levar a distúrbios como a úlcera duodenal, colite ulcerosa ou asma. Desse modo Alexander explicava os sintomas psicossomáticos através do respectivo estado do sistema nervoso simpático: no caso de uma superativação o sistema nervoso simpático, que mobiliza o corpo, gera outros sintomas diferentes do sistema nervoso parassimpático, que controla a digestão e o repouso do corpo. Esse princípio de Alexander, que é igualmente denominado de Teoria da Especificidade, segundo o qual determinadas doenças são geradas através de conflitos específicos para cada doença, atualmente deve ser considerado como ultrapassado e não pôde ser confirmado através da pesquisa. A concepção de que pacientes com os mesmos sintomas físicos seriam igualmente idênticos em termos psíquicos é um mito. Um determinado distúrbio psicossomático justamente *não* é desencadeado, mantido e piorado por conflitos específicos para cada distúrbio, e sim, através de fatores psíquicos e psicossociais totalmente diversos.

De modo semelhante, conceitos psicossomáticos baseados em determinados tipos de personalidade igualmente naufragaram. Não existe uma personalidade específica daquele que sofre de enxaqueca, do estômago, de câncer ou algo nesse sentido, apesar destes conceitos ainda não terem sido completamente erradicados e continuarem presentes justamente na literatura popular e na prática clínica baseada em pouca reflexão. Da mesma forma, o popular modelo psicanalítico de explicação que fala de uma relação mãe-filha malsucedida não se sustenta no caso de pacientes com distúrbios psicossomáticos, pois representa frequentemente uma forma injusta de culpabilizar mães muito empenhadas.

Trata-se de um problema básico dos conceitos psicossomáticos unilaterais o fato de os seus representantes buscarem nos pacientes sempre aquelas causas que já associaram de antemão à doença psicossomática. Essa postura pouco crítica é problemática, pois reduz a complexidade da psicossomática. Na psicoterapia, por sua vez, é estritamente necessário descobrir no caso de cada paciente os modos de pensamento, vivência e comportamento individuais relevantes para o distúrbio, assim como as condições de vida que adoecem.

Para fins de ilustração alguns *Highlights* do passado de conceitos psicossomáticos simplificadores e mais do que duvidosos devem ser mencionados. Diz-se que:

- a asma seria um grito pela mãe e basear-se-ia em um vínculo não dissolvido com a mãe;
- a neurodermite formar-se-ia em função de uma deficiência de contato de pele na infância mais tenra e seria causada pela rejeição materna;
- uma úlcera gástrica formar-se-ia através de necessidades reprimidas, isto é, não permitidas de amor e devoção;
- a enxaqueca basear-se-ia na repressão de agressão;
- o câncer formar-se-ia na medida em que nos corroemos em função das coisas.

O conceito "psicossomático" antigamente era compreendido por vários psicanalistas no sentido de uma relação causa-efeito entre corpo e alma e não no sentido de um efeito mútuo baseado em uma estrutura multifatorial. A equiparação antiga "psicossomático = psicogênico" está errada e revelou-se bastante fatídica, pois a complexidade de muitos adoecimentos físicos não é considerada. A consequente equiparação errônea "psicossomática = psicogênese específica de determinados distúrbios físicos" também é gradativamente abandonada pelos psicanalistas.

Mesmo quando não são encontradas razões orgânicas, fatores psicogênicos não devem imediatamente ser considerados como as únicas "causas". Formulado de outro modo: a necessidade de um tratamento psicológico e psicoterapêutico não se dá somente em função da existência de uma determinada doença psicossomática. É imprescindível que determinados fatores psicológicos e influências comportamentais sejam comprovados; no caso de diversos adoecimentos estes se encontram em um determinado contexto temporal, sem que por isso exista uma relação causa-efeito.

Em 1977 foi apresentado por George Engel, um médico e psicanalista americano, o modelo de doença biopsicossocial. Segundo este, o corpo, a psique e o meio ambiente social influenciam-se mutuamente. Essa compreensão global e integrativa da doença, que considera os níveis biológicos, psicológicos e sociais do processo de adoecimento, atualmente representa a base conceitual da psicossomática moderna. Dessa forma, determinados adoecimentos psicossomáticos ainda não são elucidados em seus pormenores; os seguintes fenômenos, entretanto, tornam-se compreensíveis: em condições de sobrecarga psíquica e psicossocial extrema qualquer pessoa pode adoecer fisicamente; os mesmos fatores de sobrecarga podem levar a diferentes adoecimentos; situações de estresse diferentes podem levar à mesma doença; determinadas pessoas adoecem mais depressa do que outras, pois possuem estratégias de superação insuficientes e por existirem situações de vida menos favoráveis.

2 Psicossomática e medicina comportamental: duas visões diferentes da mesma temática

O termo técnico "psicossomática" pode ser compreendido a partir de dois significados:

• A psicossomática é uma determinada postura e visão básica que abrange várias disciplinas e onde o diagnóstico e a terapia de doenças consideram os fatores físicos e psíquicos, ou seja, psicossociais da mesma forma. Nesse sentido a psicossomática constitui um princípio interdisciplinar e não apenas uma disciplina específica como a medicina interna, psiquiatria e cirurgia. Por isso, não existem simplesmente determinados distúrbios considerados "psicossomáticos" e que consequentemente representariam o conteúdo da disciplina da psicossomática. Aspectos psicossomáticos podem ser relevantes no caso de todos os tipos de distúrbios físicos possíveis nas diversas especialidades da medicina.

• A psicossomática constitui um âmbito clínico por si só e um tipo de pesquisa em cujo centro encontra-se a compreensão e o tratamento dos efeitos psíquicos e físicos mútuos de determinadas doenças. Nesse sentido há uma perspectiva psicossomática e terapia condensada em uma determinada disciplina médica e em determinadas seções de hospitais, ou seja, hospitais universitários assim como nas próprias clínicas psicossomáticas.

A seguinte definição encontra uma aceitação mais geral: a psicossomática ocupa-se com causas e efeitos colaterais e tardios de distúrbios físicos e com os efeitos destes sobre o entorno psicossocial do paciente e a relação entre paciente e médico, ou seja, terapeuta. Considerando a definição da medicina psicoterápica, porém, a psicossomática pode igualmente ser descrita acertadamente da seguinte maneira: a psicossomática abrange a identificação, o tratamento médico e psicoterápico assim como a reabilitação de doenças e estados de sofrimento de cuja causa, desencadeio, continuação, piora e elaboração subjetiva participam fatores psíquicos e psicossociais e/ou efeitos físicos e psíquicos mútuos.

Podemos caracterizar o campo da psicossomática de acordo com quatro aspectos e funções:

1) Orientação segundo as causas da doença. Apesar de uma doença aparentemente orgânica, a análise dos fatores psíquicos e sociais participantes é necessária para que a sintomática, na maior parte das vezes condicionada de modo multifatorial, seja reconhecida em sua totalidade.

2) Orientação segundo a forma de elaborar a doença. Os problemas de qualidade psicológica e social que frequentemente ocorrem de modo reativo ao longo de uma doença devem ser superados ativamente pelo paciente; isso por sua vez exige medidas psicológicas e médicas adequadas.

3) Orientação segundo o comportamento na doença. Pessoas que sofrem de doenças psicossomáticas muitas vezes desenvolvem formas desfavoráveis de interação com

médicos e terapeutas; estes precisam ser altamente conscientes de sua responsabilidade humana e enquanto especialistas para tornar o tratamento o mais eficaz possível.

4) Orientação segundo adoecimentos psíquicos colaterais e tardios. No caso de muitas doenças surgem efeitos de influência psíquica e psicossocial que os atingidos devem aprender a superar com apoio médico, psicológico e psicoterapêutico.

Defrontam-se atualmente no âmbito da psicossomática – no que tange à psicoterapia – duas perspectivas e métodos de tratamento centrais: uma psicossomática basicamente psicanalítica que se desenvolveu nas últimas seis décadas e uma psicossomática estritamente orientada pela terapêutica comportamental que nas últimas três décadas recebeu importância significativa sob o nome "medicina comportamental".

A medicina comportamental é a aplicação da terapia comportamental no âmbito da medicina. Definido de modo mais abrangente, a medicina comportamental é um princípio interdisciplinar (biopsicossocial) de investigar os mecanismos de saúde e doença considerando ciências psicossociais, comportamentais e biomédicas e de aplicar as compreensões e métodos empiricamente testados na prevenção, tratamento e reabilitação. A junção das palavras "comportamento" e "medicina" explicita a relação entre comportamento, que é principalmente investigado na psicologia, e processos físicos que são investigados principalmente na medicina e sublinha a concepção básica biopsicossocial da medicina comportamental.

Ao contrário de uma psicossomática compreendida de modo psicanalítico, na medicina comportamental o direcionamento das ciências naturais e interdisciplinar (inclusão de todas as ciências relevantes como psicologia, medicina, bioquímica, sociologia etc.), a possibilidade empírico-científica de investigar as relações entre comportamento/vivência e adoecimentos físicos assim como a importância da prevenção de distúrbios psicossomáticos são mais enfatizados. As origens da medicina comportamental encontram-se na década de 70 do século passado. Nos tempos atuais conceitos psicanalíticos e da terapia comportamental são cada vez mais integrados tanto por especialistas dirigentes como também na prática clínica.

O campo extenso da psicossomática

O sentimento de saúde adquirimos somente através da doença.
Georg Christoph Lichtenberg

Desde Alexander diferenciam-se, em um sentido mais amplo, quatro grupos de doenças psicossomáticas principais de relevância variada:

- Distúrbios do bem-estar (sintomas físicos não orgânicos, distúrbios sem causas funcionais ou somáticas sem ou com pequeno significado clínico).
- Distúrbios funcionais (somatoformes e dissociativos) (primariamente distúrbios não orgânicos com significado clínico).
- Distúrbios psicossomáticos em um sentido mais estreito (adoecimentos orgânicos com desencadeadores ou intensificadores psicossociais).
- Adoecimentos somatopsíquicos (adoecimentos orgânicos com consequências psicossociais).

Distúrbios do bem-estar

O bem-estar físico e psíquico encontra-se estreitamente relacionado – quem já esteve insatisfeito ou infeliz no relacionamento ou na profissão sabe disso. Distúrbios do bem-estar são preponderantemente afecções físicas de fundo psíquico ou psicossocial nos quais não há distúrbios crônicos do sistema nervoso vegetativo nem modificações mórbidas de tecido ou lesões de órgãos. Trata-se de sintomas físicos de pessoas em princípio saudáveis. 80% da população experimentam ao longo de uma semana algum tipo de sintoma físico sem que com isso já se sintam doentes. Os distúrbios mais frequentes são dores de cabeça seguidos de problemas de estômago. Em função do tipo de percepção pessoal e da teoria subjetiva a respeito da doença estas queixas, porém, podem tornar-se muito penosas. Desse modo distúrbios em relação ao bem-estar podem transformar-se gradativamente em distúrbios funcionais ou somatoformes que passam a ter o valor de doenças apesar de as pessoas atingidas se encontrarem fisicamente saudáveis. Sintomas físicos desse tipo podem ocorrer igualmente em quase todo tipo de distúrbio depressivo ou reativo a uma determinada vivência ou no caso do antigamente assim chamado distúrbio "neurótico".

Distúrbios funcionais

Distúrbios funcionais são afecções das funções físicas sem causas orgânicas que frequentemente são igualmente condicionados pela psique. Na maior parte das vezes baseiam-se em um distúrbio do sistema nervoso autônomo (vegetativo) e se expressam na forma de sintomas como taquicardia, falta de ar, suor ou afecções gastrointestinais. Por vezes o sistema nervoso voluntário é igualmente afetado; distúrbios do movimento, da fala, da audição ou da visão são a consequência. Distúrbios funcionais muitas vezes expressam o fato do corpo disponibilizar energia; esta, no entanto, não é convocada ou aplicada de modo que desarranjos ou parestesias sejam a consequência. Não devemos igualar a denominação "funcional"

Quando a alma fala através do corpo

automaticamente a "psíquico" ou "psicogênico", pois distúrbios funcionais também podem ter causas diferentes do que as puramente psíquicas, quando não podem ser explicadas por diagnósticos orgânicos (por exemplo, abuso de álcool ou medicamentos, sobrecarga física ou psíquica sem relevância psiquiátrica).

Uma em cada quatro pessoas procura o médico em função de queixas físicas que não possuem causa orgânica alguma ou insuficiente. As pessoas atingidas comportam-se como pacientes apesar de estarem saudáveis, enquanto muitas outras pessoas que na verdade deveriam ser pacientes comportam-se como se nem estivessem doentes. Ao lidar com o próprio corpo uns tendem a supervalorizar os sintomas físicos e os outros a fazer o contrário, isto é, negam a doença.

Diferenciamos dois tipos de distúrbios funcionais:
- distúrbios somatoformes;
- distúrbios dissociativos.

Distúrbios somatoformes

Sintomas físicos sem causas orgânicas suficientes são chamados no CID 10, o Código Internacional de Doenças, que na Alemanha é obrigatório desde o ano 2000 e na Áustria desde 2001, de "distúrbios somatoformes", substituindo assim a denominação oficial antiga "distúrbios funcionais de origem psíquica". Antigamente muitas das pessoas atingidas recebiam igualmente o seguinte diagnóstico: distonia vegetativa, neurose vegetativa, labilidade psicovegetativa ou estado de exaustão psicofísico.

Distúrbios somatoformes frequentemente são afecções físicas das funções vegetativas também condicionadas por fatores psíquicos e psicossociais e sem modificações do tecido.

A designação "somatoforme" afirma que esses distúrbios aparentam ser causados fisicamente, após um exame mais cuidadoso, porém não são. As pessoas atingidas, no entanto, estão convictas que sofrem de uma doença física. Há então uma discrepância entre o diagnóstico objetivo e a percepção subjetiva do estado de saúde. Apesar de faltarem causas orgânicas substanciais, a designação "somatoforme" não deve ser igualada a "psicogênico", pois a sintomatologia respectiva muitas vezes é desencadeada, mantida e intensificada através de uma ação mútua de fatores biológicos, psicológicos e sociais.

O diagnóstico de um distúrbio somatoforme não exige nem a comprovação de uma causa orgânica (no sentido de um "verdadeiro" adoecimento físico com sobreposição psicogênica), nem a descoberta de uma causa psíquica (no sentido de um conflito que faz adoecer). A delimitação entre fatores orgânicos e psíquicos muitas vezes é superestimada. Um distúrbio somatoforme também é dado quando uma causa orgânica da sintomatologia física é claramente dada (por exemplo, no caso de dores nas costas ou dores crônicas no abdome inferior); porém, a intensidade, a extensão, a variedade e a duração do mal-estar assim como as influências psicossociais, não podem ser suficientemente explicadas através do diagnóstico orgânico.

Dito de outro modo: no caso de distúrbios somatoformes, não se trata primariamente da comprovação de uma origem psíquica ou da exclusão de uma causa orgânica, e sim, da descrição de um padrão típico de comportamento, no qual, além dos sintomas, geralmente relevantes para o diagnóstico na medicina, convicções cognitivas típicas dos pacientes (por exemplo, teorias subjetivas de doenças) e determinados padrões de interação (o tipo de relação paciente-médico, comportamento social) são igualmente significativos.

Distúrbios somatoformes podem ter causas diversas. Na maior parte das vezes a origem consiste em tensões, isto é, sobrecargas físicas assim como psíquicas – estresse em um sentido mais amplo. Por que razão o estresse gera uma sintomatologia física bem-determinada pode ser compreendido somente individualmente e explicado em relação ao caso específico.

Basicamente devemos diferenciar três tipos de causas no caso de distúrbios somatoformes:

1) Tendência da constituição e suscetibilidade física (predisposição) quando as afecções atingem uma certa extensão.

2) Condições desencadeadoras (desencadeadores) tais como fatores de sobrecarga física, psíquica ou social.

3) Condições para a manutenção (intensificadores) tais como determinadas reações das pessoas atingidas ou do meio ambiente, assim como fatores de sobrecarga duradouros através dos quais o distúrbio torna-se crônico.

Baseado nesses fatores desenvolve-se o seguinte ciclo vicioso:

1) Percepção intensificada das queixas, fixação da atenção e nível elevado de excitação.

2) Os processos são avaliados como doentios.

3) Desenvolvimento de afecções somatoformes.

4) Desenvolvimento de um comportamento de resguardo e de evitação com uma sintomatologia consequentemente cada vez mais marcante que por sua vez é percebida e fortalece o ciclo vicioso.

No caso de pessoas com distúrbios somatoformes encontramos uma duração mais longa dos sintomas, mais licenças médicas, visitas ao médico e estadias no hospital mais frequentes do que no caso de muitos outros pacientes que sofrem predominantemente de distúrbios psíquicos e comportamentais. Distúrbios somatoformes constituem o exemplo-padrão de quão importante é a cooperação entre médicos, psicólogos e psicoterapeutas no futuro.

Pacientes com distúrbios somatoformes encontram-se com mais frequência nos consultórios dos médicos da família e internistas, e menos nos de psiquiatras. Ainda hoje muitas das pessoas atingidas sentem medo de ser consideradas psiquicamente doentes ou até loucas em função de distúrbios não orgânicos ou "imaginários". Simplesmente têm grandes problemas com o fato de a medicina *hightech* ter falhado no caso do diagnóstico e tratamento de seus distúrbios.

Atualmente pessoas com distúrbios somatoformes ainda devem ser considerados "filhos tortos" da medicina e psicoterapia. O tratamento insuficiente encontrado na prática clínica indica graves pontos fracos de nosso sistema de saúde. As pessoas atingidas experimentam dentro de um contexto de anos de distúrbios crônicos incompreensão, rejeição, desamparo e agressão, o que ocorre também por parte de seu meio ambiente social, e não raro são desqualificadas como hipocondríacos.

No caso de numerosos pacientes com distúrbios somatoformes, encontramos no passado ou no presente igualmente uma depressão, distúrbios de ansiedade ou distúrbios da personalidade. Os sintomas psíquicos, entretanto, não se encontram no primeiro plano da experiência da doença, o que pode dificultar o diagnóstico. No caso de muitos pacientes somatoformes, porém, não há sintomas psíquicos. Um distúrbio somatoforme muitas vezes é reconhecível quando além das queixas orgânicas atuais são descobertos igualmente sintomas físicos anteriores sem um diagnóstico orgânico suficiente.

Chama atenção o fato de muitos pacientes com distúrbios somatoformes frequentemente relatarem experiências de vida graves com pouca emoção. Enquanto a perspectiva do observador percebe que a carga emocional se expressa claramente através de afecções físicas, as pessoas atingidas muitas vezes não veem uma relação desse tipo. Apesar de saberem a respeito das dificuldades de sua situação psicossocial, não conseguem acreditar que estas poderiam adoecê-las.

Resumidamente, os distúrbios somatoformes podem ser descritos da seguinte maneira:

- As pessoas atingidas apresentam repetidamente aos médicos sintomas físicos sem causas orgânicas, enquanto outras pessoas sofrem de afecções parecidas sem que com isso procurem constantemente os diversos especialistas.

- As pessoas atingidas exigem insistentemente exames médicos, apesar de numerosos diagnósticos negativos e da confirmação dos médicos de que os sintomas não possuem causas físicas.

- Quando há a presença de fatores físicos, não explicam o tipo e a extensão dos sintomas ou o sofrimento e a participação internos do paciente.

- Mesmo quando o início e a continuação dos sintomas se encontram estreitamente associados com experiências de vida desagradáveis, dificuldades e conflitos, os pacientes normalmente rejeitam as tentativas do médico de discutir as possibilidades de uma origem psíquica.

Até 13% da população sofre ao longo de sua vida de uma síndrome somatoforme que necessita de tratamento. O percentual de distúrbios somatoformes nos consultórios dos clínicos gerais chega a 35% e nos hospitais gerais a 30%.

Distúrbios somatoformes podem transformar-se em distúrbios psicossomáticos e modificações do tecido, isto é, distúrbios funcionais orgânicos.

Diferenciamos seis grupos de distúrbios somatoformes:
1) distúrbios de somatização;
2) distúrbios de somatização indiferenciados;
3) distúrbio funcional somatoforme autônomo;
4) distúrbio hipocondríaco inclusive dismorfofobia (medo de ser deformado);
5) distúrbios de dor somatoformes contínuos;
6) outros distúrbios somatoformes.

Tabela 1 Exposição dos distúrbios somatoformes

Distúrbios de somatização	Há cada mais ou menos dois anos existem no mínimo seis sintomas físicos (que se alternam frequentemente) originários de dois tipos de órgãos que, apesar de causas orgânicas ausentes, ou insuficientes conduzem a frequentes visitas médicas. Os sintomas psíquicos são, por exemplo: dores de barriga, enjoo, diarreia frequente, falta de ar, dores no peito, urgência para urinar, dores nos membros, nas extremidades ou articulações, falta de sensibilidade incômoda ou sensação de formigamento. Mundialmente são atingidos 1 a 3% da população.
Distúrbios de somatização indiferenciados	Nessa categoria restante há menos sintomas corporais com uma duração mínima de meio ano. Mais ou menos 10 a 16% da população são atingidos.

Quando a alma fala através do corpo

Distúrbios hipocondríacos	Trata-se, nesse caso, de medo de doenças sem sintomas físicos, isto é, medo de doenças como consequência da interpretação errônea de sintomas corporais em princípio inofensivos. São atingidos de 1 a 6% dos pacientes do médico de família. A dismorfofobia (medo de ser deformado) como medo persistente, isto é, convicção de estar fisicamente deformado (por exemplo, nariz, orelhas, peito, quadris) é vista como subtipo da hipocondria apesar de as pessoas atingidas não sofrerem de medos de doenças. Mais ou menos 4% das mulheres e 1% dos homens são atingidos.
Distúrbios funcionais autônomos somatoformes	Há no mínimo três sintomas originários dos seguintes conjuntos de órgãos do sistema nervoso vegetativo, onde um conjunto domina: • sistema cardiovascular (por exemplo, fobia cardíaca); • trato gastrointestinal superior (por exemplo, estômago irritável); • trato gastrointestinal inferior (por exemplo, intestino irritável); • sistema respiratório (por exemplo, hiperventilação); • sistema urogenital (por exemplo, bexiga irritável); • outros órgãos ou sistemas orgânicos (por exemplo, prurido).

Distúrbios de dor somatoformes contínuos	Faz no mínimo meio ano que existem dores que não podem ser explicadas do ponto de vista orgânico ou pelo menos não suficientemente. Nos consultórios dos médicos de família 5 a 7% dos pacientes são atingidos.
Outros distúrbios somatoformes	Há sintomas não orgânicos em regiões orgânicas que não são transmitidos pelo sistema nervoso vegetativo (por exemplo, determinados sintomas de pele).

Distúrbios dissociativos

O esquema atual de diagnóstico CID-10 diferencia no âmbito dos distúrbios funcionais entre "distúrbios somatoformes" e "distúrbios dissociativos". No caso de distúrbios dissociativos, sensações imediatas, o controle do movimento do corpo, lembranças do passado e como um todo a consciência da própria identidade são integrados somente em parte ou não integrados. Funções psíquicas e físicas encontram-se dissociadas, cindidas ou desacopladas. Dependendo da manifestação pode se tratar de distúrbios dissociativos físicos (por exemplo, perturbações psicogênicas no andar) ou distúrbios cognitivos (por exemplo, distúrbios psicogênicos da memória).

Na perspectiva psicossomática são relevantes os distúrbios físicos dissociativos causados por eventos traumatizantes, conflitos não passíveis de solução ou insuportáveis ou relações perturbadas, isto é, que são de origem psicogênica. Em função da tradição psicanalítica são chamados de "distúrbios de conversão". O conceito "conversão", já introduzido por Sigmund Freud, enfatiza nesse caso o fato de as emoções

Quando a alma fala através do corpo

desagradáveis geradas por dificuldades e conflitos não passíveis de solução serem de algum modo transformadas em sintomas. Nesse caso não há um distúrbio da consciência. Sintomas de conversão e sintomas cognitivos dissociativos com distúrbios da consciência como, por exemplo, uma perda de memória psicogênica podem, entretanto, manifestar-se em conjunto; por exemplo, no caso de ataques espasmódicos dissociativos. Diferenciamos três grupos de distúrbios físicos dissociativos (distúrbios de conversão):

1) distúrbio dissociativo do movimento;
2) ataques espasmódicos dissociativos;
3) distúrbios dissociativos de sensibilidade e senso de percepção.

Tabela 2 Distúrbios dissociativos físicos (distúrbios de conversão)

Distúrbios dissociativos do movimento	Distúrbios funcionais motores não orgânicos: • perturbações psicogênicas no andar e no ficar de pé; • paralisia psicogênica; • distúrbio psicogênico da voz.
Ataques espasmódicos dissociativos	Ataques não epiléticos (psicogênicos).
Distúrbios dissociativos de sensibilidade e senso percepção	Sensação corporal alterada ou perda de informação sensorial: • perda parcial ou total da sensação normal cutânea e da visão, audição e olfato; • hipersensibilidade no sentido de uma percepção intensificada da dor.

Distúrbios de conversão constituem afecções não orgânicas no âmbito da motricidade voluntária e da senso percepção, enquanto que distúrbios somatoformes se manifestam primariamente nos órgãos vegetativos. Os diversos sintomas de conversão muitas vezes correspondem às ideias leigas do paciente a respeito de um adoecimento físico e tipicamente não estão de acordo com os reais fatos orgânicos e mecanismos fisiológicos, de modo que o especialista os reconhece facilmente como sintomas não neurológicos. No caso de uma sintomatologia de conversão, os sintomas não combinam com os diagnósticos de base orgânica poucos representativos (por exemplo, apesar de uma suposta paralisia encontramos funções motoras intactas, cegueira no caso de reações pupilares normais) e igualmente não com a anatomia do sistema nervoso (por exemplo, falta de sensação em oposição ao funcionamento normal do sistema nervoso sensorial).

Diferentemente da ampla disseminação dos distúrbios somatoformes, os distúrbios de conversão manifestam-se no máximo em 0,3% da população, isto é, no caso de mulheres a sua frequência é o dobro do que no caso dos homens. Os diversos distúrbios somatoformes e dissociativos físicos são apresentados de forma detalhada em relação aos diferentes sistemas de órgãos.

Distúrbios psicossomáticos em um sentido mais restrito

Compreendemos por distúrbios somáticos em um sentido mais restrito todos os danos de órgãos ou distúrbios de funções corporais que se encontram tão fortemente influenciados por fatores psíquicos, ou seja, psicossociais de modo que causas orgânicas por si só não podem explicar o acontecimento de forma suficiente. Formulado de outra forma trata-se de doenças físicas com comprovação de uma lesão do tecido orgânico ou com um distúrbio orgânico de funções físicas. Fatores físicos e psíquicos desempenham nesse caso um papel maior ou menor no que diz respeito ao desencadeamento, à manutenção ou a uma piora do distúrbio.

Hoje em dia a palavra "psicossomática" é evitada no atual código de doenças em função de sua variedade de significados. Distúrbios psicossomáticos em um sentido mais estreito são definidos de modo muito genérico como "fatores psicológicos e influências comportamentais no caso de doenças classificadas", que influenciaram a formação ou o decurso dessa doença. Por isso devemos usar também futuramente no cotidiano médico a designação oficial: "fatores psicológicos e influências comportamentais no caso de..." (por exemplo, com o complemento "no caso de asma brônquica"). Distúrbios psicossomáticos em um sentido mais restrito exigem, assim, um diagnóstico duplo: por um lado o código para fatores psicológicos; por outro, o código para o distúrbio orgânico respectivo. Exemplos típicos para diagnósticos duplos dessa espécie são: asma brônquica, úlcera gástrica, úlcera intestinal, dermatite, eczema, urticária. No caso de uma manifestação maior de sintomas psiquiátricos deve-se adicionar ainda o diagnóstico como, por exemplo, "distúrbio de adaptação, reação depressiva prolongada". É algo que acontece com frequência no cotidiano clínico no caso de pacientes que sofrem de dor.

Pacientes psicossomáticos muitas vezes não compreendem a cooperação entre corpo e alma. Separam o âmbito físico e o psíquico, de modo que tendem para tentativas de tratamentos unilaterais e puramente físicos – e isso muitas vezes ainda é aumentado pelos representantes dos grupos dos que deles tratam! Muitas vezes não compreendem as suas afecções, agarram-se ao papel do doente que sofre de uma afecção física e vão de médico em médico com a esperança de uma solução puramente orgânica de seu problema. As pessoas atingidas não "experimentam" mais a sua psique, isto é, as suas necessidades e sentimentos, e sim, apenas de modo alienado através de seu corpo. Assim sendo precisam aprender a compreender e modificar o seu sofrimento a partir do ponto de vista físico e psíquico. Somente poucos tendem a tentativas de explicação puramente psicológicas e negligenciam o lado orgânico da doença.

Além dos distúrbios dissociativos, somatoformes e psicossomáticos existe no esquema atual de diagnóstico ainda outra categoria de distúrbios físico-psíquicos: "distúrbios comportamentais com distúrbios e fatores físicos". Pertencem a essa categoria principalmente os distúrbios alimentares, os distúrbios do sono e os distúrbios sexuais funcionais sem origem orgânica. Em função do espaço limitado, este livro não poderá aprofundar-se nestes distúrbios.

Adoecimentos somatopsíquicos

Entendemos por adoecimentos somatopsíquicos doenças de origem orgânica cujas consequências são sintomas psíquicos e prejuízos psicossociais ou que exigem uma intensa elaboração psíquica (superação da doença). Resumidamente trata-se de consequências psíquicas e sociais de doenças orgânicas como também de sua superação. No contexto da atual compreensão biopsicossocial de doenças parte-se do pressuposto de que toda doença possui uma componente física, psíquica e social: Distúrbios primariamente psíquicos, como um distúrbio de ansiedade ou uma depressão, revelam-se igualmente na forma de sintomas físicos; doenças primariamente físicas têm também efeitos psíquicos e sociais que devem igualmente ser considerados e superados assim como o distúrbio orgânico básico. Nesse sentido toda doença física pode ser considerada segundo aspectos psicossomáticos.

Quanto mais crônico o decurso de uma doença física, com mais frequência os aspectos orgânicos vão para o segundo plano quando comparados aos psíquicos e psicossociais. O fato de medidas puramente médicas muitas vezes não gerarem uma melhora suficiente faz com que conceitos de tratamentos psicossomáticos, ou seja, da medicina comportamental, se tornem cada vez mais importantes no futuro para melhorar a qualidade de vida das pessoas atingidas. Essa perspectiva exige um trabalho interdisciplinar de todos os grupos de profissionais da saúde e de ajuda. Exemplos típicos para doenças e operações com consequências somatopsíquicos são, por exemplo: câncer, Aids, doenças cardíacas coronárias, diabetes mellitus, doenças da tiroide, doenças reumáticas, diversos distúrbios da dor, distúrbios autoimunes, insuficiência renal crônica (no caso de pacientes de hemodiálise), hepatite C, hérnia de disco, epilepsia, lesões na cabeça, operações da cabeça e doenças do cérebro. No caso dessas e outras afecções crônicas, a compreensão unidimensional predominante na medicina orgânica já não tem mais valor. No contexto de uma terapia abrangente devem ser considerados igualmente os hábitos de vida, problemáticas sociais, hábitos de comportamento individuais e condições psicossociais.

O objetivo de todas as intervenções no caso de doenças crônicas é melhorar a qualidade de vida e afastar o perigo de uma crescente limitação. Fatores psicossociais têm um significado imenso durante toda reabilitação.

Pessoas com graves doenças físicas precisam aprender a superar numerosos problemas psíquicos e sociais em função das consequências dos sintomas físicos, desfigurações causadas por intervenções cirúrgicas e perda de funções físicas:

- ameaça a vida subjetiva e medo da morte;
- impossibilidade de modificação ou progressão da doença;
- decurso pouco previsível da doença;
- capacidade física e mental diminuída;
- integridade física acometida;
- autoimagem ameaçada e diminuição da autoestima;
- piora do humor e equilíbrio emocional ameaçado;
- limitação das relações sociais e dos possíveis papéis sociais;
- dependência de médicos, enfermagem, máquinas e recursos técnicos;
- insegurança e limitação em relação ao planejamento do futuro e de vida;
- dores crônicas e afetação em função de remédios contra dor que contêm ópio;
- deprimir-se diante de terapias experimentadas como assustadoras e negativas;
- reações depreciativas por parte do meio.

4 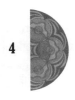 Aspectos terapêuticos

Um tratamento psicossomático contém três caminhos para a cura:

1) Influência dos órgãos. Os órgãos afetados precisam ser restabelecidos no que diz respeito à sua capacidade de funcionamento (através de medidas médicas, programas de treinamento fisioterápico, intervenções psicológicas etc.).

2) Influência do contexto nos órgãos. O pano de fundo psicossocial que adoece, no qual se desenvolveu um distúrbio dos órgãos, precisa igualmente ser modificado caso uma cura definitiva ou ao menos uma amenização dos sintomas deva ter êxito. Aqui são adequadas terapias orientadas para a interação como a terapia de casal ou de família e medidas psicossociais de acompanhamento, como, por exemplo, uma orientação profissional.

3) Recriação da relação com o órgão. Pacientes que sofrem de doença psicossomática precisam desenvolver uma relação melhor com o seu corpo de modo geral e especialmente com o conjunto de órgãos que foi atingido, porém, deveriam aprender igualmente um modo de pensamento e comportamento que possibilitam uma vida mais saudável. Nesse caso são úteis algumas formas específicas de

terapia individual que consideram de modo igual o corpo, os sentimentos e os padrões de pensamento.

O processo de cura psicossomático ocorre em quatro fases. O primeiro passo consiste em aprender a compreender melhor os seus problemas psicossomáticos. O segundo deveria consistir em usufruir das capacidades e recursos existentes para possíveis modificações, ao invés de a pessoa perceber-se como alguém deprimido ou que possui um "defeito" psíquico. O terceiro passo muitas vezes exige decisões de modificar a sua vida e pontos de vista para subtrair o solo frutífero dos distúrbios psicossomáticos. O quarto passo consiste nas medidas adequadas para a cura ou melhora da qualidade de vida.

Comparados a pacientes com doenças primariamente psíquicas como, por exemplo, transtornos de ansiedade, aqueles com distúrbios somatoformes e psicossomáticos apresentam na maioria das vezes uma motivação baixa para a psicoterapia. Esta precisa primeiramente ser desenvolvida e fortalecida, o que faz igualmente parte da terapia. O que é decisivo em relação a se e quando o paciente estará disposto a começar uma psicoterapia não é apenas o tamanho do sofrimento, e sim, muito mais a sua compreensão subjetiva da doença, ou seja, das causas do distúrbio e das possíveis chances de cura.

Um tratamento psíquico/psicoterapêutico baseia-se em uma análise minuciosa do comportamento e problema; primeiramente então precisa ser compreendido o conjunto total das condições de cada distúrbio. Qual a sintomatologia física, qual o estado de saúde existente? Como a pessoa atingida lida com os seus sintomas e afecções e como compreende as mesmas? Quais dos sentimentos e padrões de pensamento encontram-se relacionados com os sintomas atuais? Quais os modelos subjetivos de doença e concepções de saúde existentes? Quais dos fatores desencadearam o distúrbio como um todo, mantém-no ou até pioram-no? Em que contexto familiar, conjugal, social e profissional o distúrbio encontra-se envolvido? Que contextos existem entre fatores físicos, psíquicos e sociais? Quais as consequências das afecções, que consequências teriam a eliminação ou amenização do sofrimento? Quais os primeiros, quais os próximos objetivos do tratamento?

Terapeuta e paciente planejam conjuntamente o direcionamento de um tratamento psicológico individual, que, dependendo da demanda, abrange os seguintes componentes:

• Esclarecimentos dos objetivos da terapia. Ao invés de objetivos terapêuticos globais, pouco claros e pouco realistas ("o melhor seria curar-se totalmente e ser assim como antigamente"), devem ser desenvolvidos objetivos concretos, atingíveis e verificáveis ("Aprender a lidar melhor com as dores"). Objetivos maiores precisam ser fragmentados em objetivos menores parciais para garantir o sucesso e fortalecer a esperança de novas modificações.

• Fase de informação. As pessoas atingidas que habitualmente não possuem uma compreensão a respeito das ligações corpo e alma e, sendo assim, não conhecem um modelo de distúrbios plausível e útil, precisam alcançar uma compreensão biopsicossocial da doença para poder participar ativamente da cura. A compreensão de que é possível influenciar os seus sintomas fortalece a confiança do paciente em relação a suas próprias possibilidades de ação. Através de um esclarecimento amplo (psicoeducação) a respeito de todos os aspectos possíveis de cada distúrbio, o "sofredor" deve transformar-se em um agente ativo que assume o seu próprio destino e não aguarda passivamente uma intervenção puramente organicista.

- Registros de auto-observação e diários dos sintomas. Para compreender melhor a relação entre os sintomas atuais e os próprios sentimentos, padrões de pensamento e comportamento, assim como as condições de vida psicossociais, as pessoas atingidas devem fazer registros de sua auto-observação e diários de seus sintomas.
- Terapia cognitiva. O aspecto principal do procedimento cognitivo é a análise e modificação de pensamentos e convicções a respeito de causas, possibilidades de superação e consequências de sintomas. Uma modificação, ou seja, ressignificação das causas atribuídas é decisiva para a participação do paciente na terapia: O paciente deve aprender a deixar de explicar e compreender os seus sintomas de forma puramente organicista, e sim, de modo psicofisiológico. Suposições tais como "vou desmaiar" perdem o seu efeito amedrontador através de explicações alternativas (a musculatura da minha nuca está completamente tensa). O que é igualmente importante é construir um conceito de saúde realista. Por exemplo, viver sempre sem dores é impossível! Após a compreensão das crenças principais sobre saúde e doença é possível desenvolver ideias mais adequadas e realistas a respeito.
- Experiências comportamentais. Principalmente pacientes somatoformes com tendências hipocondríacas precisam aprender, através de diversos exercícios de provocação (por exemplo, movimentos rápidos ou hiperventilação), a tolerar melhor mal-estares físicos tais como taquicardia, falta de ar ou tontura.
- Terapia corporal. Procedimentos da terapia corporal como, por exemplo, o método Feldenkrais, terapia de movimento concentrativo, bioenergética, Gestalt-terapia ou

fisioterapia possibilitam uma melhor percepção e controle do corpo.

• Terapia de relaxamento. Treinamento autógeno, relaxamento muscular progressivo de Jacobson, treinamento em *biofeedback*, auto-hipnose, técnicas de imaginação, meditação, técnicas de respiração e exercícios de percepção corporal possibilitam cada vez mais tranquilidade interior e relaxamento.

• Construção de atividade e desconstrução de um comportamento que visa o resguardo. Uma ativação gradativa deve aumentar a capacidade física, fortalecer a autoestima física e diminuir as reações frequentes de evitação.

• Lidar melhor com o estresse. Um treinamento de superação do estresse está a serviço da prevenção de futuras sensações de sobrecarga e fases de resignação.

• Forma adequada de lidar com as emoções. Uma melhor percepção e a expressão adequada de sentimentos (por exemplo, desamparo, falta de ânimo, falta de esperança, tristeza, decepção, raiva, aborrecimento, nojo, solidão, anseio por acolhimento) é exercitado através de um treinamento da emoção.

• Terapia orientada para o conflito. Sintomas somatoformes e distúrbios psicossomáticos em um sentido mais estreito frequentemente são desencadeados ou intensificados através de determinados conflitos internos, como desejos e necessidades que se opõem uns aos outros. Essa pressão interna pode ser elaborada de forma cuidadosa, diminuída sucessivamente ou até eliminada integralmente.

• Terapia do trauma. Muitas pacientes com distúrbios somatoformes e psicossomáticos são vítimas de violência física na infância, juventude ou vida adulta e necessitam de uma terapia especial para uma melhor elaboração de suas experiências traumatizantes.

- Melhora da autoconfiança. Um treinamento social de competência deve possibilitar uma maior capacidade de se afirmar nas relações sociais e ajudar a reconstruir a autoconfiança muitas vezes debilitada em função da doença.
- Superação de problemas familiares (terapia de casal ou de família). Uma terapia voltada para a família ou para o casal pode ajudar a eliminar causas centrais ou consequências negativas dos respectivos distúrbios.
- Melhora da qualidade de vida como um todo. Diversas estratégias (por exemplo, ocupação mais intensa com *hobbys*, ativação de interesses antigos, construção de um ciclo de amizade) devem aumentar o bem-estar físico e psíquico.
- Medidas em relação à profissão. Medidas de reabilitação para aumentar a competência profissional devem, quando necessário, facilitar a reinserção profissional.
- Medidas em relação à profilaxia de recidiva. Os pacientes devem levar uma vida equilibrada para evitar um retorno ou piora dos sintomas.

Distúrbios psicossomáticos são tratados de modo adequado através de um tratamento clínico-psicológico e uma psicoterapia em conjunto com médicos. Na Alemanha são permitidas as três assim chamadas linhas de procedimentos que são financiadas pelo sistema de saúde: terapia comportamental, psicanálise e psicoterapia baseada na psicologia profunda. Na Áustria, por sua vez, 18 métodos de psicoterapia são reconhecidos pelo sistema de saúde estadual.

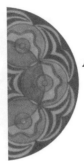

Parte II
As diversas faces dos distúrbios psicossomáticos

O corpo é o tradutor da alma para o visível.
Christian Morgenstern

1 Quando tudo gira em torno do coração

Dai palavras à dor:
Quando a tristeza perde a fala,
sibila ao coração,
provocando de
pronto uma explosão.
William Shakespeare. *Macbeth.*

Fobia cardíaca: medo de morrer apesar de um coração saudável

O Senhor Weber é um eletricista instalador que trabalha com montagens, tem 36 anos, é casado e tem dois filhos. Há sete anos sofre de dores na região cardíaca sem que possa ser detectada uma causa orgânica. O Senhor Weber interpreta principalmente a taquicardia, a palpitação e os distúrbios do ritmo cardíaco como indícios de um infarto próximo. A sintomatologia apareceu pela primeira vez dois meses após a morte súbita de seu pai em função de um infarto. Um tio já passou por duas operações de ponte de safena, o irmão sofre de pressão alta e precisa tomar remédios. O Senhor Weber teme um destino semelhante e se submete a diversos exames nos mais variados hospitais – inclusive um cateterismo desnecessário que é realizado em função de sua demanda insistente. O Senhor Weber sente igualmente uma pressão econômica, pois a casa nova ainda precisa ser amortizada. A decisão de trabalhar com a lucrativa montagem, em última instância, foi uma questão financeira – envolvendo o alto preço de distanciamento de sua esposa. Durante a sua ausência frequente, esta costuma sair com as amigas, de modo que ele teme que ela se apaixone por um outro homem. Em função de sua profissão, ele mesmo tem oportunidades suficientes de conhecer melhor outras mulheres, porém, apesar de seu desejo, não ousa fazê-lo, pois tem receio de o seu casamento desfazer-se definitivamente. Desde um "ataque cardíaco" com angústia de morte em um hotel no exterior, ele tem dificuldades de dormir sozinho fora de casa, o que está começando a trazer-lhe problemas com seu chefe. Uma licença médica prolongada acarreta rapidamente uma melhora, provavelmente em função da convivência com a sua mulher; quando, porém, retorna a sua atividade profissional, os problemas cardíacos voltam mais intensamente, de modo que o médico da família o encaminha para um psicoterapeuta.

"Algo aperta o meu coração" – Coração e psique

O coração – um músculo oco, mais ou menos do tamanho de um punho com quatro cavidades – consiste, de acordo com a sua função física, em uma bomba que suga e pressiona e possui dois sistemas de bombeamento que regularizam a circulação sanguínea. Ele possui dois ventrículos e suas aurículas. Cada aurícula e seu ventrículo constituem juntamente um sistema de bombeamento. A aurícula direita suga o sangue das veias e o transporta via ventrículo direito para a circulação pulmonar, onde é enriquecido com oxigênio através dos alvéolos pulmonares. Do pulmão o sangue alcança a aurícula esquerda, o ventrículo esquerdo bombeia o sangue com muita força para a aorta, de onde é conduzido para o corpo através das artérias e arteríolas. O músculo cardíaco é abastecido através de três artérias coronárias grandes que se originam na raiz da aorta e em seguida ramificam-se em vasos menores que se distribuem em forma de rede pelo músculo cardíaco.

O coração bombeia o sangue via os vasos arteriais para o corpo e recebe o sangue através dos vasos venosos. Os vasos arteriais tornam-se cada vez mais finos a partir da aorta. Via os vasos sanguíneos mais finos, os vasos capilares, o corpo é abastecido com oxigênio, nutrientes, células de defesa, hormônios e outras substâncias vitais; ao mesmo tempo são eliminadas substâncias como dióxido de carbono. Por minuto, cerca de quatro a cinco litros de sangue são bombeados pelo corpo. Em um estado calmo, o coração bate mais devagar (até 60 vezes por minuto), no caso de afecções físicas ou psíquicas mais rápido (até 180 vezes por minuto).

Cada batimento cardíaco consiste em uma fase de enchimento (diástole) durante a qual o sangue é absorvido e uma fase de esvaziamento (sístole) durante a qual o sangue é eliminado. Válvulas que se abrem e fecham alternadamente impedem que o sangue retorne do aparelho circulatório para os ventrículos e de lá para as aurículas. O ritmo cardíaco é regulado pelo nó sinusal no início da aurícula esquerda. O nó sinusal é influenciado pelo sistema nervoso simpático: O sistema nervoso simpático acelera o batimento cardíaco e o sistema nervoso parassimpático o torna mais lento.

O coração não representa somente em termos físicos o centro de nosso corpo, e sim, igualmente emocionais. É considerado a sede de nossos sentimentos mais intensos – a sede do amor, da compaixão, do afeto. Por milênios, o coração foi visto como o motor da vida e na Antiguidade e outras culturas igualmente como a sede da alma, ou seja, da consciência. O coração é *o* órgão psicossomático puro e simplesmente.

O significado emocional do coração manifesta-se nas diversas expressões idiomáticas – uma amostra: podemos ser afetuosos, calorosos[1], frios[2], ter um coração duro, estar de peito aberto, indiferentes[3], despreocupados[4] e não ter coração. O nosso coração encontra-se leve, apertado ou aquecido. O nosso coração pode estar endurecido, fechado ou aberto para alguém. O nosso coração pode ser dado para alguém, pode ser quebrado, roubado, perdido ou conquistado. Fazemos algo de coração, mas igualmente por termos um bom coração, por este encontrar-se no lugar certo, por algo atingir o nosso coração ou por nosso coração desejar algo. Gostamos de alguém de coração, acolhemo-lo em nosso coração, somos "carne e unha com alguém"[5], ou então abrimos o nosso coração para alguém. Por vezes tomamos coragem[6], por vezes o nosso coração não nos permite fazer algo, deseja algo, aliviamos o nosso coração, tiramos um peso de nosso coração, alguém faz bater o nosso coração mais rápido ou o nosso coração dói. O nosso coração salta pela garganta de tanta excitação, quase para de susto, contrai-se de tanta angústia, se tenciona, explode de felicidade, fica apertado de tanta pena ou se quebra em função de tanta dor.

---

1. Ter um coração quente [N.T.].

2. Ter um coração frio [N.T.].

3. O coração está presente somente pela metade [N.T.].

4. O coração está leve [N.T.].

5. Na língua alemã se diz: "Somos coração e alma com alguém" [N.T.].

6. Na língua alemã se diz: "Tomamos o nosso coração" [N.T.].

Mas o que acontece de fato no caso de fortes emoções? Qualquer afecção física ou psíquica, em princípio, aumenta a atividade de nosso coração. No caso de estresse, excitação, aborrecimentos, raiva e medo o batimento cardíaco é acelerado, a capacidade de bombeamento do coração aumenta, os vasos coronários alargam-se, a circulação sanguínea aumenta. Subjetivamente isso é experimentado como uma forte palpitação, taquicardia ou ritmo cardíaco irregular, fisgadas no coração, dores ou sensação de estreitamento no peito.

Consequentemente muitas pessoas acreditam que precisam resguardar-se especialmente. As consequências fatais são: dentro de pouco tempo a taquicardia já ocorre na presença da menor afecção, pois a sua falta de força precisa ser compensada através de mais batimentos cardíacos. Um coração pouco treinado muitas vezes não é mais capaz de criar pressão suficiente através da força de sua contração e assim busca com frequência compensar tal condição via um aumento do batimento cardíaco para que o sangue circule suficientemente pelo corpo. O movimento e condicionamento físico são muito importantes para prevenir a taquicardia e a falta de ar e tornar o coração mais eficiente.

Problemas funcionais do coração manifestam-se igualmente no caso de diversos distúrbios psíquicos. No caso de ataques de pânico, na maior parte das vezes a taquicardia, que é experimentada como ameaça à vida, encontra-se em primeiro plano. Em depressões encontramos com frequência taquicardias, batimentos cardíacos irregulares, extrassístoles (trata-se de palpitações fora do ritmo básico regular – que se manifestam precipitada ou atrasadamente) e dores na região cardíaca (fisgadas, queimação, palpitação, pressão).

Tabela 3 Distúrbios cardíacos relevantes em termos psicossomáticos

Distúrbios funcionais	Distúrbios funcionais somatoformes/ autônomos do sistema cardiovascular: • fobia cardíaca; • distúrbios funcionais do ritmo cardíaco.
Distúrbios de origem orgânica	Doenças do coração, coronárias: • *angina pectoris*; • ataque cardíaco.

Distúrbios funcionais

Fobia cardíaca

Afecções cardíacas somatoformes ocorrem entre 10 a 25% da população e entre 15 a 20% dos pacientes dos consultórios de clínicos gerais e médicos especializados. Mal-estares não orgânicos como palpitação, extrassístoles, taquicardias e dores cardíacas aumentam a ansiedade de se estar sofrendo uma doença cardíaca.

O distúrbio somatoforme mais frequente da região cardiovascular é uma sintomatologia que antigamente era chamada de "fobia cardíaca" ou "neurose cardíaca". Trata-se de uma ansiedade centrada exclusivamente no coração, que em função de sua especificidade é chamada de fobia. Na verdade trata-se da expressão de um grande medo de doenças que em muitos casos pode ser compreendida a partir da história de vida de cada um (doenças cardíacas coronárias ou ataques cardíacos fatais na família, entre os parentes ou conhecidos).

Uma fobia cardíaca é caracterizada a partir de sintomas que se assemelham ao pânico, somatoformes e hipocondríacos:

Quando a alma fala através do corpo

• Sintomas que se manifestam na forma de ataques como no caso de ataques de pânico, o seu foco, porém, são as sensações cardíacas: taquicardia (até 160 palpitações por minuto), aumento súbito da pressão (até 210/110mmHg), batimentos cardíacos irregulares (extrassístoles), queimação e sensação de calor na ponta do coração, fisgadas, dores ou pontadas do lado esquerdo do coração.

• Suor, sensações de calor ou frio, tendência para a hiperventilação, dificuldade para respirar, sensação de opressão e sufocação, sensações de tontura, mal-estar físico (parestesias), enjoo.

• Sensação de morte em forma de pânico condicionada por sintomas que são avaliados como sinais de uma doença cardíaca.

• Concentração ansiosa constante no coração com a preocupação de estar sofrendo de uma doença cardíaca não reconhecida até então, apesar de numerosos exames não terem evidenciado diagnóstico orgânico.

• Desconfiança da função cardíaca automática de modo que ocorram controles exagerados (examinar e contar repetidas vezes a frequência cardíaca e medir a pressão). A concentração constante no coração conduz a uma consciência anormal do coração e intensifica a ansiedade a qualquer irregularidade, por mais insignificante que seja. Tem início um ciclo vicioso, pois a simples atenção seletiva tensa e aumentada em relação à atividade cardíaca já gera um leve aumento da frequência.

• Medos hipocondríacos, de modo que estados físicos normais acabam sendo avaliados como sinais de um possível ataque cardíaco.

• Circular constantemente em torno de medidas médicas seguras (permanência próxima de estabelecimentos médicos, informações a respeito de regulamentos de emergências médicas).

• Um comportamento marcadamente empenhado em resguardar-se com o intuito de não sobrecarregar o coração. Pessoas que sofrem de fobia cardíaca resguardam-se mais do que é recomendado aos pacientes que sofreram um infarto.

• Inclusão dos membros da família nas ansiedades a respeito do coração e no modo de viver voltado para a doença, de modo que a casa se assemelha a um sanatório. Atenção: os familiares aumentam a fixação na doença quando estimulam esse clima de resguardo.

• Agarrar-se aos membros da família mais próximos, principalmente ao cônjuge que deve transmitir segurança e acolhimento em uma vida que muitas vezes é marcada por experiências de perdas precoces. Pessoas que sofrem de fobias do coração tendem para padrões de relacionamentos simbióticos e experimentam qualquer insegurança no relacionamento conjugal a partir de fortes medos.

• Procura frequente de internistas e não de psiquiatras e psicoterapeutas, pois as pessoas atingidas se sentem fisicamente e não psiquicamente doentes.

Dependendo do tipo e da intensidade da ansiedade em relação ao coração podemos diferenciar entre três tipos de fóbicos cardíacos:

• Fóbicos que temem uma morte cardíaca. Experimentam ataques de pânico e são inundados pela ansiedade.

• Hipocondríacos que temem uma morte cardíaca. Não experimentam explosões de ansiedade, e sim, sofrem de uma certeza subjetiva que irão ter uma morte cardíaca. A informação de que o seu coração está saudável não os acalma. Por causa do medo que sentem de uma morte cardíaca desejam examinar frequentemente o seu coração.

- Hipocondríacos cardíacos. Preocupam-se constantemente com seu coração, porém não temem morrer.

Distúrbios funcionais do ritmo cardíaco

Distúrbios do ritmo cardíaco não orgânicos são a segunda sintomatologia somatoforme mais frequente da região cardíaca. Através de hormônios do estresse a função automática normal do nó sinusal é modificada de tal maneira que sintomas tais como palpitação, extrassístoles e taquicardia ou intercadência se manifestam. Quando estes são interpretados como perigosos muitas vezes desenvolvem-se ataques de pânico. Nesse caso domina, assim como no caso de uma fobia, o medo de um ataque cardíaco mesmo após esclarecimentos médicos.

Os dois distúrbios funcionais mais importantes são distúrbios da frequência cardíaca (taquicardia: acima de 100 palpitações por minuto, bradicardia: menos de 60 palpitações por minuto) e ritmo cardíaco irregular. Trata-se, neste caso, de uma arritmia supraventricular inofensiva, diferente de uma arritmia ventricular perigosa que parte dos ventrículos e pode levar a graves complicações inclusive à morte cardíaca súbita.

Extrassístoles não orgânicas são palpitações "fora do ritmo" e se dão no caso de uma mudança brusca para um aceleramento ou retardação do batimento cardíaco. Após batimentos cardíacos acelerados, o coração faz um breve intervalo, experimentado como ameaçador por muitas pessoas, para restabelecer novamente o ritmo. Esta é uma reação inteiramente normal e inofensiva! Para a diferenciação entre distúrbios do ritmo cardíaco perigosos e inofensivos, porém, é sempre necessário um exame clínico minucioso.

Estresse, agitação e medo podem sempre conduzir a uma contração dos vasos coronários de fundo nervoso ("*angina pectoris* espástica" como consequência de um estreitamento espástico). Uma circulação sanguínea do coração e um fornecimento de oxigênio escassos são a consequência muitas vezes interligada a dores irradiantes, principalmente para o braço esquerdo, e ao medo de sofrer um ataque cardíaco. Surgem assim dores maciças e ameaçadoras, parecidas com aquelas da *angina pectoris*. Ao contrário destas, são passageiras, pois derivam de fundo puramente "nervoso".

Distúrbios orgânicos

Distúrbios orgânicos se manifestam quando há uma relação falha entre a necessidade de sangue e oxigênio no músculo cardíaco e a oferta correspondente nos vasos cardíacos coronários. Doenças cardíacas coronárias baseiam-se em uma aterosclerose (calcificação) do sistema de vasos arteriais. Através disso os vasos tornam-se cada vez menos elásticos, o volume do vaso é limitado e os vasos coronários cardíacos já não conseguem realizar o que seria necessário (insuficiência coronariana). O coração recebe menos oxigênio do que necessita. As consequências são: *angina pectoris*, distúrbios do ritmo cardíaco e infarto. Modificações dos vasos em função de aterosclerose são igualmente a base para um derrame ou uma trombose, na maior parte das vezes nas pernas.

São considerados fatores de risco de primeira ordem para um estreitamento dos vasos, causado pela aterosclerose, o aumento de lipoproteínas no sangue (principalmente um excesso de colesterol na forma de um nível aumentado do colesterol LDL), aumento da pressão arterial (hipertonia arterial), diabetes (diabetes mellitus) e fumo. São considerados fatores de risco independentes do hábito de vida: o sexo masculino, idade avançada e predisposição familiar. São considerados fatores de risco de segunda ordem maus hábitos alimentares, sobrepeso, sedentarismo, concentração elevada de ácido úrico no sangue, modificações das qualidades das plaquetas sanguíneas, assim como o estresse na forma de determinados fatores psicossociais (problemas emocionais, sobrecarga profissional, condições que modificam a vida, escasso apoio social, condições socioeconômicas desfavoráveis).

Angina pectoris

Angina pectoris (em alemão: "estreitamento do peito") é a sintomática mais frequente, porém não uma condição necessária, no caso de uma doença cardíaca coronária. Ela consiste no estreitamento de uma artéria coronária e assim a circulação sanguínea diminui. Desse modo é designada de *angina pectoris* estável quando os sintomas se manifestam constantemente na presença de uma sobrecarga física e psíquica. As pessoas atingidas sentem dores que se manifestam na forma de ataques, que exercem pressão e se encontram por trás do esterno, que na maior parte das vezes se expandem para o peito e braço esquerdo, mas igualmente para a parte superior do peito, para o pescoço, os ombros, as costas ou o abdome superior. As dores são descritas como enorme pressão no peito, como sensação opressora, dolorosa e ardente. No caso de ataques graves surgem igualmente estados de colapso acompanhados de náusea, dificuldade de respirar, suor e sentimentos de ansiedade. As dores peitorais normalmente duram somente alguns momentos e melhoram através de resguardo, repouso, relaxamento e medicamentos.

No caso de uma *angina pectoris* instável, os sintomas surgem em um estado de repouso ou de pouco esforço com duração e intensidade cada vez maior. Em função da ameaça de infarto deve-se agir imediatamente. Uma doença cardíaca coronária já pode ser inferida a partir da sintomatologia típica da *angina pectoris* condicionada por sobrecarga e é diferenciada seguramente através de um ECG de esforço das afecções cardíacas funcionais ou dores que partem da coluna vertebral. No caso de vasos coronários que já se encontram estreitados, o estresse pode conduzir a uma circulação sanguínea diminuída e assim a sintomas como dores no peito. Na perspectiva psicossomática é relevante o fato de principalmente emoções fortes, como raiva e aborrecimento, poderem provocar os sintomas de uma *angina pectoris* no caso de uma doença existente.

Ataque cardíaco

O ataque cardíaco é a causa de óbito isolada mais frequente. A taxa de ataques cardíacos diminuiu nas nações industrializadas em função de um melhor tratamento emergencial e medicina preventiva; o número dos pacientes com doença cardíaca coronária, entretanto, subiu. Um ataque cardíaco consiste na obstrução de um vaso coronário cardíaco em função de um coágulo de sangue, pois o tecido que se encontra por trás acaba não recebendo mais sangue nem oxigênio e os produtos descartáveis do metabolismo não são mais eliminados, de modo que o tecido morre em poucos segundos. Quando um vaso sanguíneo grande e, assim sendo, uma ampla parte do coração são atingidos pelo ataque cardíaco há morte súbita; em outros casos surge uma *angina pectoris* com fortes dores por trás do esterno que muitas vezes se irradia para o braço esquerdo acompanhado de queda da pressão arterial e do batimento do pulso, suor frio e grave dificuldade de respirar. Quando somente uma parte muito pequena do coração é atingida, o ataque cardíaco permanece quase imperceptível ("infarto silencioso" com dores no peito curtas e afecções não características). A maioria dos pacientes que sofre um ataque cardíaco experimenta o ataque tal como "um raio que cai subitamente do céu" e durante muito tempo ignora todos os sinais de alerta. Condições de um infarto são microferimentos da camada mais interna dos vasos sanguíneos. Sedimentações (placas) que se formaram através de um processo complexo e longo e que diminuíram o diâmetro do vaso podem romper em função da pressão aumentada da parede do vaso ou processos que estreitam os vasos.

Conceitos psicossomáticos

Fatores psicológicos

No caso de distúrbios funcionais do ritmo cardíaco o estresse e determinados sentimentos como raiva ou medo conduzem a modificações do batimento cardíaco. Por trás de uma fobia cardíaca encontra-se, segundo uma concepção psicanalítica, muitas vezes um conflito conjugal: por um lado deseja-se mais independência, por outro teme-se a perda da dependência. No caso da fobia cardíaca trata-se frequentemente da expressão de um medo generalizado de doenças, uma observação hipocondríaca do corpo e uma fixação nas sensações do coração condicionada pela história de vida ou uma elaboração malsucedida do ataque cardíaco de um parente ou conhecido próximo.

No caso de uma doença cardíaca coronária, determinados fatores psíquicos e psicossociais são de grande relevância para a manifestação e o processo da doença após a realização de numerosos exames:

1) Hostilidade e a tendência de se esgotar por completo. No final dos anos 50 do século passado o assim chamado "tipo-A" foi considerado *a* personalidade de risco pura e simplesmente para o ataque cardíaco. O padrão comportamental foi o primeiro modelo de explicação psicossocial que dominou por algumas décadas a psicossomática do ataque cardíaco. De acordo com este modelo tipos de personalidade exageradamente ambiciosos, constantemente tensos e ocupados, apressados e estressados tendem a adoecer do coração. No meio profissional especializado este modelo já foi refutado há muito tempo como excessivamente simples, mas na literatura popular fatalmente ainda é encontrado. Este modelo precisou ser amplamente contestado – mas alguns componentes de fato se comprovaram: uma postura hostil, sentimentos agressivos e constante aborrecimento ligados principalmente à incapacidade de elaborar de modo construtivo a hostilidade e o aborrecimento. Um aborrecimento agudo pode, de fato, desencadear um estreitamento dos vasos coronários e consequentemente um ataque cardíaco: ele favorece o rompimento das placas da aterosclerose e a obstrução dos vasos coronários cardíacos através da formação de um trombo. O risco de um ataque cardíaco no caso de pessoas com uma doença cardíaca coronária aumenta bastante nas duas horas seguintes após um grande aborrecimento.

2) Depressão, falta de esperança e esgotamento. Esses fatores revelaram-se nos últimos anos como fatores de risco significativos, pois favorecem através de uma atividade parassimpática diminuída (falta de repouso e relaxamento) o desenvolvimento de uma doença cardíaca coronária. Novas descobertas indicam que distúrbios condicionados

psiquicamente devem ser igualmente levados a sério e tratados, pois através de um sistema hiperativo de hormônios do estresse (um nível permanentemente elevado do hormônio de estresse constante cortisol) estes podem a longo prazo favorecer distúrbios físicos.

3) Estresse agudo e crônico. O estresse duradouro que não pode ser controlado por influência própria nem dissolvido através de relaxamento e descanso é acompanhado de diversas reações psicobiológicas que podem conduzir, pelo aumento da pressão arterial, valores de lipídios sanguíneos desfavoráveis, fatores de coagulação do sangue modificados, estreitamento de vasos coronários cardíacos, distúrbios do ritmo cardíaco que ameaçam a vida e rupturas das placas da aterosclerose a um ataque cardíaco.

4) Escasso apoio socioemocional. Falta de apoio social, escassa autoestima emocional e isolamento social dificultam o processo de lidar com diversos fatores de estresse físicos, psíquicos e sociais e podem, como consequência, aumentar o risco de uma doença coronária. No caso de escasso apoio social, pessoas que sofrem de doenças cardíacas apresentam uma taxa de mortalidade duplamente aumentada.

5) Exigência profissional alta e ao mesmo tempo escassa possibilidade de influenciar as condições do local de trabalho. A sobrecarga na profissão torna-se um fator de risco quando as exigências são demasiadamente grandes e as possibilidades de controle em relação aos processos de trabalho são demasiadamente pequenas, quer dizer, quando não há espaço para decisões próprias, autonomia e aproveitamento das capacidades pessoais. Quando,

além disso, ainda falta o apoio social no local de trabalho, isso representa um fator de estresse adicional.

6) Falta de equilíbrio entre engajamento profissional e reconhecimento. O risco de um ataque cardíaco encontra-se comprovadamente elevado quando um grande esgotamento não é acompanhado de recompensas correspondentes na forma de pagamento, respeito, possibilidades de crescimento e segurança de se permanecer no local de trabalho.

7) Baixo *status* socioeconômico. A doença cardíaca coronária desenvolveu-se da antiga Doença de Manager em direção à camada social mais baixa. Explicações possíveis para tal são: escassa influência na situação de vida e trabalho, estilo de vida menos saudável, maus hábitos alimentares, menos consciência em relação à saúde, mau atendimento médico.

Pelo menos no caso de doenças coronárias cardíacas já existentes os fatores psicossociais devem ser vistos como fatores de risco, pois conduzem a uma constante superativação do sistema nervoso simpático e a uma inibição do sistema nervoso parassimpático; assim, uma tendência para a aterosclerose pode ser aumentada a longo prazo.

No caso de pacientes de ataque cardíaco foram observados os seguintes fatores de sobrecarga comparados ao grupo de controle de pessoas saudáveis:

Horas extras (mais de 40 por mês), pressão em relação ao tempo, interrupções frequentes do processo de trabalho, exigências contraditórias, problemas com superiores, ameaça de medidas de racionalização, ameaça de transferência e perda de *status*. Essas condições, contudo, tornaram-se relevantes somente quando eram acompanhadas por problemas fora do âmbito de trabalho como experiências de perda, casos de doenças e conflitos na vida particular. Pacientes de ataque cardíaco com grande sobrecarga no âmbito profissional e particular manifestaram quatro vezes mais determinados sinais de personalidade que correspondiam ao assim chamado padrão comportamental tipo A (ambição, concorrência, impaciência, alto potencial de ação para agressividade e hostilidade) do que pessoas saudáveis.

Essas relações complexas entre fatores profissionais, particulares e aqueles específicos da personalidade nos alertam a tomarmos cuidado de usar modelos de estresse demasiadamente simples para explicar distúrbios psicossomáticos ou então de explicá-los de modo unidimensional, isto é, de modo monocausal. Até então não existem indicações científicas seguras de que o estresse e fatores emocionais podem, por si só, causar uma doença cardíaca coronária. Segundo a compreensão biopsicossocial atualmente vigente, muitos fatores fazem parte. Mesmo quando componentes psíquicos podem ser claramente comprovados, deve igualmente ocorrer sempre uma intervenção médica com o objetivo de evitar um ataque cardíaco.

Até então as relações entre a doença cardíaca coronária e situações de sobrecarga biopsicossocial foram comprovadas exclusivamente entre os homens. Em um estudo sobre o risco de ataque cardíaco em mulheres esse quadro conhecido pôde igualmente ser confirmado entre mulheres: o risco de uma doença cardíaca coronária aumenta entre mulheres de camadas sociais inferiores, com conflitos familiares e problemas com os cônjuges, assim como no caso de isolamento social. No caso de mulheres com doenças cardíacas coronárias, o risco de um novo ataque cardíaco é maior na presença de estresse crônico no casamento do que no local de trabalho.

Estratégias terapêuticas

Pessoas com distúrbios cardíacos somatoformes necessitam primeiramente da informação reconfortante de que a maior parte dos distúrbios do ritmo cardíaco é inofensiva em pessoas que não têm uma doença cardíaca. Os pacientes precisam aprender a reconhecer, por um lado, as relações entre o estado emocional e situações de sobrecarga psicossocial e, por outro, as suas sensações cardíacas para que não desenvolvam constantemente modelos de explicação orgânico-médicos. Pacientes com fobia cardíaca não devem somente aprender a observar e experimentar o seu coração com menos ansiedade, e sim, descobrir o que de fato temem: a perda de um cônjuge através da separação e morte, uma doença grave ou morte de um dos pais, a perda do trabalho em função de uma demissão, um fracasso desagradável e em função disso críticas por parte do meio circundante etc. As preocupações em torno de supostos problemas cardíacos muitas vezes nos desviam dos reais problemas da vida, de modo que se torna necessário enfrentá-los mais do que antes e desenvolver soluções construtivas na terapia.

Além disso, faz sentido eliminar a ansiedade de sensações cardíacas da pessoa atingida através de testes de provocação para aceleração cardíaca (por exemplo, flexões rápidas). Procedimentos de relaxamento como treinamento autógeno podem ser aplicados por pacientes de fobia cardíaca de modo efetivo somente quando estes aprenderem a lidar com o seu corpo sem ansiedade e sem influenciar o seu ritmo cardíaco de modo consciente. Quando as pessoas atingidas tiverem aprendido a tolerar e compreender melhor as suas sensações cardíacas, os exames constantes de coração tornam-se desnecessários. Até que este objetivo seja alcançado, investigações cardíacas devem ocorrer somente após um intervalo específico, determinado pelo médico e independentes de sintomas para que a sintomatologia da fobia cardíaca não seja aumentada desnecessariamente. Uma ativação condicionada emocionalmente do sistema nervoso simpático é completamente inofensiva e não exige tratamento; a prescrição de bloqueadores beta muitas vezes apenas reforça a concepção de doença orgânica existente do paciente.

Apesar das provas unívocas da influência de fatores psíquicos e psicossociais no decurso de uma doença cardíaca coronária faltam estudos convincentes que provam que a psicoterapia pode influenciar o decurso da doença de modo favorável. Intervenções psicológicas no caso de um infarto, contudo, revelam-se úteis para se lidar melhor com a doença. Consistem em uma combinação de diversas estratégias:

1) Programas de esclarecimento e de educação (psicoeducação). Estão a serviço da melhora da participação no tratamento (*Compliance*) e incluem um esclarecimento amplo para desconstruir medos desnecessários gerados por falta de informação.

2) Apoio social. Otimismo, apaziguamento e engajamento pessoal no meio circundante social e de apoio são muito importantes no estágio agudo de reabilitação.

3) Treinamento de relaxamento. Técnicas isoladas ou combinadas de relaxamento devem diminuir a tensão básica e aumentar o valor de recuperação.

4) Administração do estresse. Lidar melhor com todo tipo de estresse no âmbito de um treinamento individual de superação do estresse poupa o corpo futuramente de sobrecarga.

5) Elementos de terapia de confrontação. Através de um treinamento físico adequado as pessoas atingidas preci-

sam aprender a lidar melhor com sintomas cardíacos e circulatórios.

6) Apoio para a mudança de estilo de vida. Modificações do estilo de vida como, por exemplo, alimentação saudável, atividade física e esporte, redução do consumo de álcool e cigarros, assim como menos estresse, diminuem os fatores de risco de uma doença coronária.

2 Quando a pressão arterial sai dos eixos

Quando o sangue passa a ferver
a razão já não é mais mestre das
sensações. Tipos diversos de falhas
temperamentais tornam-se então
evidentes!
Adolf Freiherr von Knigge

Pressão alta psicogênica – Sair do eixo através de estresse e aborrecimento

A Senhora Maier, 37 anos, secretária, casada, mãe de um filho, sofre há dois anos de pressão arterial oscilante, que é mais alta durante o período de trabalho e mais baixa, ou normal, durante as férias. Diversas investigações cardiológicas com diversos especialistas não revelam um indício de uma doença cardiocirculatória. A sintomatologia coincide com a posse da empresa pelo chefe Júnior que a molestou duas vezes sexualmente. Ela se sente impotente diante de seu chefe, pois uma demissão representaria, em função da escassez de vagas de trabalho na região, um grande problema existencial. Por medo trabalha mais horas do que pelas quais é paga e muitas vezes se aborrece por seu chefe considerar isso natural. Somam-se a isso conflitos familiares: seu marido não compreende a sua situação, está se tornando gradativamente um alcoólatra e nesse estado a importuna sexualmente. Ela também se sente impotente diante dele, pois uma separação está fora de questão, pelo menos atualmente. A Senhora Maier jamais aprendeu a comunicar o seu aborrecimento ao chefe ou marido, nem a falar com outras pessoas sobre esse ponto. Internamente cheia de raiva, externamente ela parece ser sempre bem-educada e chama pouca atenção. Engole tudo enquanto a sua pressão vai às alturas. Quando o seu médico de família, que está informado sobre a sua situação, deseja prescrever-lhe um medicamento para pressão alta, ela deseja primeiramente experimentar controlar a sua pressão arterial através de uma psicoterapia.

Estar a 180 por hora – Pressão arterial e psique

O coração bombeia o sangue, com o intuito de abastecer o corpo com oxigênio e nutrientes, para o sistema vascular, no qual, dependendo da necessidade de energia, existem diversos tipos de pressão. Entendemos por pressão arterial a pressão gerada pelo músculo cardíaco, sob a qual a massa sanguínea do corpo inteiro é impulsionada através das artérias (os vasos sanguíneos que saem do coração). A pressão arterial depende da capacidade de bombear (força de batida) do coração e da resistência do sistema vascular arterial. A pressão arterial sobe através da atividade cardíaca elevada e do estreitamento dos vasos sanguíneos arteriais da pele.

O valor mais alto (sistólico) refere-se à pressão arterial na hora da contração do coração, quando o coração lança o sangue com capacidade máxima. O valor mais baixo (diastólico) refere-se à tensão restante no sistema vascular na descontração (repouso) do músculo cardíaco e representa uma medida para a elasticidade do sistema vascular arterial. Uma pressão arterial diastólica excessivamente alta (acima de 95mmHg) indica um estreitamento dos vasos através de calcificação ou tensão psíquica crônica. A pressão arterial não é uma medida constante, e sim, oscila dependendo da hora do dia (ela é mais baixa à noite), da estação do ano, da atividade, de fatores emocionais e numerosas outras condições.

A pressão é medida em milímetros de mercúrio (mmHg). É considerada ótima (normotensa) em torno de 120/80mmHg e antigamente era considerada "ainda" normal no caso de 130-139/85-89mmHg. Uma hipertonia (pressão arterial alta) existe no caso de valores acima de 160/95mmHg, quando medida diversas vezes na parte superior do braço após ficar sentado durante cinco minutos ao longo de três meses; uma hipotonia (pressão arterial baixa) no caso de valores abaixo de 100/70-65mmHg. Até então valia como valor-limite da hipertonia uma pressão de 140-160/90-95. Em razão de novos conhecimentos o ministério de saúde americano considerou a pressão arterial de 120/80 normal e desejável, enquanto os valores sistólicos de 121-140 já podem conduzir a um dano da parede do vaso e por isso são considerados como "pré-fase de pressão arterial alta".

A componente emocional da pressão arterial pode ser descrito por meio de uma expressão idiomática adequada: Estar a 180 por hora. O sangue entra em ebulição ou ferve nas veias. Alguém tem dificuldade de manter o sangue frio e as suas veias começam a pulsar. Nesse caso a única coisa que adianta é manter o sangue frio!

O bem-estar psíquico influencia o aumento da pressão arterial direta e fortemente: no caso de raiva, aborrecimento, aflição e estresse ela sobe em casos extremos até 240/130mmHg.

Quando se encontra constantemente elevada em função de estresse, um distúrbio funcional pode transformar-se em um distúrbio orgânico. O corpo aprende a compreender isso como um estado normal e desaprende as medidas para a diminuição da pressão arterial. No caso de repouso e relaxamento, a pressão arterial baixa em função da atividade cardíaca reduzida e da ampliação dos pequenos vasos arteriais da pele. Reações de choque e susto, assim como uma sobrecarga de estresse, conduzem à hiperatividade parassimpática, com grande queda de pressão que pode chegar a um colapso do aparelho circulatório. Subjetivamente isso se manifesta através de sensações de tontura, eventualmente inclusive a partir de um breve desmaio.

A atividade do sistema nervoso simpático leva à redistribuição do sangue no corpo: isso gera um aumento da pressão arterial, uma aceleração da frequência cardíaca e uma circulação sanguínea mais forte nos músculos, enquanto que a circulação sanguínea da região do estômago e do intestino, dos rins e da pele diminui.

As modificações físicas no caso de uma reação de estresse ocorrem através do assim chamado eixo hipotálamo-hipófise-suprarrenal. O objetivo do hormônio do estresse constante cortisol é principalmente o aumento da pressão arterial para disponibilizar mais energia ao corpo; esta energia, entretanto, não é utilizada no caso de estresse emocional em função de uma falta de movimento. Pacientes com pressão arterial elevada manifestam uma eliminação maior do hormônio de estresse constante cortisol. Pessoas que sofrem de hipertonia já tendem a uma elevação da pressão arterial em situações que não conduzem a modificações em pessoas com pressão sanguínea normal.

Oscilações da pressão sanguínea e distúrbios do aparelho circulatório também acontecem no caso de diversos distúrbios psíquicos. No caso de ataques de pânico ou abstinência de álcool a pressão arterial sobe, no caso de depressões a pressão arterial pode cair. Pacientes ansiosos, ou que sofrem de pânico, frequentemente têm muito medo de taquicardia, pois em função da falta de conhecimento médico a associam à ameaça de um infarto. De fato, porém, apresentam somente uma pulsação levemente elevada no caso de ataques de pânico, que elas acabam supervalorizando por causa de sua percepção intensificada do batimento cardíaco.

Tabela 4 Distúrbios da pressão sanguínea relevantes em termos psicossomáticos

Distúrbios funcionais	Distúrbios funcionais somatoformes autônomos do sistema cardiovascular: • Regulação hipertônica falha (hipertonia situacional, ataque vaso simpático). • Regulação falha hipotônica (síncope vasovagal).
Distúrbios de fundo orgânico	Distúrbios de pressão primários: • hipertonia essencial; • hipertonia secundária.

Distúrbios funcionais

Regulação hipertônica falha

Uma hipertonia situacional é um distúrbio passageiro, a curto prazo e hipertônico, da regulação: nesse caso a pressão sanguínea – condicionada por fatores psíquicos como estresse, aborrecimento, raiva ou medo – encontra-se sempre de novo elevada. No âmbito de uma medição de 24 horas, contudo, encontramos um perfil normal da pressão sanguínea com uma média diária abaixo de 140mmHg. A partir de oscilações constantes no sentido de uma pressão sanguínea elevada instável pode se formar a longo prazo uma pressão sanguínea elevada, condicionada através de processos de adaptação do sistema vascular (por exemplo, espessamento da parede do vaso, principalmente dos vasos renais), e mesmo quando os fatores originais causadores da pressão sanguínea elevada não existem mais.

Um ataque do vaso simpático é uma inquietação e tensão condicionada psiquicamente (causada por estresse, raiva, aborrecimento, falta de sono) e leva subitamente a uma taquicardia (120-160 batidas cardíacas por minuto) e pressão sanguínea elevada (valores até $240/110$mmHg), frequentemente em conexão com uma tendência para a hiperventilação, sudorese e angústia de morte.

Regulação falha hipotônica (síncope vasovagal)

Uma síncope consiste em uma perda de consciência passageira que perdura de alguns segundos a poucos minutos, como também em uma perda da tensão da musculatura de sustentação. O desencadeador é uma circulação sanguínea passageiramente escassa ou um distúrbio do metabolismo daquelas regiões do cérebro que sustentam a consciência. Nesse caso surgem após dois a três segundos sintomas como fraqueza, torpor, teto preto e tontura; após dez segundos há uma perda de consciência; após, mais ou menos, de 10 a 20 segundos, somam-se câimbras musculares. Síncopes vasovagais muitas vezes são desencadeadas por um susto súbito, estresse mental ou emocional e estados de dor. Diversas pessoas acometidas são especialmente sensíveis a estes desencadeadores. A razão se encontra em uma reação biológica com um aumento da circulação sanguínea na musculatura para que haja uma preparação para uma reação de fuga; esta, contudo, não é executada em função de um bloqueio central, de modo que uma quantidade relativamente grande permanece nas pernas e o refluxo diminuído do sangue para o coração gera uma circulação sanguínea escassa passageira no cérebro.

Síncopes são um sintoma e não uma doença específica. Ao lado de diversas síncopes de ordem orgânica há igualmente aquelas de ordem funcional que, inclusive, representam a parte maior dos casos. No contexto psicológico é significativa principalmente a síncope vasovagal. Na maior parte dos casos ela é um resultado da assim chamada hipotonia ortostática (isso se refere a uma queda da pressão sanguínea quando se permanece por um tempo longo em pé e o sangue cai para as pernas). Seus sinais prévios são: tontura, torpor, teto preto, fraqueza muscular, enjoo, sudorese, inquietação, palidez, respiração em forma de suspiros, bocejo (como sinal de falta de oxigênio). 30% de todos os adultos sadios já experimentaram um dia uma síncope vasovagal.

Pacientes que sofrem de medo e pânico muitas vezes temem desmaios em função de pressão baixa; isso, contudo, não tem fundamento, pois no caso de ataques de pânico a pressão sanguínea frequentemente sobe bastante. Tão somente três quartos das pessoas que sofrem de uma fobia de sangue, de ferimentos e injeções, a pressão sanguínea caiu de modo que experimentaram um breve desmaio. No caso de mais ou menos dois terços que já passaram por uma síncope condicionada por um determinado contexto (por exemplo, no caso de um clima abafado ou um acúmulo de calor), esta se resume a este acontecimento único. A experiência de uma síncope, que subjetivamente é experimentada como um perigo de morte, pode ser uma vivência tão marcante de modo que as pessoas atingidas desenvolvem um comportamento evidente de evitação no sentido de uma agorafobia, retraindo-se socialmente por medo de chamarem a atenção de forma inadequada – o que consequentemente conduz a uma tendência cada vez maior para o medo e a depressão.

Distúrbios orgânicos

Hipertonia arterial

A hipertonia vale como a doença mais frequente da população: uma pressão sanguínea elevada que necessita de tratamento pode ser encontrada entre 20 a 25% da população. São preocupantes igualmente os seguintes dados: somente a metade dos hipertônicos é diagnosticada de forma satisfatória; no caso de dois terços dos pacientes diagnosticados com pressão sanguínea alta não se fornece uma terapia suficiente, isto é, a pressão sanguínea não se encontra dentro do âmbito normal.

Pressão sanguínea alta significa que o coração precisa esforçar-se demasiadamente para bombear o sangue do qual o tecido necessita através do corpo. A pressão sanguínea torna-se demasiadamente elevada, pois o coração precisa, a cada contração, eliminar uma quantidade de sangue elevada ou superar uma resistência elevada das paredes arteriais. Por isso, o músculo cardíaco aumenta; agora, porém, necessita de mais oxigênio que justamente no caso da esclerose dos vasos é fornecido insuficientemente. Hipertonia arterial é um dos fatores de risco mais importantes para a arteriosclerose,

Quando a alma fala através do corpo

em função do que uma estabilização da pressão sanguínea torna-se absolutamente necessária.

A pressão sanguínea elevada muitas vezes não é reconhecida pelas pessoas atingidas, pois não se manifestam afecções específicas. Uma inquietação e nervosismo generalizados, batimento do pulso forte averiguável no punho, pulsação das têmporas e dores de cabeça latejantes (principalmente no caso de esforço), sensação de calor, rosto avermelhado no caso de um esforço leve, tontura (muitas vezes acompanhada de zumbido nos ouvidos e cintilações diante dos olhos), formigamento nos braços e nas pernas, sensibilidade em relação às mudanças de tempo, sangramento do nariz, leve pressão no peito, dificuldade de respirar (principalmente no caso de estresse físico e psíquico), problemas cardíacos, cansaço e diminuição da resistência muitas vezes já são sintomas de uma hipertonia e não apenas os seus sinais prévios. Danos a longo prazo consistem em afecções do coração, dos rins, dos olhos e dos vasos cerebrais. Consequências tardias manifestam-se na forma de esclerose, isto é, endurecimento e estreitamento dos vasos, que gera má circulação sanguínea com o perigo de ataque cardíaco ou de acidente vascular cerebral.

Em mais ou menos 95% dos casos de pressão arterial elevada existe uma hipertonia essencial ou primária. Trata-se de uma pressão arterial elevada desde sempre sem que sejam detectadas doenças de base – pelo menos as possíveis causas são desconhecidas até então. A hipertonia secundária como consequência de doenças, principalmente de doenças renais, por sua vez, manifesta-se somente no caso de 5%. Uma hipertonia essencial deve ser concebida como um quadro multifatorial: alimentação não saudável, sobrepeso, falta de exercício físico, consumo elevado de sal, excesso de álcool e nicotina assim como a hereditariedade e diversas doenças de base (por exemplo, diabetes) contribuem igualmente para tal e também o estresse familiar, conjugal ou profissional crônico e diversos aspectos da personalidade (principalmente aborrecimento constante ou ansiedade crônica). O estresse conduz à retenção de água e sal assim como à liberação do hormônio renina, que tem um efeito negativo sobre a função dos rins e que dessa forma favorece uma pressão sanguínea elevada. O estresse de fundo emocional é uma indicação para um tratamento psicológico ou psicoterapêutico.

Hipotonia

Baixa pressão sanguínea não é uma doença, e sim, um estado. Quando, contudo, se trata de um distúrbio que indica um adoecimento as seguintes informações podem ser úteis: no caso de uma hipotonia essencial, os vasos encontram-se, em função de um controle falho dos nervos dos vasos, tão ampliados de modo que a quantidade de sangue derramada pelo coração não é suficiente para estabelecer uma pressão sanguínea normal. Isso conduz à falta de sangue e oxigênio no cérebro como à limitação de todas as funções vitais. Uma pressão sanguínea desagradavelmente baixa manifesta-se a partir dos seguintes sintomas: cansaço, falta de ânimo, exaustão, indisposição, diminuição da concentração e do desempenho, sensação de tontura, tendência para o desmaio, zumbido nos ouvidos, dores de cabeça, teto preto, semblante pálido, mãos e pés frios, dores no coração (circulação sanguínea escassa do músculo e, sendo assim, falta de oxigênio), taquicardia (impulso à pressão sanguínea), fisgadas no coração, espasmos de órgãos internos (circulação sanguínea escassa), enjoo, falta de apetite, estômago estufado, gases, no caso de mulheres

Quando a alma fala através do corpo

muitas vezes cólicas no baixo ventre, humor instável, irritabilidade, humor depressivo, sensibilidade em relação ao tempo, necessidade aumentada de sono, dificuldade de dormir sem despertar no meio do sono (falta de sangue no cérebro principalmente entre as duas e quatro horas da manhã).

Conceitos psicossomáticos

Fatores psicológicos

Uma elevação passageira da pressão arterial sem atividade física é a expressão de uma forte afecção emocional com uma ativação correspondente do sistema nervoso simpático. Sentimentos tais como raiva, aborrecimento ou uma ansiedade que se assemelha ao pânico conduzem a uma elevação súbita da pressão arterial que perdura durante um tempo e que as pessoas atingidas interpretam como altamente ameaçadora, de modo que se dá uma nova elevação e um aumento de preocupação. As pessoas atingidas que não sofrem de uma doença cardíaca desejam medir constantemente ou, para evitar qualquer preocupação, jamais medem a pressão arterial, de modo que na psicoterapia devam aprender uma forma adequada de lidar com o aparelho de medição de pressão, além da elaboração dos problemas de fundo.

As relações entre realidades psicossociais e pressão sanguínea só podem ser compreendidas de fato quando consideramos as influências dos diversos fatores como função renal, sistema nervoso vegetativo e o sistema hipotálamo-hipófise-suprarrenal – efeitos mútuos que no futuro ainda precisam ser investigados melhor. A pressão arterial elevada se dá através de modificações da função renal. Se fatores psicossociais podem, de fato, causar uma elevação da pressão arterial, isso precisa ocorrer através da influência sobre a atividade renal.

Em casos de estresse agudo, sobe no rim a resistência do vaso, o fluxo sanguíneo cai, o sal é eliminado somente numa medida pequena – a pressão arterial sobe. Quando o estresse intenso, aborrecimento ou a ansiedade (liberação aumentada de hormônios de estresse) perduram por um tempo suficientemente longo, a atividade simpática elevada e a atividade parassimpática diminuída (escassez de repouso e descanso) podem levar a uma pressão arterial constantemente aumentada. Pois nesse caso há também uma liberação aumentada e prolongada de hormônios de estresse (cortisol), glicose e insulina. Em combinação com os fatores de risco conhecidos, afecções psicossociais tais como um grande estresse profissional, emigração, catástrofes e guerra podem levar a uma pressão arterial elevada passageira ou permanente. A relação falha entre altas exigências profissionais e baixa remuneração tem um efeito especial sobre a elevação da pressão arterial.

É interessante o fato de a pressão arterial aumentar mais no caso de aborrecimento do que no caso de ansiedade e medo. Este é o resultado de medições de 24 horas. Segundo os estudos, pessoas que reprimem o aborrecimento têm uma tendência maior de desenvolverem uma hipertonia na terna idade adulta e apresentam em comparação com outras pessoas uma taxa de mortalidade maior. Disso se deduz: quem não aprende a elaborar as suas emoções negativas, como aborrecimento e raiva, sobrecarrega o coração, e a circulação e corre o perigo de sofrer um ataque cardíaco ou um acidente vascular cerebral.

Fatores psíquicos, como estresse emocional, muitas vezes também desencadeiam síncopes condicionadas emocionalmente, como no caso de um ataque cardíaco, de arritmias ou no caso de uma morte súbita em função de um ataque

Quando a alma fala através do corpo

cardíaco. Determinadas síncopes vasovagais, por sua vez, são desencadeadas exclusivamente em função de fatores de sobrecarga psicossocial. "Síncopes emocionais" desse tipo são desencadeadas através de fatores psíquicos como estados de choque (por exemplo, a notícia da morte súbita de um familiar próximo), sentimentos de nojo ou medo de sangue (fobia de sangue) em conjunção com a falta de estratégias de superação, mas igualmente através de ataques de fraqueza; por exemplo, no caso de pessoas jovens no contexto de eventos de massa como concertos de rock. Sob um ponto de vista psicodinâmico, o desmaio psicogênico é considerado um mecanismo para escapar de uma situação sem saída, pois a luta ou a fuga não são possíveis nem ousadas. As pessoas atingidas sentem-se desamparadas e impotentes em uma situação de grande sobrecarga psíquica. Os assim chamados ataques dissociativos acompanhados de desmaios, por sua vez, ocorrem sem mudanças da pressão e da frequência cardíaca.

Segundo o psicanalista Alexander uma agressão cronicamente reprimida equiparada à hostilidade seria a causa da pressão alta. A expectativa inconsciente do paciente de pressão alta, que precisa a qualquer hora defender-se fisicamente contra um ataque, levaria a um aumento da pressão arterial com o objetivo de uma reação de prontidão física. Alexander, que inclui a pressão arterial elevada nos distúrbios psicossomáticos típicos, considera a hostilidade implícita reprimida, isto é, inconsciente. Segundo outros especialistas as pessoas atingidas têm total consciência de sua hostilidade, mas não são capazes de elaborar o seu aborrecimento de maneira adequada, de modo que permanecem tensas e passam a ter uma pressão arterial elevada. Apesar de décadas de pesquisas, até hoje não há provas unívocas de que fatores psíquicos e psicossociais por si só possam causar uma hipertonia. De qualquer forma, o estresse duradouro e emoções negativas parecem dificultar a regulação da pressão arterial caso já exista uma hipertonia arterial. A hipótese da agressividade e do estresse há muitos anos faz parte dos conceitos psicológicos mais interessantes para a explicação da pressão arterial elevada. Na maior parte dos casos, porém, não será possível abrir mão da medicação em seu tratamento.

Ao contrário da pressão arterial elevada, no caso da pressão arterial baixa não existem conceitos psicológicos aceitos pela maioria. A hipotonia se torna problemática somente quando a baixa pressão arterial tolerada durante anos passa a cair demasiadamente em combinação com outros fatores. Segundo a opinião de diversos especialistas, no caso da hipotonia uma ativação psíquica deficiente, uma sensação geral de impotência em relação às exigências do cotidiano e a incapacidade de resolver conflitos podem levar à exaustão e queda da pressão arterial.

Estratégias terapêuticas

No caso de uma baixa pressão arterial deve-se considerar uma ativação física suficiente para assim aumentar não apenas a pressão arterial, e sim, igualmente superar o frequente comportamento de resguardo das pessoas atingidas. Muitas mulheres que um dia já experimentaram, por razões totalmente diversas, um colapso do sistema circulatório, frequentemente temem um futuro ataque de desmaio e desenvolvem uma limitação de seu espaço de movimentação no sentido de uma agorafobia. No caso de síncopes vasovagais, dois aspectos são especialmente significativos: por um lado um intenso movimento das pernas para melhorar rapidamente a circulação sanguínea e, por outro, uma análise da situação de vida geral e dos possíveis desencadeadores para se lidar melhor com a expectativa ansiosa em relação à próxima síncope.

O conceito de tratamento psicossomático de pressão alta é variado. Remédios para a pressão, estímulos para a melhora dos hábitos de vida não saudáveis, assim como determinados procedimentos psicoterapêuticos, são combinados de forma sensata:

1) Psicoeducação. É fundamental a transmissão de informações a respeito da atual situação do saber a respeito da pressão arterial alta, de suas causas, de suas consequências e possibilidades de tratamentos medicamentosos e não medicamentosos. Somente a metade dos pacientes de pressão alta considera uma terapia medicamentosa suficiente de modo que a *compliance* precisa ser melhorada a partir de um amplo esclarecimento.

2) Mudança dos hábitos de alimentação. É aconselhável limitar principalmente o consumo de sal, nicotina, café e álcool.

3) Acúmulo de sobrepeso. Uma pressão arterial elevada existente é diminuída através de uma redução de peso e não primariamente através de uma redução do consumo de sal.

4) Terapia do movimento. A atividade esportiva leva comprovadamente à redução de uma pressão arterial elevada.

5) Treinamento de relaxamento. Treinamento autógeno. O relaxamento muscular progressivo, a terapia de respiração, o *biofeedback* e a ioga proporcionam uma sensação básica mais relaxada, pois reduzem a atividade elevada do sistema nervoso simpático. A euforia inicial, porém, se desfez: Segundo diversos estudos, é alcançado somente

um insignificante rebaixamento da pressão arterial (em torno de 10mmHg ou menos) com técnicas de relaxamento.

6) Treinamento de superação de estresse. Um melhor manejo do estresse e de situações de sobrecarga psicossocial transmitem um sentimento de possibilidades de controle de situações de vida. Uma modificação dos padrões de pensamento diminui simultaneamente a constante pressão interna de precisar ter tudo sob controle.

7) *Management* do aborrecimento. No lugar da repressão do aborrecimento e da vivência descontrolada de raiva, é importante aprender uma percepção e expressão adequada, de acordo com a situação, dessas emoções.

3 Quando a respiração para

Há duas bênçãos na respiração.
Absorver o ar e soltá-lo outra vez.
Uma nos pressiona, a outra nos
refresca.
Que mistura maravilhosa é a vida!
Johann Wolfgang von Goethe

Hiperventilação: dificuldade de respirar por um excesso de respiração

Durante uma visita à discoteca, a Senhora Kern, de 21 anos, sofre um ataque súbito de hiperventilação tão intenso que muitos dos visitantes imaginam que ela está tendo um ataque epilético. De tanto medo de sufocar, a jovem mulher começa a inspirar e expirar tão rápido e intensamente que os sintomas se agravam cada vez mais – câimbras nas mãos, nos pés e uma sensação de total tontura na cabeça. Na ambulância que é chamada rapidamente, ela se acalma logo, pois os paramédicos despertam a sua confiança. O diagnóstico no hospital é completamente normal. Mesmo assim, daí em diante a Senhora Kern teme sofrer novos ataques de hiperventilação, pois nenhum dos médicos é capaz de lhe explicar a possível "origem" de seu ataque. Ela não consegue compartilhar da suspeita de que "provavelmente a senhora estava demasiadamente agitada", pois antes do ataque sentiu-se bastante bem no grupo. Três meses depois, na casa dos pais de seu namorado, ela sofre um novo ataque de hiperventilação. Desconfia dos resultados dos últimos exames e novamente se submete a um *check up* no departamento de neurologia de um outro hospital. Para que seja examinada "dos pés à cabeça" ela omite a última estadia no ambulatório. Após nova confirmação do diagnóstico "hiperventilação", o psiquiatra de apoio consultado recomenda-lhe uma psicoterapia. Após algumas sessões fica claro que ela hiperventilou por raiva e aborrecimento. Na discoteca viu o seu namorado abraçando fortemente uma antiga colega de escola, na casa dos pais de seu namorado estava explodindo internamente, pois em uma briga o seu namorado ficou do lado da mãe e não do seu. A Senhora Kern reconhece que tem dificuldades de perceber e permitir internamente sentimentos de aborrecimento – e principalmente que não sabe expressá-los por medo de magoar alguém.

"Bufar de tanta raiva" – Respiração e psique

Respiração é vida! Na Bíblia, a respiração é chamada de sopro da criação. Em línguas antigas usa-se para respiração a mesma palavra que para alma e espírito. Segundo ideias indianas, a energia vital Prana é assimilada através da respiração.

O ser humano pode sobreviver sem comer por cerca de 40 dias, sem beber quase cinco dias, sem oxigênio somente alguns poucos minutos. No caso de falta de abastecimento de oxigênio do cérebro, após poucos segundos já ocorrem a tontura e uma crescente turvação da consciência; após 10 segundos um desmaio e após 4 minutos danos cerebrais permanentes.

Quando a alma fala através do corpo

A respiração serve principalmente para a troca gasosa no pulmão: o oxigênio é absorvido, o dióxido de carbono é eliminado. O oxigênio é a energia de combustão do corpo através da qual todos os processos do metabolismo são possibilitados. Nas células corporais, o oxigênio se encarrega da queima dos nutrientes e deste modo estes se tornam úteis para a obtenção de energia. Enquanto o oxigênio é queimado, o dióxido de carbono e a água formam-se como resíduos do metabolismo. Um excesso de dióxido de carbono e a falta de oxigênio no sangue levam à inspiração. O controle da respiração ocorre no centro de respiração no tronco encefálico.

Ela está em conexão estreita com a linguagem, pois a voz é formada através do ar da respiração. Falar é uma expiração com som. Emissões de sons como gemer, soluçar, arfar ou suspirar são outras variantes expressivas da respiração.

Em estado de repouso, ela não deve ultrapassar 15 vezes por minuto (no caso de homens, de 12 a 14; no caso de mulheres, de 14 a 15). Sob esforço ocorrem até 30, no caso de um relaxamento intencionado, de 6 a 10 por minuto. Uma respiração mais rápida acelera o batimento cardíaco, pois o oxigênio inspirado em excesso precisa ser transportado para os órgãos. Uma respiração mais lenta desacelera o batimento cardíaco. Inspirar significa tensão, expirar gera relaxamento. Quanto mais rasa a respiração, mais rápida ela é e, via de regra, maior a frequência cardíaca.

Diversas expressões idiomáticas indicam que a respiração muda imediatamente no caso de fortes emoções – aqui uma pequena amostra: de acordo com o temperamento podemos ser mais curtos e diretos[7] ou prolixos[8]. Por vezes um susto

---

7. Tradução literal: ter respiração curta [N.T.].

8. Tradução literal: ter respiração longa [N.T.].

nos deixa sem respirar, a nossa respiração é tolhida, para ou estaca. Frequentemente ficamos sem fôlego de tanta agitação. Bufamos de raiva, descarregamos respirando, externamos todo nosso aborrecimento bufando ou, por fim, somos aqueles que têm mais fôlego e persistência. Por vezes quase sufocamos de tantas preocupações, mas lutamos até ficarmos sem fôlego. Quando ficamos sem espaço para respirar precisamos novamente encher os nossos pulmões – ou então podemos suspirar e clamar aos céus!

A respiração ocupa um ponto-chave no sistema nervoso vegetativo. Este regula a respiração a partir de suas duas vias: o sistema nervoso parassimpático gera através do estreitamento da traqueia e da contração da musculatura brônquica mais repouso e relaxamento. O sistema nervoso simpático possibilita, através do alargamento da traqueia, do afrouxamento da musculatura brônquica e da elasticidade aumentada dos brônquios, relacionada a este afrouxamento, uma inspiração mais profunda no caso de uma atividade física aumentada.

Uma respiração acelerada gera um pulso mais elevado, uma respiração lenta conduz ao repouso e relaxamento interno. A respiração e o bem-estar físico ou psíquico estão estritamente relacionados.

É impossível respirar calmamente e de forma relaxada e, ao mesmo tempo, estar agitado!

Quando expiramos insuficientemente antes de inspirar, conforme ocorre frequentemente no caso de estresse, excitação, raiva e medo, o dióxido de carbono e a escória acumulam-se como produtos residuais da respiração no pulmão e chegam ao sangue. Isso, por sua vez, gera uma intoxicação passageira que se expressa através de inquietação, cansaço ou exaustão. Um subabastecimento constante de oxigênio conduz

Quando a alma fala através do corpo

a longo prazo a tensões, dor de cabeça, problemas de circulação sanguínea, cansaço rápido e dificuldades de concentração.

Reações de choque e estresse se expressam subjetivamente na forma de uma respiração presa, um fechamento da garganta, a sensação de "bolo" na garganta, uma fraqueza geral, tontura, torpor e medo de sufocação. No caso de um susto duradouro somos quase incapazes de expirar, o ar permanece no corpo, em seguida inspiramos novamente com o peito tensionado. Isso conduz à sensação de tensão no peito, na maior parte das vezes do lado esquerdo, o que muitas vezes gera ansiedades em relação ao funcionamento cardíaco. Geralmente "inspirar profundamente" em situações de susto serve para parar, concentrar-se plenamente e em seguida reagir de modo focado (algo que não ocorre no caso de "pessoas tipicamente assustadas").

Muitas vezes prendemos o ar para reprimir sentimentos desagradáveis e suportar melhor estados de dor. Um estreitamento externo é sentido por muitas pessoas como um estreitamento interno no peito. Algo que é inclusive expresso através da raiz latina de nossa palavra alemã *Angst*[9] – *angustiae* = estreitamento do peito. Quando determinados lugares ou espaços têm um efeito de estreitamento sobre nós, sentimo-nos limitados em nossa liberdade. Acreditamos não conseguir mais respirar direito e tendemos fugir para um espaço aberto – uma tendência que podemos encontrar principalmente entre pessoas com agorafobia.

Todos os sentimentos fortes como, por exemplo, aborrecimento, raiva, angústia, pânico, dor, excitação sexual ou uma tensão relacionada ao estresse modificam a respiração. Pessoas com angústia, estresse crônico e tensões normalmente

---

9. Medo, ansiedade, angústia [N.T.].

respiram de forma mais rasa na parte superior do peito e, sendo assim, utilizam somente um terço ou no máximo a metade da capacidade pulmonar. No caso de uma maior demanda de oxigênio, elas respiram com mais força com o peito ao invés de usar mais intensamente o diafragma. No caso de excitação emocional pode ocorrer a hiperventilação (uma respiração demasiadamente veloz, profunda ou rasa) e no caso de um susto súbito pode ocorrer uma parada respiratória passageira seguida de uma respiração intensificada. Distúrbios da respiração são igualmente encontrados entre pacientes com distúrbios psíquicos, principalmente no caso de depressões como também no caso de transtornos de ansiedade. Pessoas depressivas muitas vezes experimentam sintomas como estreitamento do peito (que se estende até à garganta), falta de ar, pressão no peito, necessidade de ar, respiração rasa ou irregular, respiração pesada e ânsia de tosse. Pacientes que sofrem de ansiedade e pânico muitas vezes são alvos de sentimentos de angústia e pressão na região do peito como também de uma respiração acelerada que pode chegar à hiperventilação, o que por vezes marca igualmente o início de um transtorno de pânico.

Tabela 5 Distúrbios da respiração relevantes em termos psicossomáticos

Distúrbios funcionais	Distúrbios funcionais somatoformes do sistema respiratório: • hiperventilação; • tosse psicogênica.
Distúrbios de ordem orgânica	Doenças de pulmão com relevância psicossomática: • asma brônquica; • bronquite crônica.

Quando a alma fala através do corpo

Distúrbios funcionais

Hiperventilação

Distúrbios da respiração não orgânicos são designados de distúrbios funcionais autônomos somatoformes e abrangem todas as afecções funcionais da regulação respiratória na presença de um aparelho respiratório intacto (parede do tórax, pulmão, musculatura respiratória). O distúrbio respiratório funcional mais relevante em termos clínicos é a hiperventilação. Compreendemos por esta uma aceleração e um aprofundamento da respiração, condicionados emocionalmente, que transcendem a necessidade fisiológica e através dos quais o contingente de oxigênio no sangue aumenta e o de dióxido de carbono cai fortemente. Desse modo, o cálcio livre no sangue necessário para a ductilidade diminui. Isso, por sua vez, conduz a uma excitabilidade excessiva da musculatura. O contingente diminuído de dióxido de carbono no sangue aumenta igualmente a resistência dos vasos no cérebro, diminuindo assim o fluxo sanguíneo na cabeça.

Numerosos sintomas são típicos para uma hiperventilação: sensação de pressão no peito, necessidade de ar, a sensação de não conseguir respirar de fato relacionada à compulsão de precisar respirar profundamente algumas vezes, palpitação, taquicardia ou dores cardíacas, falta de sensação, formigamento e tremedeira nas mãos (principalmente nas pontas dos dedos), pés e pernas, formigamento em torno da área bucal, lábios dormentes, sensação de bolo na garganta (garganta fechada), mãos contraídas (como se a pessoa tivesse "dando a patinha"), mãos e pés frios, dores no peito, dores musculares, pressão na cabeça e abdome superior (em função de se engolir ar), náusea, distúrbios de visão, sensação de "estar pisando em nuvens", medo de desmaiar, medo de se morrer sufocado. Quando a hiperventilação demora mais tempo, as pessoas atingidas reagem igualmente com sintomas mentais como tontura, sensação de irrealidade, distúrbios de concentração e consciência. Estas são consequências de uma circulação sanguínea escassa do cérebro. O medo de desmaiar, contudo, é completamente infundado nesse caso.

Uma hiperventilação normalmente não ocorre a partir de uma respiração média, e sim, na maior parte das vezes, após uma inspiração intensificada pela boca gerada por uma alta excitação emocional. Sem uma atividade física simultânea, o oxigênio permanece nos brônquios e não é transportado para os alvéolos pulmonares nas margens do pulmão, o que leva a uma sensação de sufocamento e uma tensão do tórax experimentada como desagradável. Por medo de sufocação, as pessoas atingidas respiram mais intensamente com a boca, sem se moverem, e desse modo causam uma hiperventilação com sintomas que são vivenciados como ameaçadores. Através da atividade física, por sua vez, o oxigênio inspirado em excesso é transformado em dióxido de carbono e a relação de oxigênio e dióxido de carbono no sangue é novamente normalizada. No caso de movimentação ou uma respiração normal, os sintomas desaparecem rapidamente, de modo que nenhuma intervenção (injeção de cálcio, injeção tranquilizante ou um saco de papel diante da boca) seja necessária.

No caso de pacientes com hiperventilação crônica, a atividade respiratória frequentemente só se encontra aumentada em 10%, além disso, muitas vezes bastam apenas algumas respirações profundas para causar uma relação inadequada entre oxigênio e dióxido de carbono.

Um aspecto muitas vezes é desconsiderado no cotidiano clínico: Afecções cardíacas e estomacais ou um esgotamento

Quando a alma fala através do corpo

duradouro podem estar relacionados a uma constante hiperventilação leve.

Tosse psicogênica crônica

Entendemos por isso uma ânsia de tosse que vem na forma de ataques sem que haja uma modificação anômala do aparelho respiratório. A sintomatologia consiste em ataques de tosse seca que podem demorar minutos a horas e existir durante anos. Ataques de tosse desse tipo muitas vezes surgem após uma bronquite viral, são condicionados por uma tensão emocional ou uma situação de conflito psíquica, tornam-se mais altos em caso de preocupação e atenção e desaparecem completamente no sono. Esses ataques intensos psicogênicos de tosse não têm nada a ver com tiques de tossido ou tossicar!

Distúrbios orgânicos

Asma brônquica

5% a 9% dos adultos e 10% das crianças sofrem de asma. Nos últimos 20 anos os números aumentaram dramaticamente – provavelmente uma consequência do meio ambiente industrial em que vivemos. A poluição ambiental, por sua vez, não parece aumentar a frequência da asma, e sim, a da bronquite, assim como a das afecções das vias respiratórias. Na infância, três vezes mais meninos do que meninas adoecem; na idade adulta, por sua vez, um pouco mais mulheres. Crianças que já foram para creches nos primeiros anos de vida, mais tarde revelaram com frequência bem menos reações alérgicas – provavelmente por terem alcançado uma imunização melhor em relação a alérgenos relevantes para a asma.

O sinal principal da asma brônquica é uma súbita falta de ar acompanhada de uma sensação de estreiteza no peito, na maior parte das vezes ligada a uma tosse ansiosa. A palavra "asma" vem do grego e é muito acertada, pois traduzida significa "respiração difícil". Ha uma respiração dificultosa problemática na hora de expirar. Nessa ocasião manifestam-se ruídos arquejantes e sibilantes típicos, muitas vezes ligados à necessidade de ar e sensações de sufocamento. As pessoas atingidas têm a sensação subjetiva de ficarem sem ar; na verdade, porém, não conseguem expirar corretamente. Expiram menos ar do que inspiram e consequentemente experimentam inchaço excessivo do pulmão. A troca gasosa pode levar a danificações do pulmão, pois muitos alvéolos pulmonares são destruídos, e aqueles que permanecem, muitas vezes tornam-se excessivamente grandes.

Os acessos de asma normalmente aparecem em poucos minutos na forma de ataques e podem durar minutos ou horas ou então permanecer de forma duradoura. Na maior parte das vezes, a tensão da musculatura brônquica se dissolve após algum tempo de modo bem espontâneo. Quando, porém, não é este o caso, surge rapidamente um estado que ameaça a vida, pois um estreitamento a longo prazo das vias respiratórias pode afetar seriamente a função cardíaca. A frequência de ataques varia entre horas e anos.

Os ataques de asma começam na maior parte das vezes na primeira década de vida e em metade dos pacientes desaparecem após a puberdade por conta própria; podem, contudo, começar bem mais tardiamente. As pessoas atingidas muitas vezes estão constantemente concentradas em sua respiração e temem morrer sufocadas. Somente poucas pessoas asmáticas morrem de fato devido a complicações da doença. No caso de esforço físico, atividade esportiva ou ar frio pode se desenvolver a assim chamada "asma de esforço" como consequência de um estreitamento dos brônquios na forma de um reflexo que conduz à evitação de sobrecarga e a longo prazo ao fortalecimento dos sintomas.

Diferencia-se entre asma alérgica e asma não alérgica, infecciosa. A maioria dos pacientes apresenta uma forma condicionada por alergia, que já se desenvolveu na primeira década de vida. Principalmente crianças sofrem de asma alérgica, enquanto que adultos tendem mais a desenvolver uma asma infecciosa.

A asma alérgica é uma reação a determinadas substâncias que desencadeiam alergias, que provocam o inchamento das mucosas brônquicas. O muco espesso só pode ser eliminado com dificuldade através da tosse e entope as vias respiratórias, o que gera falta de ar. A hipersensibilidade dos brônquios, que se baseia em uma componente hereditária, conduz sob a influência de fatores desencadeadores (alergênicos) a ataques de asma. São conhecidos, além de substâncias químicas como medicamentos, substâncias usadas por cabeleireiros, inseticidas ou formaldeídos, igualmente diversos estímulos naturais: polens de árvores, flores ou gramíneas; pelos e penas de animais domésticos ou animais úteis; pó domiciliar (excrementos do ácaro de poeira domiciliar); esporos como, por exemplo, fungos de mofo ou fermento, determinados alimentos; ar frio.

A asma alérgica faz parte do grupo das atopias ou doenças atópicas às quais pertence igualmente a rinite alérgica, urticária e o eczema atópico (neurodermite difusa). Uma atopia é uma disposição ligada a uma predisposição hereditária para a hipersensibilidade acompanhada de uma determinada reação exagerada. Pessoas com atopias desenvolveram determinados anticorpos contra determinados alergênicos que se encontram em grandes quantidades no tecido da pele e nas mucosas. No caso de uma nova confrontação com alergênicos dá-se sempre ou quase sempre a formação desse tipo de anticorpo e consequentemente – provavelmente em função da liberação de histamina – se formam reações alérgicas na pele, conjuntiva, nas mucosas ou nos brônquios.

Uma disponibilidade para reações alérgicas pode, ao longo da vida, ser alvo de grandes oscilações, mas ainda não está claro quais as condições responsáveis para tal. Atualmente não é possível explicar a partir de um ponto de vista puramente médico:

- por que razão uma asma alérgica no caso de algumas pessoas ameaçadas jamais eclode e no caso de outras surge somente após décadas na forma de sintomas asmáticos;
- por que razão muitas pessoas que sofrem de asma alérgica são igualmente alvos de ataques na ausência de alergênicos;
- por que razão determinadas pessoas sem alergia comprovada (e também na ausência de asma infecciosa) sofrem mesmo assim de ataques asmáticos;
- por que razão muitas pessoas com uma alergia comprovada não reagem de forma asmática;
- por que razão diversas pessoas que durante muito tempo reagiam através de acessos diante de alergênicos, de repente encontram-se livres de ataques mesmo sem nenhum tratamento mais específico;
- por que razão diversos pacientes já sofrem um ataque de asma na presença de imagens de determinados animais.

A asma não alérgica (infecciosa) desenvolve-se principalmente através de infecções das vias respiratórias superiores e inferiores e pode igualmente manifestar-se como consequência de uma asma alérgica em vias de regressão.

Antigamente supunha-se igualmente uma terceira forma de asma: a asma psicogênica – a asma como consequência de fatores psíquicos. Desistiu-se dessa abordagem em função do reconhecimento de que a asma não é explicável através de fatores psíquicos e psicossociais.

Resumidamente três fatores podem gerar um estreitamento das ramificações da traqueia, de modo que o ar inspirado pode ser expirado somente com dificuldade:

1) tensão (contração espástica) da musculatura lisa dos brônquios e bronquíolos;

2) inchamento da mucosa brônquica através de um edema, na maior parte das vezes causado por uma infecção;

3) entupimento das vias respiratórias através da deposição de gotículas de muco nas glândulas bronquiais como consequência de uma eliminação aumentada de muco.

Segundo as mais recentes descobertas, a hiper-reação bronquial não constitui a causa da asma, e sim, é uma consequência das vias respiratórias inflamadas.

Bronquite crônica

Entre as assim chamadas doenças pulmonares crônicas, que ocorrem em 5 a 15% da população adulta, mencionamos aqui somente a bronquite crônica. Nesse caso as vias respiratórias centrais e periféricas encontram-se cronicamente inflamadas ou entupidas, na maior parte das vezes em função de herança, estímulos nocivos ou doença pulmonar primeva como asma, tuberculose ou fibrose pulmonar. A bronquite crônica não pode ser curada inteiramente. Diferentemente da asma que se manifesta na forma de ataques com intervalos mais ou menos isentos de sintomas, a dificuldade respiratória existe aqui de forma permanente ou repetitiva ao longo de espaços de tempo maiores.

Os sintomas característicos são a tosse, a produção aumentada de muco, assim como uma falta de ar duradora que piora na presença de substâncias nocivas típicas e também no caso de atividade física. Mais adiante somam-se, na maior parte das vezes, principalmente o cansaço e a diminuição do rendimento em função do escasso abastecimento de oxigênio. A tosse crônica e a produção de muco já podem estar presentes anos antes da eclosão da doença. A causa mais frequente da doença é o fumo ativo, em função do que a desabituação de fumar representa uma medida estritamente necessária.

Conceitos psicossomáticos

Fatores psicológicos

Dificuldades respiratórias somatoformes manifestam-se principalmente no caso de emoções intensas. No caso de medo, excitação, raiva, aborrecimento reprimido, sentimentos de culpa, estresse e dores, a respiração muitas vezes costuma ser rápida e profunda com suspiros eventuais ou então muda de uma posição média inquieta para a hiperventilação (rápida e rasa). Frequentemente encontramos uma síndrome de hiperventilação em pessoas emocionalmente instáveis como também entre pessoas em princípio saudáveis que se encontram em situações de grande excitação emocional.

No caso de asma, as seguintes causas e os seguintes fatores desencadeadores psíquicos e psicossociais foram discutidos ao longo do tempo:

1) Psicodinâmica e relação pais-filhos. Segundo Alexander, pessoas asmáticas sofrem de um "conflito de ambi-

valência" que consiste numa busca e evitação ansiosa de proximidade. Concretamente isso significa: alguém deseja ser protegido e cuidado por uma pessoa próxima importante e ao mesmo tempo sente hostilidade e agressão perante esta.

Em função de um vínculo maternal não dissolvido – presumidamente o conflito central dos asmáticos – tudo aquilo que conduz a um afrouxamento da relação com a mãe ou até à separação desencadeia um ataque de asma. A terapia da asma teria sucesso somente quando os sentimentos e conflitos reprimidos se tornassem conscientes e as tendências de somatização fossem eliminadas. Já Alexander indicava que, para além disso, contudo, não existiria um perfil de personalidade típico do asmático e que os fatores psíquicos seriam relevantes somente na interação com estímulos alérgicos desencadeantes. Os supostos padrões de interação no sentido de um comportamento exageradamente preocupado e controlado dos pais atualmente são vistos como consequência e não causa da doença.

2) Fatores desencadeantes psíquicos. A discussão de orientação psicanalítica a respeito das causas psicogênicas da asma não foi extensa. Por isso, no âmbito psicológico o foco não foi a questão da formação, e sim, a atenção voltou-se para o problema da manutenção da sintomatologia da asma, isto é, para os desencadeadores psíquicos, condições de manutenção e consequências psicossociais de asma. Déficits ou distúrbios na percepção e na expressão de emoções favorecem um ataque de asma. Afetos como medo, aborrecimento, raiva e irritação podem inclusive desencadeá-lo – como consequência da respiração

acelerada. Emoções negativas conduzem a um aumento da resistência contra a respiração. Essas experiências cotidianas podem igualmente ser constatadas através de investigações experimentais no caso de asmáticos.

3) Estresse, fatores psicossociais e outras condições mantedoras. Problemas familiares e profissionais, distúrbios psíquicos tais como depressão, medo e distúrbios de pânico e capacidade insuficiente de se lidar com a doença podem desencadear um ataque asmático ou piorar o processo da doença.

Um estudo com crianças e adolescentes revelou que os seguintes fatores psíquicos e psicossociais podem aguçar a doença e aumentar a taxa de mortalidade:

• Capacidade insuficiente de se lidar com a doença. Aceitação insuficiente da doença, ausência de disponibilidade para a cooperação com médicos e desconsideração dos sintomas físicos impedem a intensidade de tratamento necessária.

• Apoio familiar insuficiente: os pais não seguem prazos e recomendações, conflitos familiares tais como problemas entre pais e filhos, divórcio ou separação dos pais, alcoolismo e violência têm como consequência o fato de nem a doença, nem o filho serem levados a sério com as suas necessidades psíquicas.

• Relevância psíquica da criança asmática. Medos, insegurança social, passividade, recusa, depressão e falta de esperança são fatores desfavoráveis em termos de prognóstico.

A importância de fatores psicossociais é igualmente sublinhada através da alta taxa de asma no caso de crianças de minorias étnicas cujas condições de vida são marcadas por pobreza, escasso acesso ao sistema de saúde ou influências familiares negativas. Estudos com pessoas adultas revelaram que o desfecho fatal da asma encontra-se em uma estreita relação com doenças psíquicas, abuso de drogas, isolamento social e negação do peso da doença.

Em diversos estudos, asmáticos foram comparados a pessoas sem doenças das vias respiratórias. Revelava-se nesses casos que os brônquios dos asmáticos estreitavam-se fortemente no caso de ativação psíquica ou sobrecarga emocional e que a resistência contra a respiração aumentava. Mesmo assim, a asma não é causada pela psique, mas é favorecida através de um determinado comportamento e experiência. Opondo-se às concepções ainda atualmente representadas na literatura popular, é preciso dizer claramente: a asma não é um distúrbio psíquico acompanhado de sintomatologia orgânica! A asma é, no sentido da compreensão biopsicossocial da doença, uma doença física crônica que envolve a inflamação e o consequente estreitamento das vias respiratórias; a asma, porém, pode ser desencadeada ou aumentada através de fatores psíquicos (medo, aborrecimento, estresse) e mantida através de fatores psicossociais.

No caso da asma, um modelo de doença multicausal surge através de uma reação brônquica exagerada, condicionada pela herança e fatores contribuintes do meio ambiente vital (infecções, poluição do meio ambiente, fumo ou fumo passivo). Nessa base determinados desencadeadores causam o ataque asmático; trata-se nesse caso dos cinco grupos de fatores: aspectos físicos alergênicos (por exemplo, infecções ou sobrecarga física), estímulos inespecíficos (por exemplo, frio ou poeira), fatores psíquicos (aborrecimento, ansiedade, tristeza, excitação, insegurança, depressão, alegria) e condições sociais ou familiares.

No caso de infecções das vias respiratórias superiores, o estresse crônico pode enfraquecer o sistema imunológico, e assim a resistência do corpo, o que atualmente ainda é muito pouco considerado.

Estratégias terapêuticas

No caso de uma hiperventilação ou de um aceleramento emocionalmente condicionado da respiração trata-se primeiramente de perceber os sentimentos de base e aprender a processá-los para que a sintomatologia não se torne crônica. O medo frequentemente presente de uma nova hiperventilação pode ser superado através de técnicas respiratórias direcionadas: o assim chamado freio labial (expiração longa através de lábios levemente fechados) ou movimentos rápidos são bastante úteis quando se dá uma respiração acelerada.

No caso de uma frequência respiratória diminuída de seis a oito respirações por minuto e de uma expiração lenta, os músculos relaxam e a pressão arterial baixa. Quando essas técnicas encontram-se automatizadas, a injeção de cálcio e a famosa sacola de papel na boca para a nova inspiração do ar expirado tornam-se supérfluas. Um treinamento para a respiração pelo diafragma ("respiração pela barriga") é especialmente importante quando as pessoas atingidas já apresentam de modo bem genérico, e especialmente em situações de grande excitação emocional, uma respiração peitoral. Exercícios de respiração são de grande importância no caso de muitas técnicas de relaxamento, principalmente no da ioga, mas igualmente no do treinamento de *biofeedback*. Além disso, as pessoas atingidas deveriam aprender a superar aqueles conflitos emocionais que conduziram ao aceleramento da respiração. Nesses casos uma terapia de casal ou de família ou uma orientação vocacional podem ser indicadas.

Especialmente o exemplo da asma aponta para a importância de psicólogos e psicoterapeutas clínicos – mesmo que esteja claro que se trata de uma doença condicionada basicamente fisicamente. A sua aplicação refere-se principalmente aos seguintes objetivos e âmbitos de tarefa:

1) Melhora da *Compliance*. O cumprimento consequente da terapia médica através da motivação maior possível do paciente garante a eficiência do tratamento e impede complicações graves.

2) Treinamento de pacientes. Cerca de 90% das internações hospitalares em função da asma, assim como a maior parte dos ataques mortais, poderiam ter sido evitados no caso do uso adequado dos medicamentos e outras ajudas. No caso de programas de treinamento desse tipo torna-se cada vez mais claro que informações puras não bastam, é necessário que seja realizado um treinamento comportamental adequado ao mesmo tempo:

- conhecimento melhorado da doença e do tratamento (conhecimento das causas e processos da asma, conhecimento de medicamentos e diversos recursos);
- percepção otimizada dos desencadeadores alérgicos e do estado físico;
- treinamento para manuseio e aplicação regular de um *peak-flow-meter* (aparelho para a medição do ar expirado) para o autodiagnóstico do funcionamento pulmonar atual;
- lidar com exigências cotidianas complexas (habilidades para um *management* otimizado da asma, prevenção contra crises e prevenção secundária, isto é, evitação de problemas psicossociais conseguintes);
- informações sobre perigos do fumo e possibilidades de uma desabituação do fumo, sobre alergias e um

modo melhor de lidar com estas, sobre a importância de uma forma gradativa de exigir o corpo (evitação de um comportamento de resguardo), sobre desencadeadores emocionais da asma como o aborrecimento ou o medo.

3) Terapia de respiração e relaxamento. São úteis as técnicas de respiração como uma respiração pelo diafragma (respiração pela barriga) e principalmente o freio labial (expirar bem lentamente com os lábios levemente fechados); estas técnicas podem evitar uma crise para determinadas pessoas asmáticas. Através das técnicas de relaxamento, emoções desgastantes como estresse, aborrecimento ou medo podem ser igualmente superadas de forma efetiva. São recomendáveis principalmente no caso de uma tendência para hiperventilação que muitas vezes favorece uma crise de asma. No caso de asma aguda ou crônica, porém, determinadas técnicas de respiração devem somente ser aplicadas com muito cuidado. Além disso é necessário igualmente um treinamento físico.

4) Ofertas extras de psicoterapia. Além das medidas médicas a psicoterapia é uma intervenção que não é estritamente necessária, nem rotineira, mas pode, contudo, aumentar o sucesso do tratamento para determinadas pessoas asmáticas. As pessoas atingidas se tornam vulneráveis, depressivas ou entram em pânico – aqui novos pontos de vista e estratégias deveriam ser desenvolvidos para evitar um crescente agravamento da doença. Quando existem distúrbios simultâneos de medo e pânico, conforme muitas vezes acontece, a qualidade de vida pode ser melhorada significativamente quando se oferece um treinamento de superação de ansiedade. Desse modo evita-se que a hiperventilação e a falta de ar se compensem

mutuamente. Dois terços das crianças e adolescentes reagem com pânico perante uma crise de asma sem que com isso já se possa falar em um distúrbio do pânico. No caso de asmáticos depressivos um tratamento para depressão com orientação psicoterapêutica é recomendável; no de pessoas cronicamente estressadas, um treinamento para a superação do estresse ou solução de problemas é útil. No caso de crianças, ofertas de apoio para pais muitas vezes inseguros, assim como medidas relacionadas à família, tornam-se necessárias quando há problemas específicos. Aqui a tendência maior é um treinamento específico dos pais. Quando se aplica uma "terapia de família" desse tipo, não se afirma de modo algum que a asma é gerada através de problemas de família. Deve-se estabelecer simplesmente condições favoráveis para a criança que sofre de asma.

5) Superação ou modificação de condições que aumentam a doença. Em determinados casos uma sobrecarga de alergênicos veiculada a uma condição específica de trabalho pode tornar necessárias medidas de apoio e reconversão profissional, de modo que um aconselhamento correspondente é indicado.

No caso da bronquite crônica os desencadeadores psíquicos e psicossociais não são discutidos. Por isso, a terapia orientada para a psicossomática trata da superação da doença e de suas consequências psíquicas. Psicólogos e psicoterapeutas podem participar das seguintes tarefas: desabituação do fumo, treinamento de respiração e relaxamento, ativação física, modificação do estilo de vida e de determinados padrões de pensamento, percepção e superação de sentimentos intensificadores de problemas tais como raiva ou aborrecimento, tratamento de distúrbios colaterais como medos e depressões.

4  Quando o estômago se rebela

> *Úlceras estomacais não adquirimos,
> como que consumimos; adquirimo-las
> através daquilo que nos consome.*
> Mary Mortley Montagu

Estômago irritado; a barriga revoltada

O Senhor Schuster, um marceneiro de 45 anos, sofre há anos de distúrbios recorrentes na parte esquerda superior da barriga. Começam de súbito, perduram por vários dias e envolvem náuseas, sensação de estômago estufado e dores.

Ao longo dos anos, o próprio Senhor Schuster percebeu que apesar de suas medidas preventivas – ele evita comer na cantina –, há fases onde os distúrbios se agravam, sem que haja uma razão plausível para tal. Nos últimos quatro meses ele não foi somente diversas vezes ao médico da família, e sim, igualmente a dois médicos de "especialidade gástrica". Não foram encontradas, entretanto, causas orgânicas. Em função da escassez de alternativas, aceita o conselho de procurar um psicoterapeuta. Já na primeira entrevista torna-se claro que a situação em seu local de trabalho o afeta demasiadamente: há clima de trabalho ruim, grande flutuação entre os funcionários, mudanças na gerência, aumento de *mobbing* entre

Quando a alma fala através do corpo

os funcionários, compensação insuficiente das horas extras, pressão crescente no trabalho acompanhada de redução de funcionários em função de problemas financeiros. O Senhor Schuster está acostumado a apresentar o melhor rendimento possível apesar de tudo – ao mesmo tempo, porém, um sentimento de impotência e desamparo se expande, além disso sente frequentemente uma enorme raiva de determinados funcionários mais jovens que, ao contrário dele, tiveram êxito em conseguir uma boa relação com o chefe novo.

"Quando as vísceras se revolvem de raiva" – Estômago e psique

O trato gastrointestinal tem a função de absorver e processar o alimento para abastecer o corpo com energia: Substâncias vitais são trazidas e substâncias nocivas são eliminadas. O percurso do transporte dos alimentos todo mundo conhece: vai da cavidade bucal através do esôfago para o estômago; passa pelo duodeno, chegando ao intestino delgado e ao reto e, por fim, ocorre a eliminação através do ânus. Diferenciamos entre o trato gastrointestinal superior (estômago e esôfago) e o trato gastrointestinal inferior (intestino). Para a digestão do alimento são igualmente necessárias substâncias de outros órgãos – da vesícula e do pâncreas.

O aparelho digestivo possui um sistema nervoso próprio, o assim chamado sistema nervoso entérico, que às vezes é igualmente chamado de segundo cérebro. A digestão é estimulada através do sistema nervoso parassimpático e inibido através do sistema nervoso simpático. No caso de atividade física e estresse psíquico, a atividade digestiva é abolida de modo considerável para melhorar a capacidade de esforço físico. Durante a corrida não é digerido alimento sólido, razão pela qual atletas como maratonistas ou ciclistas consomem somente alimentos líquidos. No caso de sobrecarga duradoura ou excitação emocional, o sistema nervoso simpático e parassimpático encontra-se simultaneamente ativo, o que conduz a distúrbios de digestão.

O estômago é uma ampliação em forma de saco do canal digestivo e serve como armazém para o alimento consumido. Com o auxílio do suco gástrico, ele o decompõe e conduz o quimo para o duodeno, a primeira parte do intestino delgado. A musculatura do estômago se torna ativa para misturar o alimento e continuar transportando-o. A mucosa do estômago, a primeira das quatro camadas da parede estomacal, contém glândulas e células que eliminam muco, pepsina, ácido clorídrico e o hormônio gastrina. Determinadas enzimas estomacais, movimentos do intestino e a eliminação de ácido gástrico modificam-se através de influências emocionais como, por exemplo, fortes emoções. Raiva e ódio inibem, através do sistema nervoso simpático, a atividade estomacal e intestinal; o susto e a ansiedade que sentimos antes de uma prova, por sua vez, levam através do sistema parassimpático nervoso à diarreia. Sobrecarga e conflitos psicossociais internos ou externos à pessoa podem afetar o estômago, de modo que este se torna o campo de batalha de problemas psíquicos.

Isto se torna evidente, inclusive, através de diversas expressões idiomáticas: Dependendo da emoção e da situação, sentimos na barriga: raiva, uma sensação estranha, um frio, uma agitação tal borboletas batendo asas. Sentimos prazer com duas coisas: quando o amor é visceral e quando podemos viver e agir a partir de nosso centro (barriga). Podemos engolir algo, absorver tudo e por muito tempo ficar remoendo algo.

Por vezes algo nos atinge de tal modo, que sentimos com que uma pedra no nosso estômago, parece uma pedra no estômago e temos dificuldade em digerir tal fato. Por vezes temos uma sensação estranha no estômago, algo o revolve, sentimos um gosto amargo, algo nos faz perder o apetite, estamos fartos de algo. Algo nos dá vontade de vomitar! Cuspimos veneno e bílis de tanto ódio; às vezes algo ataca o nosso fígado[10].

No caso de problemas psíquicos muitas vezes existem afecções funcionais no abdome superior (falta de apetite, náusea, sensação de estômago estufado, dores estomacais, vômito, arrotos, azia) e distúrbios funcionais no abdome inferior (diarreia, constipação, intestino irritado). Distúrbios funcionais e de causa orgânica do estômago e do intestino muitas vezes estão acoplados a uma condução falha vagotônica (parassimpática); podem, porém, ser causados igualmente por uma superatividade simpática (além de fatores de predisposição genética e comportamento de risco). No caso de estresse, excitação ou atividade física, o sistema nervoso simpático inibe a atividade do estômago e do intestino para poupar energia e ajustar o corpo, a curto prazo, inteiramente à luta ou fuga. No caso da reação de luta ou fuga os músculos do esqueleto, o coração e o cérebro recebem mais sangue do que no estado de relaxamento, os órgãos da digestão, por sua vez, menos. As pequenas artérias na mucosa estomacal estreitam-se quando se encontram sob a influência de hormônios de estresse. Em função de uma circulação sanguínea escassa, a mucosa é danificada a longo prazo, de modo que as paredes estomacais não se encontram mais protegidas mesmo quando o ácido gástrico encontra-se diminuído.

---

10. Estes exemplos referem-se a expressões idiomáticas alemãs que, referindo-se a determinados órgãos da digestão, expressam determinados sentimentos de mal-estar, raiva ou bem-estar [N.T.].

Afecções estomacais surgem igualmente no caso de diversos distúrbios psíquicos, principalmente no caso de depressões: náusea, ânsia de vômito, sensação de estômago estufado, azia, soluço, refluxo ácido, afecções espasmódicas do estômago e do intestino, dores locais ou difusas que se alternam mutuamente e exercem pressão na cavidade abdominal, falta de apetite com perda de peso ou igualmente ataques agudos de fome. No caso de distúrbios de ansiedade há principalmente náuseas e uma sensação de inquietação na barriga. Em 87% dos pacientes com estômago irritável há a presença de um distúrbio psíquico, na maior parte das vezes um distúrbio de ansiedade ou uma depressão, enquanto que no caso de distúrbios estomacais de causa orgânica isso ocorre somente em 25%.

Tabela 6 Distúrbios do estômago e do esôfago relevantes em termos psicossomáticos

Distúrbios funcionais	Distúrbios funcionais somatoformes autônomos da parte superior do trato gastrointestinal: • Estômago irritável (dispepsia funcional). • Outros distúrbios estomacais funcionais (vômitos psicogênicos, espasmos estomacais, dores de barriga funcionais). Distúrbios funcionais de esôfago (sensação de bolo na garganta, distúrbio de deglutição funcional, engolir ar, ruminar, dor peitoral não cardial, azia funcional).
Doenças de fundo orgânico	• Gastrite • Úlcera

Quando a alma fala através do corpo

Distúrbios funcionais

Estômago irritável (dispepsia funcional)

Distúrbios de estômago e de esôfago não orgânicos são designados distúrbios somatoformes da parte superior do trato gastrointestinal quando ainda atendem outros critérios determinados (ao menos três outros sintomas somatoformes). Distúrbios estomacais encontram-se amplamente difundidos: Cerca de 15% da população adulta sofre deste mal; entre os últimos doze meses antes da investigação isso se refere a mais ou menos um quarto ou até um terço da população. Deste grupo novamente cerca de um terço procura um médico. Até 5% de todas as consultas de um médico de família ocorrem em função de afecções estomacais funcionais. Em mais da metade das pessoas atingidas não é possível encontrar causas orgânicas para tal. Fala-se então de um estômago irritável de fundo nervoso. Entre as pessoas com afecções gastrointestinais, 30% sofrem de um estômago irritável e 50% de um intestino irritável. Mulheres apresentam um estômago ou intestino irritável com uma frequência duas a três vezes maior do que homens; a frequência das afecções aumenta com a idade.

No mundo acadêmico predomina cada vez mais o conceito de "dispepsia funcional" (em inglês a expressão *Non-ulcer-dyspepsia*), composta pelas raízes etimológicas gregas *dys* = distúrbio de um estado, e *pepsis* = digestão. As designações alemãs conhecidas são "estômago irritável" e "distúrbios funcionais do abdome superior". Antigamente usava-se igualmente a palavra antiquada "neurose estomacal".

Uma dispepsia funcional é caracterizada por dores ou sensações de mal-estar que ocorrem na parte média do abdome superior. Definido de modo mais exato, uma dispepsia funcional consiste em no mínimo três meses de afecções ou dores localizadas principalmente na parte esquerda ou média do abdome como, por exemplo, dores crônicas ou recorrentes no abdome superior, sensação de pressão no abdome superior e sensação de estômago estufado, refluxos não ácidos, sensação antecipada de saciedade e falta de apetite, náusea, ânsia de vômito e azia. Os sintomas podem ocorrer durante a ingestão do alimento ou horas mais tarde, mas igualmente após fases mais longas de fome.

Orientando-nos nas doenças orgânicas correspondentes como quais se assemelham, distinguimos quatro formas de dispepsia funcional:

1) dispepsia semelhante a uma úlcera;

2) dispepsia semelhante a um distúrbio de motilidade do estômago;

3) dispepsia semelhante a um refluxo do ácido gástrico;

4) dispepsia inespecífica (sem categoria definida).

Uma dispepsia semelhante a um adoecimento por úlcera consiste no mínimo nos três sintomas seguintes: A dor encontra-se localizada no abdome superior (eventualmente somente numa pequena parte), frequentemente diminui a partir da ingestão de alimentação (em mais de 25%), pode ser amenizada através de determinados medicamentos, muitas vezes surge antes de refeições ou no caso de fome (dor de jejum); por vezes pode despertar a pessoa atingida do sono (dor noturna), manifesta-se periodicamente com melhoras e recaídas (fases de no mínimo duas semanas sem dores alternam com fases de semanas a meses com dores).

Uma dispepsia semelhante a um distúrbio de motilidade consiste em afecções no abdome superior, onde a dor não é o sintoma dominante. Os distúrbios são crônicos e consistem

Quando a alma fala através do corpo

no mínimo em três dos sintomas seguintes: sensação antecipada de saciedade, sensação de estômago estufado após a refeição, enjoo principalmente matinal, ânsia de vômito recorrente e/ou vômitos; formação de gases, arrotos, sensação de gases e tensão no abdome superior sem que o abdome esteja visivelmente estufado; as afecções no abdome são intensificadas através do alimento.

Uma dispepsia, semelhante a um distúrbio de refluxo consiste em uma combinação de dispepsia funcional e azia ou refluxos ácidos. A azia e o refluxo ácido por si só ainda não caracterizam uma dispepsia. São típicos os seguintes sintomas: afecções abaixo do esterno ou no abdome superior ou azia; dores ardentes no abdome superior; refluxo de ácido gástrico ou alimento; refeições, bebidas quentes ou a mudança da posição corporal pioram as afecções.

No caso de pacientes com dispepsia, os sintomas principais muitas vezes mudam ao longo do processo da doença em função do que as classificações conhecidas são problemáticas. Após um estudo extenso, os sintomas haviam mudado três vezes ao longo de dois anos em 58%, em 20% duas vezes e em outros 22% uma vez. A mudança mais frequente foi registrada por pacientes com uma dispepsia do tipo úlcera. Entre mulheres e pacientes mais jovens os sintomas se modificaram com mais frequência do que entre os homens ou pessoas mais velhas. Pessoas com uma dispepsia funcional sentem-se tão prejudicadas em sua qualidade de vida como pacientes com artrite ou insuficiência cardíaca de modo que o distúrbio não pode ser simplesmente reduzido a um distúrbio funcional inofensivo pelas pessoas não afetadas.

A maioria dos pacientes de estômago irritável apresenta um tipo misto de estômago e intestino irritável. Diversos pacientes de estômago irritável sofrem de sintomas de intestino irritável como diarreia ou constipação, frequentemente igualmente de outras afecções como dores de cabeça, distúrbios do sono ou dores em outras regiões do corpo. Sofrem, em comparação com pacientes de dispepsia de ordem orgânica, igualmente de outros numerosos sintomas vegetativos, conforme isso corresponda ao conceito dos distúrbios funcionais autônomos somatoformes: vão mais frequentemente ao consultório, mudam com frequência de médico, consomem mais medicamentos, recebem mais licenças por causa de doença, tendem mais para avaliações hipocondríacas de seus sintomas físicos inofensivos e apresentam com maior frequência distúrbios psíquicos (principalmente distúrbios de ansiedade). Durante um longo tempo, as pessoas atingidas não conseguem nem querem acreditar que se encontram fisicamente saudáveis. É importante salientar que pacientes de estômago e intestino irritável não correm um risco maior de adoecer de câncer de estômago e de intestino.

O decorrer da sintomatologia do estômago irritável varia assim como no caso do intestino irritável. Enquanto um grupo experimenta uma cura espontânea em função da afirmação do médico a respeito do caráter inofensivo dos sintomas, um segundo grupo experimenta por anos intervalos isentos de sintomas com a ajuda de medicamentos e no caso de um terceiro grupo relativamente grande desenvolve-se um processo crônico com um aumento de outras afecções e uma limitação elevada da capacidade social e profissional.

Outros distúrbios estomacais funcionais

Náusea

A náusea frequente não precisa necessariamente estar associada a um estômago ácido ou ser uma reação a um alimento estragado, e sim, pode igualmente ser condicionada por sensações de nojo ou uma musculatura tensionada do diafragma.

Vômitos psicogênicos

No caso dos vômitos psicogênicos vomita-se, sem que esteja presente um distúrbio alimentar, de forma motivada ou não motivada, alimentos deglutidos. Eles são desencadeados por sobrecarga psíquica e fatores emocionais, por exemplo, no caso da ansiedade antes de uma prova. O vômito muitas vezes encontra-se estreitamente relacionado à comida, normalmente ocorre imediatamente após o início da ingestão do alimento e menos frequentemente no final. No caso de algumas pessoas, a sintomatologia é superada rapidamente, no caso de outras pode ter um decurso de anos.

Espasmos estomacais

Espasmos estomacais dolorosos são frequentemente causados por tensões espontâneas ou duradoras da musculatura gástrica e podem, no caso de uma longa duração, ser diagnosticados como distúrbios de dor somatoforme permanente.

Dores estomacais

Dores estomacais difusas podem ser condicionadas por uma má circulação sanguínea na parede estomacal como consequência de uma hiperexcitação simpática no caso de estresse constante e uma superprodução de ácido que irrita a parede estomacal onde não há circulação sanguínea suficiente.

Distúrbios funcionais do esôfago
Sensação de bolo na garganta

A sensação de bolo na garganta (do latim *globus* = esfera, bola)[11] é uma sensação, com duração de no mínimo três meses, crônica ou recorrente de que há um corpo estranho na garganta entre a parte superior do esterno e da tireoide, que muitas vezes é condicionada por uma tensão muscular da entrada do esôfago. Esse mal-estar ocorre na maior parte das vezes entre as refeições, quer dizer, quando não há nada para engolir. A deglutição em si não se encontra afetada. As pessoas atingidas queixam-se dos seguintes sintomas: bolo na garganta, arranhar, queimação, sensação de secura e catarro, ânsia de pigarrear ou de engolir, dores na garganta que por vezes irradiam até os ouvidos, no caso extremo garganta fechada, o que é experimentado como uma sensação de sufocamento acompanhada de ansiedade. O distúrbio pode manifestar-se como sintoma isolado ou em conexão com outras afecções gastrointestinais. Ao contrário de um distúrbio de deglutição, uma sensação de bolo na garganta melhora através do ato de comer e beber e se intensifica quando se engole sem que haja nada para deglutir. À medida que engolem, chupam balas ou mastigam chiclete constantemente, numerosas pessoas atingidas tentam estimular a produção de saliva para assim evitar uma boca seca e a sensação de bolo na garganta; atingem desse modo, porém, somente o contrário: através da deglutição repetida aumentam a atenção para as sensações desagradáveis

---

11. Na língua alemã usa-se a expressão *Globusgefühl* (sensação de globo) para descrever a sensação de *bolo* na garganta [N.T.].

na região da garganta. Uma sensação de bolo na garganta muitas vezes coincide com uma doença de refluxo.

Outra sensação não orgânica de bolo no estômago se forma através de tensões da musculatura da deglutição e do pescoço, condicionados por sobrecarga física extrema, mas também por um movimento extremo de esticar o pescoço para trás (por exemplo, no dentista) e a sobretensão da musculatura do pescoço envolvida. Diversos pacientes temem o dentista justamente por causa dessa sensação de bolo na garganta. Temem engolir algo e dessa forma sufocar.

Distúrbio funcional de deglutição (disfagia)

Trata-se, nesse caso, de um distúrbio da deglutição, que não pode ser explicado organicamente, com ou sem dores, que, ao contrário da sensação de bolo na garganta, surge durante o ato de comer e beber logo após o ato de deglutir. Ao longo de um espaço de tempo de no mínimo três meses existe a sensação de que alimentos sólidos ou líquidos ficam presos no esôfago ou então o atravessam de modo anormal. Podemos distinguir três tipos de distúrbios funcionais da motilidade do esôfago:

1) Acalasia funcional. Nesse caso o esfíncter esofágico inferior não fecha.

2) Espasmo difuso do esôfago. Surgem contrações simultâneas propulsoras que não se movem em direção ao estômago.

3) Tensão excessiva do esôfago. Existem contrações exageradamente fortes.

Engolir ar

Engolir ar é uma forma específica dos distúrbios funcionais de deglutição e ocorre frequentemente quando se come demasiadamente rápido. É caracterizado pelos seguintes sintomas que precisam ocorrer em um período de tempo de no mínimo três meses: engolir ar em função de estresse ou engolir ar durante as refeições, gases e arrotos, deglutição frequente, "seca" e ruidosa, movimento propulsor da garganta durante a deglutição. Arrotos repetidos devem diminuir as tensões ou gases no abdome, mas trazem, no entanto, somente um alívio temporário, pois menos ar do que foi engolido antes é transportado para fora. Quando há uma tendência para a hiperventilação, afecções no abdome superior condicionadas pelo ato de engolir ar podem por vezes surgir.

Ruminar (síndrome de ruminação)

A "ruminação" designa o ato de ruminar alimento. Trata-se de um movimento com uma duração de no mínimo três meses, de regurgitar constantemente alimentos recém-absorvidos seguido de nova mastigação e deglutição. Náuseas e vômitos não costumam ocorrer nesse caso. A ruminação cessa na maior parte das vezes quando há mais ácido gástrico.

Dores no peito cuja origem é o esôfago

As dores se encontram localizadas atrás do esterno, independem de sobrecarga e são experimentadas de modo semelhante que a *angina pectoris*. Surgem no meio do corpo, com ou sem distúrbios de deglutição e duram no mínimo três meses. Uma causa não orgânica consiste em um refluxo gástrico, em uma hipersensibilidade no caso de um refluxo gástrico comum ou em um distúrbio de motilidade do esôfago. As pessoas atingidas temem por engano uma doença cardíaca e por isso procuram um médico.

Azia funcional

Por no mínimo três meses ocorrem sensações de ardência por trás do esterno sem um refluxo de origem orgânica e sem uma inflamação do esôfago. As afecções, na maior parte das vezes, ocorrem de dia na forma de ondas e podem estar acompanhadas de arrotos, ruminação, ou afecções do estômago tais como gases, sensação de saciedade precoce ou náuseas. Frequentemente são causadas ou intensificadas por determinadas emoções, certos alimentos, pelo ato de se deitar ou de se curvar para frente; 20% dos alemães sofrem de vez em quando de azia, 10% destes desenvolvem uma inflamação.

Distúrbios orgânicos

Gastrite

A gastrite, uma inflamação aguda ou crônica da mucosa gástrica, faz parte das doenças mais frequentes do estômago. É diagnosticada em cerca de 2% dos pacientes tratados em ambulatório e representa no caso de 4,5% a razão pela qual o médico é procurado uma vez por ano. Ela não é curada espontaneamente, lesa o tecido do estômago, leva com frequência a úlceras do estômago e do duodeno e às vezes igualmente a um carcinoma de estômago.

Uma gastrite se manifesta na forma de falta de apetite, sensação de pressão e de estar estufado após as refeições, náuseas, arrotos e sensibilidade em relação a alimentos ácidos ou gorduras quentes. As causas podem ser variadas: sobrecarga psíquica, comidas estragadas, substâncias estimulantes (excesso de álcool, cafeína, nicotina), determinados medicamentos, bebidas demasiadamente quentes ou frias, ácidos, barrelas ou doenças infecciosas agudas. É considerada a causa principal da gastrite crônica mais frequente a infecção pelo *Helicobacter pylori* (gastrite tipo B).

Úlcera de estômago

Cerca de 10% da população adquirem ao longo de sua vida uma úlcera gástrica ou duodenal; na maioria dá-se um processo crônico com recaídas. Os homens são atingidos com mais frequência do que as mulheres. As úlceras gástrica e duodenal são nomeadas de úlcera péptica (*ulcus pepticum*). Os sintomas das duas formas de úlcera podem sobrepor-se de tal maneira que não é possível fazer uma distinção segura pura e simplesmente a partir das queixas.

Compreendemos por uma úlcera gástrica (*ulcus ventriculi*), que ocorre entre 0,2 a 0,3% da população, uma úlcera benigna da parede estomacal que na maior parte das vezes encontra-se na parte inferior do estômago (principalmente no óstio pilórico, no esfíncter da saída do estômago) ou na parte superior do duodeno.

No início da doença a úlcera é redonda, limitada somente à mucosa do estômago. Após uma existência mais prolongada penetra as camadas mais profundas e pode, por fim, rompê-las. Os sintomas consistem principalmente em dores estomacais, arrotos, azia, vômito do conteúdo estomacal ácido, sensação de pressão e abdome estufado, má absorção de determinadas bebidas e comidas, por vezes, inclusive, no aparecimento de sangramento e consequentemente melena. Complicações se dão no caso de um processo crônico a partir da formação de cicatrizes e úlceras em camadas mais profundas da parede do intestino que conduzem a sangramentos, perfurações na cavidade abdominal ou penetração de outros órgãos vizinhos. No caso mais grave a úlcera pode tornar-se maligna.

As dores de estômago surgem imediatamente após a refeição e muitas vezes desaparecem somente após o vômito. No caso da úlcera duodenal é diferente: as dores aparecem principalmente quando o estômago está vazio e desaparecem quando se come. Em dois terços das pessoas atingidas as dores retornam diariamente durante semanas. Em cerca de 80% das pessoas atingidas a sintomatologia recua espontaneamente ou sara dentro de dias ou semanas através de dieta e medicamentos; repete-se, entretanto, no caso da maioria dos pacientes dentro de determinados intervalos. Algumas úlceras nem são percebidas e revelam-se somente mais tarde na imagem radiográfica a partir da formação de cicatrizes.

Conceitos psicossomáticos

Fatores psicológicos
Distúrbios somatoformes do trato gastrointestinal superior
Procura-se explicar o estômago irritável a partir de diversos modelos somáticos e psicológicos. São discutidos os seguintes aspectos da dispepsia funcional:

1) Distúrbios de motilidade. Chama-se de motilidade do trato gastrointestinal a motilidade espontânea do trato digestivo que tem o objetivo de misturar o quimo e transportar adiante. Um esvaziamento retardado do estômago e uma motilidade intestinal diminuída ocorrem entre 50% dos pacientes de estômago irritável, mas estes fatores por si sós ainda não provocam uma dispepsia funcional. Além disso, as fortes oscilações de sintomas no trato gastrointestinal habitualmente são constantes e não podem ser explicadas dessa forma, pois distúrbios de motilidade são mais duradouros.

2) Sensibilidade à acidez. Em oposição a suposições anteriores não há uma superprodução anormal de ácido gástrico. Mesmo pacientes com uma úlcera gástrica apresentam uma produção de ácido gástrico normal ou até diminuída. É possível, contudo, que em determinados casos exista uma sensibilidade aumentada em relação a uma produção gástrica em cooperação com outros fatores.

3) Sensibilidade aumentada para dor (hipersensibilidade da mucosa gástrica). Pacientes com estômago irritável apresentam uma hipersensibilidade no sentido de um limiar de dor diminuído no estômago e muitas vezes igualmente na região do esôfago. Atualmente privilegia-se no caso de pacientes dispépticos a hipótese de uma hipersensibilidade em relação a dores, conforme pode ser comprovado com a ajuda de um cateter-balão (algo semelhante vale para pacientes com intestino irritável). Supostamente o mal-estar existente é igualmente fortalecido pelo fato de as pessoas atingidas concentrarem-se mais do que outras pessoas em seu estômago.

4) Inflamações (*Heliobacter pylori*). Uma gastrite por *Heliobacter pylori* não constitui de forma alguma a causa central das afecções dispépticas, pois estas muitas vezes persistem mesmo após a eliminação do Heliobacter. A maioria das pessoas tem o Heliobacter sem que por isso adoeçam. Ele desenvolve a sua efetividade somente quando a mucosa foi danificada por outras razões.

Fatores serológicos e imunológicos, assim como alimentos, substâncias estimulantes e medicamentos, também não explicam suficientemente a manifestação de uma dispepsia. É igualmente insuficientemente conhecida a influência de distúrbios de origem orgânica do sistema nervoso entérico

Quando a alma fala através do corpo

(gastrointestinal) no desenvolvimento de uma dispepsia funcional. O lema de todos os especialistas é: em princípio componentes somáticos podem ser significativos, mas isoladamente não explicam suficientemente o quadro das afecções. O intercâmbio entre intestino e psique baseia-se nas diversas conexões entre o cérebro (pensamentos e sentimentos) e o sistema nervoso vegetativo, isto é, especialmente o sistema nervoso entérico.

São apresentadas como causas psicológicas e psicossociais de uma dispepsia principalmente os seguintes fatores:

1) Estresse e problemas psicossociais. Experiências de vida não suportadas e elaboradas e estresse crônico são desencadeadores frequentes de uma dispepsia. Pacientes de dispepsia não apresentam necessariamente experiências de vida mais problemáticas, e sim, as avaliam de modo mais negativo do que pessoas saudáveis. O estresse pode modificar a motilidade e a secreção de ácido do estômago. Possivelmente o estresse crônico pode igualmente favorecer a colonização do estômago com *Heliobacter pylori*.

2) Traumatizações infantis e abuso sexual. No caso de diversas pacientes, experiências sexuais ou outras experiências traumatizantes da infância podem favorecer o desenvolvimento de uma dispepsia. Experiências de abuso, que, segundo os estudos, foram experimentadas por quase uma em duas pacientes de intestino irritável, contudo, não conduzem diretamente a afecções gastrointestinais, e sim, somente através de uma percepção corporal e relação com a saúde modificadas, uma relação intensificada com a doença e um limite de tolerância para dor diminuído acompanhado de uma intensificação da percepção da dor.

3) Ansiedade e depressão. No caso de muitos pacientes com dispepsia funcional a ansiedade já era o problema principal antes das afecções gástricas. Inúmeros pacientes muitas vezes nem têm consciência de sua ansiedade em função de suas tendências para somatização. O distúrbio ansioso consiste no distúrbio colateral mais frequente, seguido de depressão. As relações entre afecções somatoformes do abdome superior e distúrbios psiquiátricos devem ser compreendidas no sentido de um efeito mútuo.

4) Teoria subjetiva de doença. Fatores cognitivos contribuem em larga escala para a formação e manutenção de uma dispepsia funcional. As pessoas atingidas muitas vezes têm uma compreensão da doença fortemente orientada por uma concepção mais orgânica. Reduzem as suas afecções a causas físicas ainda não descobertas e temem uma doença grave, o que aumenta a sua tensão interna, pois desse modo sentem-se mais doentes do que de fato estão. Esse ciclo vicioso normalmente se forma devido ao fato de as pessoas atingidas concentrarem-se constantemente em suas sensações *a priori* inofensivas, aumentando assim a sua intensidade, provocando desse modo sintomas colaterais da ansiedade. Assim, a convicção de sofrerem de fato de uma doença orgânica acaba-se solidificando mais ainda.

5) Escassa percepção das emoções. Aborrecimento na família ou na profissão, assim como desejos reprimidos ou não realizados levam a tensões de conflitos no estômago que não são reconhecidos como tais pelas pessoas atingidas. Diversos pacientes tendem à somatização de emoções desagradáveis: não são capazes de perceber cons-

cientemente sentimentos tais como medo e ansiedade ou então os reprimem.

6) Estratégias de superação insuficientes. Muitas pessoas atingidas não têm possibilidades adequadas de suportar os sintomas percebidos e de integrar a sua percepção corporal.

Resumidamente, segundo uma perspectiva atual deve-se partir de uma estrutura multifatorial no caso de uma dispepsia funcional: aspectos somáticos tais como fatores genéticos, inflamações locais, infecções (principalmente *Heliobacter pylori*), alergias, distúrbios de motilidade e distúrbios da avaliação e condução das dores não podem por si sós explicar suficientemente o distúrbio em si; encontram-se em uma estreita relação mútua com componentes psíquicos e psicossociais como o estado emocional (ansiedade, aborrecimento, raiva, depressão), com a ideia a respeito da causa da doença, a forma de lidar com esta e o grau de superação, com diversos fatores marcantes do comportamento, doenças psiquiátricas anteriores (principalmente distúrbios de ansiedade e depressões), acontecimentos de vida críticos não superados e escassa elaboração de estresse. Hábitos desfavoráveis como excesso de álcool, café ou consumo de cigarros, alimentação rica em gorduras e pouco exercício físico influenciam o sistema imunológico de forma negativa e favorecem o desenvolvimento de uma sintomatologia de um estômago irritável.

Sob o ponto de vista terapêutico deve-se assim considerar um procedimento mais individualizado, pois dependendo do paciente pode haver uma relação mista entre fatores orgânicos e psicológicos. Muitas terapias parecem fracassar, pois consideram pouco ou desconsideram tais fatos. Algo semelhante vale para a terapia de pacientes de intestino irritável.

Os remédios comprovaram ser medidas altamente insuficientes para o tratamento de uma dispepsia funcional. O efeito placebo consiste mais ou menos em 20 a 60%. Em face desses números nada animadores podemos verificar que a dispepsia funcional representa um "peso no estômago" tanto da medicina tradicional como da psicoterapia.

No caso de distúrbios somatoformes do esôfago podemos – semelhante ao caso da dispepsia funcional – partir do pressuposto que estresse constante ou sentimentos tais como ansiedade e raiva geram tensão no esôfago. No caso de uma sensação de bolo na garganta, o estresse emocional aumenta a pressão do esfíncter esofágico superior e conduz a distúrbios de motilidade da garganta. Muitas pessoas atingidas passam a ter uma sensação de fechamento da garganta e desenvolvem, por falta de conhecimento dos processos biológicos, tamanho medo de sufocar que começam a hiperventilar. Ao longo do tempo desenvolve-se frequentemente uma atenção ansiosa voltada para a parte correspondente do corpo, o que pode levar a um distúrbio dos processos vegetativos.

Úlcera péptica

A úlcera péptica (úlcera gástrica e duodenal) antigamente era considerada uma doença psicossomática típica com causas intrapsíquicas específicas e segundo Alexander fazia parte das sete doenças psicossomáticas clássicas. Com o progresso da medicina essa perspectiva mudou completamente. No caso de uma úlcera gástrica trata-se primariamente de uma doença infecciosa (*Heliobacter pylori*) relacionada a um dano da mucosa condicionado pela acidez. A úlcera gástrica não pode ser explicada por um excesso de suco gástrico conforme acreditava-se antigamente, pois o teor de ácido do suco gástrico das pessoas atingidas encontra-se normal ou até mesmo reduzido. A tendência maior é que haja uma escassez de meios defensivos (mucosa gástrica menos resistente ou distúrbios de circulação sanguínea).

A descoberta do Heliobacter fez com que a problemática fosse conduzida para uma direção oposta: a úlcera gástrica passou a ser considerada um distúrbio de causa exclusivamente orgânica. Não foi rejeitado somente o modelo explicativo anterior de um desequilíbrio entre os fatores de proteção da mucosa (muco, resistência de muco) e fatores agressivos (principalmente ácido e traumatismo na mucosa), e sim, igualmente a possível influência de fatores psíquicos e psicossociais.

Persiste, porém, uma questão central: O que torna um portador de *Heliobacter pylori* um paciente de úlcera? Uma visão puramente orgânica de uma úlcera gástrica não é capaz de explicar esse fato de forma elucidativa, razão pela qual num contexto de uma compreensão biopsicossocial da doença aspectos psicológicos continuam representando fatores significativos no desencadeamento, na manutenção e piora da sintomatologia:

• Apesar de 70 a 80% das úlceras gástricas e 95 a 97% das úlceras duodenais serem condicionadas pelo *Heliobacter pylori*, fatores psíquicos e psicossociais continuam sendo significativos.

• Ao menos uma pequena porcentagem de pacientes continua apresentando após total remoção do Heliobacter, através do tratamento com antibióticos, afecções gástricas; por vezes há, inclusive, uma piora da sintomatologia que não pode ser controlada através de medicamentos.

• Somente 20% das pessoas infectadas por Heliobacter desenvolveram uma úlcera duodenal, enquanto todos os pacientes com uma úlcera desse tipo eram portadores do Heliobacter.

• A maioria da população (dependendo dos estudos e região 30 a 80%, na Alemanha cerca de 35%) encontra-se infectada pelo *Heliobacter pylori*, somente 10 a 20%, porém, adoeceram de uma úlcera ao longo de suas vidas. Isso indica que essa bactéria não pode ser a única causa da úlcera péptica. Possivelmente relações psico-neuro-imunológicas ainda não esclarecidas conduzem a um distúrbio do equilíbrio entre *Heliobacter pylori* e fatores do hospedeiro na mucosa gástrica.

• A frequência de uma infecção com o *Heliobacter pylori* aumenta com a idade, sem que isso acompanhe um aumento correspondente das afecções gástricas.

Sob um ponto de vista psicossomático foram considerados diversos fatores psíquicos e psicossociais como condições causais ou intensificadores da doença no passado:

1) Fatores de personalidade. Psicanalistas como Alexander supunham que os pacientes de úlcera sofriam de um conflito básico entre o desejo de, por um lado, permanecer em uma situação infantil de dependência e, por outro, tornar-se um eu independente e adulto. No caso de pacientes de úlcera, os desejos infantis inconscientes, porém existentes e rejeitados pelo adulto, de ser alimentado emocionalmente levariam a sintomas físicos (superprodução nociva de ácido gástrico, espasmos e distúrbios de circulação sanguínea). Essa perspectiva foi favorecida pelo antigo lema médico: "Sem (um excesso de) ácido não há úlcera". Neste entremeio, porém, é reconhecido pelos próprios psicanalistas que pessoas que sofrem de úlcera podem apresentar aspectos de personalidade

totalmente diversos e que não se desgastam simplesmente fisicamente em função do conflito acima descrito. Diversas mudanças de personalidade não são a causa, e sim a consequência da úlcera. Mesmo assim pode-se assegurar: fatores tais como aborrecimento, agressividade ou hostilidade impulsiva podem "afetar o estômago" e, no caso de uma tendência correspondente, influenciar um adoecimento por úlcera de modo desfavorável.

2) Estresse. Enquanto que antigamente a relevância do estresse muitas vezes era superestimada, atualmente, como consequência de um modelo de explicação unilateral orientado somente pelo aspecto orgânico, é com frequência injustamente negligenciada quase por completo. É fato, porém: problemáticas psicossociais extensas, tais como conflitos de casal ou dificuldades no local de trabalho e experiências traumáticas, factualmente tornam a úlcera gástrica mais provável. Estresse e fatores psicossociais podem, assim como afecções gastrointestinais funcionais e doenças intestinais inflamatórias, constituir fatores de grande peso.

3) Modificações do contexto social. Pessoas que perderam o vínculo com uma comunidade social estruturante e acabaram caindo em um isolamento social (mão de obra estrangeira, emigrantes, banidos, trabalhadores por turnos, pessoas divorciadas) correm forte perigo de adquirir uma úlcera péptica. O conceito da perda de acolhimento é plausível, mas ainda não foi comprovado de um modo científico suficientemente sério.

4) Aumento de responsabilidade. Ascensão profissional assim como uma sobrecarga de si próprio ou de outrem supostamente favorece a úlcera, o que, contudo, ainda não foi comprovado cientificamente.

Aspectos terapêuticos

No caso de afecções somatoformes gastrointestinais, a psicoterapia frequentemente não ocorre simplesmente em função de um diagnóstico, e sim, em função dos distúrbios colaterais evidentemente psiquiátricos como depressão ou distúrbios de ansiedade e dos fatores que em média se dão de modo crônico e negativo e que levam a uma perda de qualidade de vida. No início da terapia os pacientes inicialmente fixados exclusivamente no aspecto orgânico devem aprender a reconhecer, através da elaboração de um diário de sintomas, as relações entre as suas afecções estomacais e seus estados internos ou as condições de vida externas. Ao mesmo tempo as pessoas atingidas precisam ser sensibilizadas para o fato de intensificarem as suas afecções quando voltam a sua atenção constantemente para o trato gastrointestinal. Voltar-se para o estômago é útil somente quando se aplica ao mesmo tempo igualmente estratégias mentais. Um exemplo: imaginamos o nosso estômago aquecido e relaxado, preenchido com um líquido agradável que o aquece. Além disso uma respiração diafragmática (respiração abdominal) intensiva e relaxante transmite sensações positivas, pois através dos movimentos ondulantes do diafragma ocorre uma "massagem abdominal interna".

Além das técnicas de relaxamento e superação de estresse oferece-se aos pacientes de dispepsia igualmente exercícios especiais voltados para o corpo. São consideradas medidas úteis a psicoterapia corporal, o apoio no caso de determinadas situações de vida problemáticas, intervenções psicossociais tais como entrevistas de casal ou de família, assim como supervisão ou *coaching* no caso de problemas profissionais. Uma percepção melhor do estado emocional, a compreensão da relação entre os sintomas e diversos fatores psicossociais, assim como

Quando a alma fala através do corpo

a expressão adequada de emoções tais como medo, aborrecimento, raiva ou desamparo, porém, constituem a condição básica para que as medidas psicoterapêuticas possam ser efetivas. Além disso, pessoas que sofrem de afecções gastrointestinais deveriam incondicionalmente averiguar os seus hábitos alimentares e a sua relação com substâncias estimulantes de modo crítico e, caso necessário, modificá-los para uma alimentação saudável e integral, para refeições regulares sem estresse e pressão, para diversas pequenas refeições por dia.

No caso de uma úlcera um tratamento puramente psicoterápico deve ser considerado um erro de tratamento. Ajudas psicológicas e psicoterapêuticas, entretanto, podem fazer sentido como complementos de um tratamento médico para apoiar o processo de cura. Nesse caso trabalha-se, se necessário, com determinados conflitos, sentimentos negativos e afecções (por exemplo, ansiedade frequente e agressividade inconsciente), de modo que os pacientes aprendam gradativamente a lidar de outra forma com esses sentimentos e encontrem possibilidades de vida mais construtivas e sensatas. A aprendizagem de técnicas de relaxamento e, eventualmente, igualmente uma modificação da conduta de vida podem ser favoráveis para o processo de cura.

5 Quando o intestino entra em greve

A má digestão tem menos a ver com a alimentação em si, e sim, com o estado de humor no qual nos encontramos habitualmente ao nos alimentarmos.
Prentice Mulford

Intestino irritável – Distúrbios de digestão

A Senhora Frank, de 27 anos, é vendedora de sapatos e vive com o namorado há algum tempo. Há anos sofre de uma grave sintomatologia de intestino irritável. Tem frequentemente diarreia, por vezes constipação e sofre principalmente de muitos gases. Por medo da diarreia, pesquisa onde se encontra o banheiro mais próximo antes de qualquer ação. Conhece todos os banheiros em órgãos públicos, estabelecimentos comerciais, restaurantes e consultórios médicos ao longo do caminho que vai de seu apartamento até o seu local de trabalho. Viagens mais longas – também nas férias – são quase impossíveis e quando são possíveis somente acompanhadas de muito nervosismo e incontáveis medicamentos na bagagem de viagem. Sem a certeza de um banheiro próximo, a Senhora Frank sente-se completamente paralisada e, além disso, tem medo da possibilidade de outras pessoas perceberem os seus gases. Por isso, está constantemente atenta para uma determinada alimentação, porém sem muito êxito. Uma sintomatologia de intestino irritável surge sempre quando a Senhora Frank sente medo de uma determinada coisa ou então se encontra como um todo bastante "nervosa". Ao mesmo tempo, sofre de um distúrbio de ansiedade generalizado, o que ela considera uma consequência de seus problemas intestinais. Seu médico de família, por sua vez, considera esse distúrbio a causa de suas afecções e indica um tratamento psicoterápico.

"Cagar-se de medo" – Intestino e psique

O intestino enquanto a parte mais longa do trato digestivo abrange três segmentos: o intestino delgado, que mede de três a quatro metros, a primeira parte do duodeno, o intestino grosso e o reto. No intestino o quimo é transformado com a ajuda da secreção de glândulas intestinais, do pâncreas e bílis em substâncias que possam ser absorvidas pelo corpo. No intestino delgado o quimo, que já foi bem digerido no estômago, continua sendo decomposto e dissolvido, processo durante o qual uma parte é passada para o sangue e a outra transportada adiante. Desse modo, através da parede intestinal do intestino delgado o alimento absorvido é levado até o corpo. No intestino grosso continua sendo subtraído o líquido do quimo (porém menos nutrientes) e um pouco de muco é acrescentado para melhorar a capacidade de transporte. A musculatura longitudinal mistura o conteúdo do intestino a partir de contrações rítmicas, a musculatura transversa gera o transporte do quimo através de movimentos ondulares. O transporte do quimo é chamado de "peristáltica". No reto, que possui bastante capacidade de se estender, por fim juntam-se as fezes; quando há uma quantidade significativa o cérebro recebe sinais a respeito da necessidade do esvaziamento das fezes.

A digestão é gerada através do sistema nervoso parassimpático e inibida através do sistema nervoso simpático, quer dizer, a melhor forma dela ocorrer é o repouso, esforços físicos mais intensos a inibem.

Expressões idiomáticas que se referem à parte inferior do trato intestinal frequentemente são muito drásticas e vulgares: sentir-se uma merda, cagar-se de medo, cagar para algo, arrebentar a bunda[12]. Diversas outras expressões idiomáticas, por sua vez, são mais apresentáveis: algo nos dar dor de barriga, precisamos digerir algo, temos o estômago revirado de tanta raiva.

Afecções intestinais surgem igualmente no caso de determinados distúrbios psíquicos. Depressões muitas vezes vêm acompanhadas de gases, gases intestinais, afecções gastrointestinais espasmódicas assim como modificações das fezes (constipações frequentes em função de intestino preguiçoso e/ou mais raramente diarreia). Em função da tensão interna, no caso de distúrbios de ansiedade ocorre com mais frequência a diarreia.

Tabela 7

Distúrbios funcionais	Distúrbios funcionais autônomos do trato gastrointestinal inferior: • intestino irritável; • distúrbios funcionais monossintomáticos (diarreia, constipação, gases, dores abdominais); • distúrbios funcionais anorretais (anismo, incontinência fecal, dores anorretais).
Distúrbios de origem orgânica	Doenças intestinais e outras doenças digestivas: • úlcera duodenal; • colite ulcerosa; • Doença de Crohn.

12. No original *Sich den Arsch aufreissen*, expressão idiomática que significa que alguém se esforça muito para realizar algo [N.T.].

Distúrbios funcionais

Síndrome do intestino irritável (cólon irritável)

Os sintomas de um intestino irritável – o mais conhecido distúrbio somatoforme autônomo do trato gastrointestinal inferior – encontram-se amplamente disseminados na população: Dependendo do estudo 15 a 22% da população apresentam uma Síndrome de Intestino Irritável. A sintomatologia aparece somente com um pouco mais de frequência entre as mulheres (14-24%) do que entre os homens (5-19%). As afecções só levam em 20 a 30% a uma visita médica. A Síndrome do Intestino Irritável é o distúrbio gastrointestinal mais frequente: 20% de todas afecções gastrointestinais baseiam-se em uma Síndrome de Intestino Irritável. Nos consultórios dos médicos de família até 15% indicam uma sintomatologia de intestino irritável; em consultórios especializados 25 a 50%. Entre os pacientes que procuram o médico em função de uma sintomatologia de intestino irritável predominam claramente as mulheres com 60 a 80% – o contingente de mulheres aumenta de acordo com a gravidade dos sintomas.

O distúrbio muitas vezes apresenta um componente hereditário e tende a ser crônico, quer dizer, em cerca da metade das pessoas atingidas o distúrbio persiste. Mais do que a metade dos pacientes de intestino irritável apresenta distúrbios psíquicos como depressões ou distúrbios de ansiedade que, muitas vezes, não são diagnosticados e por isso também não são tratados. Os danos psíquicos existem independentemente da sintomatologia de intestino irritável e normalmente não são a consequência, e sim, muito mais a causa do distúrbio.

A grande maioria das pessoas com uma sintomatologia de intestino irritável não experimenta as afecções como algo doentio e não procura o médico. O fato de se buscar ou não ajuda médica é um sinal importante desse grupo de pessoas. Não são as afecções em si, e sim, aspectos psicossociais e a avaliação destas como perigosas, que determinam se as pessoas atingidas procuram um médico ou não. E é justamente isso que define a essência dos distúrbios somatoformes! Pacientes de intestino irritável vão, quando comparadas a outras pessoas, duas a três vezes mais ao médico em função de afecções físicas que não têm nada a ver com seu problema básico. As pessoas atingidas adquiriram uma tendência para a somatização e o uso de serviços médicos já na infância.

A designação "intestino irritável" baseia-se na suposição de que o intestino pode ser irritado em função de seu conteúdo – algo para que não há prova alguma. A designação "cólon espasmódico" remete à suposição, igualmente pouco fundamentada, de que haja um excesso de movimento no intestino grosso. A expressão "colite mucosa", por sua vez, reproduz a suposição inadequada de que processos inflamatórios na região da mucosa do reto sejam responsáveis pela eliminação excessiva de muco nas fezes.

Atualmente usa-se na maior parte das vezes a expressão "cólon irritável" para a sintomatologia do intestino irritável, expressão que na verdade é ultrapassada, pois o distúrbio não se resume ao cólon (intestino grosso). Correspondem em alemão à designação internacional habitual ,"Irritable Bowel Syndrome," as designações Síndrome Intestinal Irritável ou simplesmente "intestino irritável". O distúrbio é definido a partir de determinados sintomas que precisam manifestar-se no mínimo durante três meses – continuamente ou repetidamente. Trata-se de dores abdominais ou afecções que diminuem com a defecação e/ou são simultâneas a uma mudança da frequência de defecação e/ou se encontram relacionadas

Quando a alma fala através do corpo

a uma mudança da consistência das fezes. Além disso, é necessário que ao menos dois dos seguintes sintomas estejam presentes em, no mínimo, um quarto de todas as ocasiões ou dias: frequência de defecação (mais do que três defecações por dia ou menos do que três defecações por semana), consistência fecal modificada (fezes granulosas e duras ou aquosas e moles), dificuldades na passagem das fezes (forçar, tenesmo ou a sensação de um esvaziamento incompleto), eliminação de muco nas fezes, gases ou sensação de abdome tensionado.

Formulado de modo mais simples, o intestino irritável abrange três sintomas característicos: irregularidades de defecação acompanhadas de espasmos (constipação e/ou diarreia, muitas vezes alternadamente), dores de barriga assim como gases que podem levar a um ventre estufado (abdome estufado). No caso desses distúrbios, que não podem ser explicados a partir de um ponto de vista orgânico, da função do intestino grosso encontram-se em primeiro plano as dores ou a defecação irregular. Em função das dores, a sintomatologia de um intestino irritável que perdura por mais do que meio ano frequentemente é igualmente diagnosticada como um distúrbio da dor somatoforme persistente.

É típico nesses casos: as afecções pioram após as refeições e melhoram após a evacuação. As dores encontram-se na maior parte das vezes na região abdominal abaixo do umbigo, principalmente na parte esquerda do abdome inferior e são descritas como espasmódicas, ardentes ou perfurocortantes. Mulheres muitas vezes experimentam uma piora durante a menstruação ou a ovulação.

Ao longo dos anos as afecções podem manifestar-se de forma ou intensidade variável. Muitos pacientes de intestino irritável apresentam igualmente sintomas de um estômago irritável (por exemplo, sensação de saciedade precoce, náusea, vômito, arroto ou azia), o que na prática dificulta muito a diferenciação entre afecções gastrointestinais superiores ou inferiores. Além disso, muitas vezes ainda existem outras afecções: problemas na micção, afecções ginecológicas, enxaqueca, medo de câncer, humor depressivo, distúrbios de ansiedade e sensações cardíacas. Quando as afecções intestinais desaparecem temporariamente, muitas vezes desenvolvem-se outras afecções psicossomáticas como, por exemplo, dores de cabeça, distúrbios do sono e afecções cardiovasculares. No caso das pessoas com intestino irritável que procuram um médico, muitas vezes existem igualmente distúrbios psíquicos como distúrbios de ansiedade ou depressões.

Uma sintomatologia de intestino irritável muitas vezes conduz a limitações graves da capacidade de funcionar no meio social e profissional. Quando, por exemplo, em função de medo de diarreia o raio de ação é limitado, se forma uma marcante agorafobia e a insegurança a respeito do banheiro mais próximo determina todo pensamento. As pessoas atingidas conhecem todos os banheiros públicos nas respectivas regiões, semelhante aos pacientes com ataque de pânico que se acalmam com a acessibilidade de um hospital. A constante ocupação hipocondríaca com as afecções intestinais pode fazer com que a vida toda passe desapercebida pela pessoa atingida.

No caso de uma sintomatologia é possível diferenciar quatro níveis comportamentais:

- Nível físico: modificações da motilidade do intestino, sensação de dor intensificada, movimento de pressionar exagerado.
- Nível cognitivo-emocional: atenção seletiva para sensações que dizem respeito ao intestino, influência do humor e diminuição da autoestima, medo e receios, ansieda-

Quando a alma fala através do corpo

de relacionada a determinadas expectativas, modificações da autoimagem.

• Nível motor: idas frequentes ao banheiro, evacuação por precaução, mudança dos hábitos de comer e beber, hábitos especiais de higiene, fumo antes da evacuação, leitura durante a evacuação, abuso de laxantes, uso frequente de medicação.

• Nível social: atividade sexual diminuída, evitação de eventos públicos e limitação de contatos sociais no sentido de um comportamento de evitação, modificação do comportamento profissional, renúncia à evacuação durante o trabalho, modificação do comportamento durante o lazer.

Distúrbios intestinais funcionais monossintomáticos

Diarreia funcional (diarreia emocional ou psicogênica)

Uma diarreia funcional abrange durante um espaço de tempo de no mínimo três meses ao menos dois dos seguintes sinais: fezes disformes (moles, aquosas) durante mais de três quartos do tempo; três ou mais evacuações por dia em mais de metade do tempo, peso aumentado das fezes em comparação à população normal. O tenesmo é o sintoma central, ocasionalmente ligado à perda de fezes, que é percebido como desagradável principalmente quando não há um banheiro nas proximidades, o que faz com que as pessoas atingidas limitem o seu raio de movimentação, pois temem embaraçar-se.

A diarreia funcional se dá em função de um aumento de contrações fortes em determinados segmentos do intestino grosso (próximo ao cólon) em função do que o tempo de passagem nos intestinos delgado e grosso é acelerado, porém igualmente devido a uma atividade de contração diminuída em outro segmento do intestino grosso. Outros resultados comprovam um aumento da atividade de contração no intestino grosso distal que surge igualmente após as refeições e desencadeia uma diarreia dolorosa. Os mesmos pacientes reagem igualmente de modo exagerado diante de estímulos de distensão no reto e já sentem tenesmo no caso de pequenas quantidades. Pacientes com diarreia frequentemente só têm a sensação de diarreia, pois apresentam em comparação a outras pessoas maior frequência de tenesmo e precisam ir ao banheiro mais vezes, eliminando, entretanto, somente pequenas quantidades de fezes.

Os fatores psíquicos para o desencadeamento da diarreia muitas vezes são ansiedade, sobrecarga, sentimento de impotência ou aborrecimento; o medo constante de diarreia gera uma tensão adicional. No caso de perda súbita de peso, perda de sangue durante a evacuação ou febre deve-se supor outro tipo de distúrbio e um exame correspondente torna-se necessário.

Constipação funcional (Obstipação)

15% das mulheres e 5% dos homens sofrem de constipação; a frequência aumenta com o avançar da idade. Somente muito raramente o distúrbio é de origem orgânica. Na maior parte dos casos existe uma constipação funcional, que ao longo de um espaço de tempo de no mínimo três meses abrange no mínimo dois dos seguintes sinais: Esforço durante a evacuação durante, no mínimo, um quarto do tempo, fezes grumosas ou duras durante, no mínimo, um quarto do tempo; sensação de esvaziamento incompleto durante, no mínimo, um quarto do tempo; duas ou menos de duas evacuações por semana. A constipação provavelmente se desenvolve em função de contrações fortes e segmentadas no intestino grosso distal, o que faz com que a passagem intestinal do quimo se torne mais lenta. Adicionalmente a diminuição das raras contrações peristálticas intensas (movimento de massa no intestino grosso) contribuem para que a passagem se torne mais lenta. Mas é igualmente possível que as pessoas atingidas tenham somente a sensação de uma constipação, no sentido de uma evacuação incompleta.

Uma constipação funcional pode ser condicionada por, no mínimo, três processos diferentes:

1) Movimento preguiçoso com raras contrações peristálticas – o que torna a passagem das fezes mais lenta.

2) Contrações demasiadamente fortes em determinadas partes do intestino grosso que ocasionam, em função de seu efeito não propulsor e contido, uma retenção de fezes.

3) Retardamento do esvaziamento como consequência de uma tensão funcional da região anal.

Na prática clínica diferenciamos, no mínimo, quatro tipos de constipação crônica funcional:

1) Tipo do intestino grosso com motilidade intestinal diminuída e passagem intestinal lentificada.

2) Tipo do reto com passagem lenta pelo reto.

3) Tipo anal com passagem lenta pelo reto e distúrbio de evacuação como consequência de uma tensão da musculatura da base da pelve (anismo).

4) Constipação relacionada à Síndrome do Intestino Irritável.

Uma alimentação rica em fibras causa no intestino grosso e reto um aumento do volume fecal e uma melhora dos sintomas colaterais. No caso de constipação crônica existe o perigo de abuso de laxantes com consequente constipação intensificada em função do ressecamento.

Em uma parte dos pacientes com constipação funcional, a passagem pelo intestino grosso não é retardada, existe sim um distúrbio funcional da base da pelve no sentido de uma síndrome espasmódica da base da pelve. Estima-se que um terço dos pacientes de constipação funcional não é capaz de relaxar suficientemente durante a evacuação, pressiona de modo demasiadamente forte e necessita de um longo tempo para evacuação de modo que parece ser indicada uma terapia de relaxamento específica para o sintoma.

Gases funcionais

Gases funcionais abrangem em um espaço de tempo de no mínimo três meses repetidamente, porém não constantemente, sintomas como sensação de abdome estufado, gases ou tensões na região abdominal sem nenhum sinal comprovado de intolerância alimentar e igualmente sem os critérios típicos de estômago irritável, intestino irritável ou outros distúrbios funcionais. Os gases, que por vezes podem ser dolorosos, não estão constantemente presentes, e sim, retornam sempre de novo.

A passagem intestinal encontra-se constantemente lentificada. Por vezes há bastante ar no estômago; existe uma tendência para flatulências. Gases experimentados subjetivamente como intensos muitas vezes não se encontram vinculados a uma quantidade de gás anormal, e sim, ao fato de as pessoas atingidas perceberem mais intensamente a quantidade de ar em princípio normal. A sensação de gases pode estar igualmente associada a um aumento da atividade motora da musculatura intestinal. Contudo, pode haver igualmente

Quando a alma fala através do corpo

uma sensibilização aumentada para gases condicionada por um pudor, frequente entre as mulheres, de exibir ruídos intestinais audíveis ou um medo exagerado de flatulências em situações sociais.

Dores abdominais funcionais

Afecções abdominais são dores que duram no mínimo seis meses e que estão pouco relacionadas a processos físicos como comer, à evacuação ou menstruação, levando, contudo, a uma grande limitação da vida normal. As dores frequentemente se manifestam simultaneamente a experiências de vida marcantes ou crises, experiências de perda, de violência sexual ou física ou a perda de apoio social. Frequentemente existe igualmente ansiedade ou humor depressivo. Muitas pessoas atingidas exibem uma atitude semelhante perante a doença: buscam constantemente explicações orgânicas e se aferram ao papel de doente.

Distúrbios anorretais funcionais (distúrbios na região anal)

Anismo

Compreendemos por "anismo" um distúrbio funcional da evacuação em função de uma musculatura da base da pelve extremamente tensionada.

O fenômeno também é chamado de "síndrome espasmódica da base da pelve". As pessoas atingidas têm a sensação de que o ânus se encontra fechado na hora de pressionar. Ao invés de relaxar o esfíncter anal externo, acabam aumentando ainda mais a pressão, motivo pelo qual a evacuação é dificultada ou até impedida. Consequentemente as fezes se acumulam no intestino grosso e reto, o que gera dor abdominal.

Incontinência fecal funcional

Entende-se por incontinência fecal funcional a perda involuntária de pequenas quantidades fecais sem causas orgânicas. A sintomatologia aumenta com a idade e ocorre mais frequentemente em asilos e lares de terceira idade. Mulheres em idade avançada são bem mais atingidas do que homens. No caso de distúrbios gastrointestinais e doenças intestinais inflamatórias esse distúrbio ocorre igualmente com mais frequência.

Muitas vezes existe um alargamento mórbido do intestino grosso ou reto ou uma dificuldade de perceber o alargamento do intestino em função das fezes de modo adequado. A incontinência pode igualmente ser a consequência de uma constipação prolongada e nesses casos representa um tipo de fenômeno de inundação. Formas mais brandas consistem no hábito de borrar as roupas com fezes como também em flatulências. A incapacidade de controlar a evacuação é experimentada como muito embaraçosa, limita a qualidade de vida e conduz ao cerceamento da liberdade quando não há um banheiro nas proximidades.

O treinamento em *biofeedback*, que visa possibilitar a reaprendizagem de controle sobre os esfíncteres, com a ajuda de um aparelho específico no ânus, oferece ao lado do treinamento da base da pelve um método eficiente de tratamento da incontinência fecal funcional e orgânica.

Dores funcionais e anorretais (reto)

Diferenciamos entre dois tipos de dores funcionais anorretais. Ambas duram no mínimo três meses. Trata-se de dores recorrentes ou crônicas, isto é, pontadas no reto ou de episódios recorrentes espasmódicos que se manifestam na forma de crises e dores pungentes e torturantes na região anal, frequentemente inclusive durante a noite.

Distúrbios orgânicos

Úlcera duodenal

Uma úlcera duodenal é uma doença inflamatória do intestino duodenal que ocorre em 1,4% da população e de duas a quatro vezes mais nos homens do que nas mulheres. A sintomatologia manifesta-se principalmente através de uma dor do tipo "sensação de fome" que ocorre na região do umbigo e que pode irradiar para as costas. Felizmente existe uma taxa alta de curas espontâneas: muitas úlceras saram em quatro a seis semanas, um processo que pode ser auxiliado através da evitação de substâncias agressivas como álcool, nicotina ou determinados medicamentos, assim como medidas de dieta.

Além de uma infecção pelo *Heliobacter-pylori*, o aumento do suco gástrico é visto como mais uma causa – normalmente não presente no caso de uma úlcera gástrica. A constatação quase centenária de que "na ausência de um estômago ácido não há úlcera péptica" vale apenas para a úlcera duodenal, enquanto que no caso de pacientes com uma úlcera gástrica a eliminação de suco gástrico é normal ou menor.

Doenças intestinais infecciosas
(Colite ulcerosa e Doença de Crohn)

A colite ulcerosa e a Doença de Crohn são designadas doenças intestinais infecciosas crônicas com causas até então desconhecidas e são consideradas incuráveis com decurso impreciso. Em função das semelhanças das afecções, a diferenciação torna-se difícil em 10-15% dos casos. Homens e mulheres costumam adoecer mais ou menos com a mesma frequência.

Ambas as doenças já se manifestam na juventude ou no início da vida adulta a partir de ataques repentinos e estão associadas a fortes dores abdominais, intensas diarreias e perda de peso. As consequências: forte limitação da qualidade de vida e frequentemente sensações de ameaça.

Colite ulcerosa

Entre 100 mil habitantes, cerca de 40 a 177 pessoas sofrem de colite ulcerosa. Ela consiste em uma inflamação da mucosa do intestino grosso, que comumente se inicia no reto, alarga-se para todo intestino grosso e que em 5% dos casos podem igualmente tomar toda região adjacente do íleo. Ela ocorre a partir de ataques repentinos, manifesta-se em úlceras extensivas, na maior parte sanguinolentas e leva ao longo do desenvolvimento da doença à formação de pólipos, isto é, abscessos benignos da mucosa intestinal. Diferentemente no caso da Doença de Crohn, as camadas musculares mais profundas não são atingidas.

A sintomatologia principal inclui diarreias sanguinolentas e purulentas; além disso, sangramentos no ânus, dores, febres e anemia acompanhados de forte cansaço e exaustão. De início são consideradas afecções típicas dores abdominais, diarreias com sangue ou muco, falta de apetite, perda de peso e febre. Quando apenas o reto é atingido, as fezes não apresentam modificações. Quanto mais as partes superiores do intestino grosso são atingidas, mais aquosas as fezes e mais provável a diarreia em combinação com dores abdominais.

Doença de Crohn

Entre 100 mil habitantes, cerca de 10 a 70 pessoas adoecem da Doença de Crohn. Em oposição à colite ulcerosa todos os segmentos do trato gastrointestinal, da boca ao ânus, podem ser atingidos; na maior parte dos casos, porém, a par-

Quando a alma fala através do corpo 145

te inferior do intestino delgado, o íleo e a parte direita do intestino grosso. O reto – diferentemente do que na colite ulcerosa – normalmente permanece ileso. Em compensação – diferentemente da colite – todas as camadas da parede intestinal são atingidas. Formam-se principalmente na região anal abscessos e fístulas que constituem uma ligação entre as partes adjacentes. Desse modo o esfíncter pode ser destruído, o que tem como consequência uma incontinência parcial ou completa. O engrossamento da parede intestinal condicionado pela inflamação muitas vezes leva à aderência das alças intestinais, o que gera o perigo de uma oclusão intestinal.

Os sintomas centrais da Doença de Crohn são dores abdominais e diarreia, com ou sem eliminação de sangue, muitas vezes acompanhadas de perda de peso e febre. O quadro clínico é determinado pelo local da doença e da extensão da inflamação. Quando o alvo é principalmente o intestino delgado isso se manifesta a partir de fortes dores, gases e diarreias (até 15 vezes por dia), frequentemente acompanhadas de enjoo e vômitos. Quando o alvo é prioritariamente o intestino grosso, há eliminação de muco e sangue através das fezes, perda de peso e falta de apetite. No caso de perigosas perfurações intestinais, as fezes chegam à cavidade abdominal. O decurso da doença pode ser bem variado, porém é sempre crônico.

Conceitos psicossomáticos

Distúrbios somatoformes do trato intestinal

Uma sintomatologia só pode ser compreendida a partir das interações entre o sistema nervoso central e o sistema nervoso vegetativo. Via mecanismos do sistema nervoso central fatores de estresse influenciam o sistema nervoso vegetativo através de um movimento intensificado do esôfago, esvaziamento adiado do estômago, tempo de passagem prolongado do quimo no intestino delgado e encurtado no intestino grosso. Fatores orgânicos até então desconhecidos podem exercer uma função no desenvolvimento de uma sintomatologia de intestino irritável, ao menos no sentido de um favorecimento de distúrbios desse tipo. É perfeitamente possível que, à medida que a medicina progrida, distúrbios atualmente designados funcionais do trato gastrointestinal possam em breve ser explicados de forma orgânica ou bioquímica.

Atualmente são considerados os seguintes aspectos somáticos no caso de pacientes com intestino irritável:

1) Aumento da sensibilidade para dor. Segundo esse conceito, as pessoas atingidas sofrem de uma hipersensibilidade na região intestinal. Simplesmente percebem dores ou ar no intestino de modo mais intenso do que outras pessoas. Esse limiar de sensibilidade rebaixado não se refere ao corpo inteiro, e sim, apenas à região intestinal (frequentemente também ao esôfago e ao estômago). Muitas vezes este se forma após infecções e inflamações nessas regiões do corpo, o que faz com que receptores de dor até então inativos sejam ativados e a percepção de dor intensificada. Porém, processos supraordenados na área da medula espinal ou no nível do processamento central da dor no cérebro são igualmente significativos. Parte desse efeito provavelmente se encontra associado a uma atenção intensificada das sensações no intestino.

2) Distúrbios de motilidade do intestino. Segundo esse conceito, os sintomas se formam a partir de distúrbios da motilidade e percepção na região intestinal condicionados por fatores emocionais ou nervosos, principalmente, porém, por estresse, falta de tempo, ansiedade, aborre-

cimento e luto. Uma motilidade modificada do intestino grosso, porém, não pôde ser claramente comprovada em um estado mais calmo. Em suma: movimentos mais intensos e duradouros podem de fato manifestar-se mais frequentemente no caso de pacientes com intestino irritável do que em outras pessoas; isso, contudo, não explica o tipo das afecções.

3) Outros fatores. No passado as causas do intestino irritável eram mais associados aos distúrbios dos movimentos intestinais; há algum tempo são averiguados além do aspecto da diminuição do limiar rebaixado de dor, outros fatores tais como o sistema nervoso vegetativo, neurotransmissores e os assim chamados neuropeptídios como possíveis influências. O neurotransmissor serotonina, que é igualmente responsável pelo controle da função intestinal e da percepção da dor, provavelmente exerce um papel-chave na compreensão da Síndrome do Intestino Irritável.

No caso de uma sintomatologia de intestino irritável normalmente deve se considerar os seguintes fatores psicossociais transmitidos através das diversas ligações entre o sistema nervoso vegetativo e especialmente o sistema nervoso entérico (relacionado ao estômago e intestino) e o encéfalo (pensamentos e sentimentos):

1) Aspectos da personalidade. As pessoas não apresentam, em oposição a afirmações anteriores, uma estrutura de personalidade típica; em casos isolados podem, contudo, existir determinadas características como, por exemplo, perfeccionismo, ambição exagerada, exigência de êxito acima da média, hostilidade ou ansiedade aumentada.

2) Experiências de vida críticas. Uma sintomatologia de intestino irritável muitas vezes resulta de separações,

experiências de perda, casos de morte ou adoecimentos graves na família ou no meio social problemáticos e não elaborados. Mudanças significativas para o decurso da vida como puberdade, casamento, nascimento de um filho, climatério ou velhice assim como uma mudança no local de trabalho podem igualmente favorecer um distúrbio intestinal. Até 85% das pessoas atingidas relatam uma intensificação dos sintomas em função de experiências de vida problemáticas.

3) Estresse psicossocial e escassa capacidade de superação de estresse. Fatores de estresse familiares, conjugais ou profissionais podem gerar afecções intestinais funcionais no caso de escassas estratégias de superação de estresse das pessoas atingidas. Uma "diarreia funcional", por exemplo, pode ser uma consequência de ansiedade aguda ou sobrecarga crônica.

4) Afetos negativos e elaboração inadequada de afeto. Estados de ansiedade que parecem ser impossíveis de superar (por exemplo, ansiedade marcante antes de provas, medo de desemprego ou separação), aborrecimentos não elaborados, forte hostilidade, raiva intensa e agressividade levam a contrações intestinais aumentadas, atividade motora e sensação de dor intensificadas. Um intestino irritável pode ser a expressão física de um "paciente irritado".

5) Traumas psíquicos e abuso sexual. Violência física ou sexual na infância podem, segundo diversos estudos, ter como consequência um limiar da dor diminuído ou afecções intestinais funcionais até à idade adulta. A experiência de violência ou ameaça de vida na idade adulta (por exemplo, no caso de alvos perseguição política ou vítimas do campo de concentração) acompanha

Quando a alma fala através do corpo

igualmente comprovadamente uma sintomatologia de um intestino irritável.

6) Adoecimentos psíquicos. Distúrbios psiquiátricos como distúrbios ansiosos e depressões podem ser comprovados em mais do que a metade dos pacientes de intestino irritável, o que indica uma necessidade de tratamento correspondente. Os contextos, por sua vez, podem ser diversos: O distúrbio psíquico é causa ou consequência da sintomatologia de intestino irritável.

7) Fatores cognitivos. Conceitos de doenças desfavoráveis e elaboração psíquica falha (por exemplo, a avaliação de uma infecção intestinal inofensiva como doença perigosa) muitas vezes favorecem problemas intestinais, assim sendo um câncer intestinal de um parente pode gerar medos correspondentes de doenças.

8) Comportamento inadequado frente a doença. Voltar constantemente a atenção para os sintomas conduz a uma percepção intensificada das afecções e aumenta a experiência de dor. Um constante excesso de cuidado pode aumentar a fixação nas afecções intestinais.

Doenças intestinais inflamatórias crônicas

Em oposição a concepções psicanalíticas anteriores, não se trata, no caso de doenças intestinais inflamatórias, de doenças psicossomáticas em um sentido mais estrito, e sim de doenças físicas (somatopsíquicas) que podem, em função da gravidade e do decurso, levar a problemas psíquicos.

As causas somáticas das doenças intestinais inflamatórias crônicas (colite ulcerosa, Doença de Crohn) são desconhecidas. Em princípio há um composto multifatorial de condições que é determinado por fatores genéticos (por causa do acúmulo familiar), processos imunológicos locais abnormais na mucosa intestinal, fatores microbiológicos (micróbios) e influências alimentares, mas igualmente pelo efeito de determinados medicamentos (anticoncepcionais orais) e nicotina (provavelmente em função do estreitamento dos vasos sanguíneos).

Sem a hipótese de uma doença imunológica inata (hiper-reação imunológica da parede intestinal frente a estímulos externos) a doença não pode ser compreendida: na primeira fase ocorre uma reação inflamatória que se intensifica na segunda fase e adquire autonomia em função das substâncias que foram liberadas.

Devido às causas não esclarecidas também não há, até então, medidas de tratamento médico voltado para as causas. O objetivo das intervenções medicamentosas consiste atualmente principalmente em reduzir as reações imunológicas e inflamatórias através de determinados medicamentos para evitar o máximo possível procedimentos cirúrgicos.

Fatores psíquicos e psicossociais são discutidos de modo controverso no caso de doenças intestinais inflamatórias.

1) Fatores da personalidade. Não existem características específicas de personalidade que poderiam ser consideradas causas ou intensificadores dos sintomas da doença. Antes determinados sinais como uma depressão intensificada, ansiedade e labilidade emocional devem ser considerados consequências. A concepção psicanalítica segundo a qual problemas intraindividuais (por exemplo, medo de perda ou fracasso, conflitos de dependência-independência ou proximidade-distância) podem desencadear a doença deve ser considerada de modo crítico e não têm validade empírica.

2) Constelações familiares. Determinadas situações de família como, por exemplo, uma ligação exagerada entre

mãe e filho também devem ser consideradas uma consequência e não a causa da doença crônica.

3) Experiências críticas de vida. As pessoas atingidas muitas vezes relatam condições de vida problemáticas antes da eclosão dos ataques súbitos da doença. Como um todo, porém, não há uma relação convincente entre experiências críticas de vida e o desenvolvimento da doença. A influência de fatores psíquicos e psicossociais em relação à formação de doenças intestinais inflamatórias deve ser considerada minimamente, em relação ao decurso posterior da doença, porém de forma mais significativa.

4) No caso de uma parte dos pacientes, determinados fatores de estresse como aborrecimentos diários ou constantes sentimentos de sobrecarga causam uma piora dos sintomas. As provas empíricas para uma relação entre estresse e a eclosão ou o decurso da doença intestinal, porém, não apresentam uniformidade. Por isso medidas psicoterapêuticas só fazem sentido no caso de pacientes entre os quais, após uma minuciosa investigação do complexo de condições, determinadas relações possam ser comprovadas.

5) Afecções psíquicas e qualidade de vida diminuída como consequência da doença. Em função da gravidade da doença muitos pacientes têm dificuldade de elaborar psiquicamente os seguintes fatores: sobrecarga em função do tratamento (por exemplo, medicação pesada, operações ou estomas intestinais), insegurança em relação ao decurso da doença, perda de energia e rendimento (em casos extremos inabilidade para o trabalho), medo de perder o controle sobre a evacuação ou de posteriormente adoecer de um câncer, retraimento social, efeitos

desfavoráveis sobre a família e vida conjugal, depressões e distúrbios de ansiedade. Isso vale principalmente para pacientes com Doença de Crohn.

Estratégias terapêuticas

Apesar da ampla difusão dos distúrbios intestinais funcionais e orgânicos, da grande angústia das pessoas atingidas, da relevância econômica e das políticas de saúde dessas doenças, quase não há estratégias de tratamento psicológico e psicoterapêutico comprovadas e efetivas. No caso de distúrbios somatoformes do abdome inferior, as medidas de tratamento tanto no âmbito psicoterapêutico com médico atualmente devem simplesmente ser consideradas como insuficientes. Apesar de ser possível comprovar algum sucesso nos tratamentos, as altas taxas de efeito placebo acabam sendo decepcionantes. Seria desejável se a pesquisa médica e psicológica, assim como todas as profissões de saúde, intensificassem o seu trabalho em conjunto e esforços a fim de obter melhores resultados terapêuticos.

Pelo menos em uma parte das pessoas atingidas são consideradas as seguintes medidas de tratamento psicológico e psicoterapêutico efetivo: psicoeducação (transmissão de informação), treinamento de relaxamento (inclusive *biofeedback*), treinamento para superação de estresse, treinamento de competência social, treinamento de superação de dor e determinadas estratégias de superação orientadas para conflitos. O que é igualmente significativo é a interrupção da constante e ansiosa observação de sintomas e de um comportamento de evitação em proveito de uma atenção voltada para o meio externo. São considerados objetivos significativos a melhora da qualidade de vida, a modificação de modos de vida não

Quando a alma fala através do corpo

saudáveis, a mudança de hábitos alimentares errôneos, renúncia a alimentos que geram gases e principalmente a decisão básica a favor de uma alimentação rica em fibras. Determinados métodos específicos revelaram-se como especialmente efetivos: terapia comportamental, *biofeedback*, técnicas de relaxamento, hipnose, psicoterapia de orientação psicanalítica. A combinação de psicoterapia, treinamento de relaxamento e tratamento medicamentoso representa a forma de tratamento mais efetiva dos sintomas físicos e psíquicos das pessoas atingidas. No caso de muitos pacientes as melhoras ocorrerão somente quando as suas dores passarem a ser levadas a sério pelo especialista consultado e forem tratadas de modo específico. Para pacientes de intestino irritável, que apresentam uma tendência hipocondríaca, a seguinte mensagem é especialmente importante: uma Síndrome de Intestino Irritável não é perigosa e não leva ao câncer.

Terapias medicamentosas como único meio de tratamento são pouco efetivas a longo prazo; além disso, a taxa do efeito placebo de 50-80% é nitidamente alta. Mesmo assim, determinados medicamentos podem ser úteis no caso de diarreia crônica, grandes dores e um excesso de ar na barriga; além disso são recomendáveis alimentos ricos em fibras e dietas no caso de constipação e de gases.

Em casos específicos, psicofármacos podem ser úteis, especialmente antidepressivos e não apenas no caso de pacientes de intestino irritável depressivos, e sim, igualmente para os outros, pois desse modo os sintomas existentes muitas vezes podem ser influenciados de forma favorável. A sintomatologia da dor pode ser melhorada assim como a depressão ou o transtorno de ansiedade concomitante. No caso dos calmantes que geram dependência, os assim chamados benzodiazepínicos, muitas vezes receitados aos pacientes tensos, porém, exige-se muita cautela, pois o uso regular oferece o perigo de abuso.

No caso das doenças intestinais infecciosas crônicas, intervenções psíquicas e psicoterapêuticas podem comprovadamente melhorar o bem-estar psíquico das pessoas atingidas, na medida em que favorecem a *compliance* (cumprimento das indicações médicas de tratamento), apoiam a superação da doença, reduzem a insegurança gerada pela diminuição da atratividade física (estoma ou efeito colateral de medicamentos), amenizam problemas psicossociais decorrentes como problemas familiares ou conjugais-sexuais e favorecerem a capacidade de relaxamento com a ajuda de diversas técnicas. Essas intervenções, contudo, não são capazes de influenciar diretamente o decurso da doença no caso desses distúrbios atualmente considerados incuráveis. O ponto de vista biopsicossocial representa uma posição intermediária entre aquelas concepções que atribuem aos fatores psíquicos um papel de causalidade e aquelas que não lhes creditam função alguma.

6 Quando a bexiga exerce pressão

Mulheres choram com a bexiga.
Provérbio

Bexiga irritável – A constante urgência de ir ao toalete

A Senhora Maier, secretária-chefe de 28 anos, sente uma forte urgência para urinar em todo tipo de situação e precisa constantemente ir ao toalete, frequentemente 15 vezes ao dia. Aos poucos ela passa a ter problemas no escritório, pois por diversas vezes já chamou atenção de forma negativa em função de suas permanentes idas ao banheiro. Mas não é apenas a situação profissional que afeta a Senhora Maier: ela quase não consegue mais usar meios de transporte públicos, pois teme urinar nas calças. Sente medos semelhantes antes de uma visita ao cinema ou teatro, o que está gradativamente enfurecendo o seu namorado. A Senhora Maier se sente bem apenas quando se encontra perto de um toalete. A forte necessidade de urinar começou após a separação de seu namorado anterior, que desde então a aterroriza em casa e no trabalho através do telefone. No único encontro após a separação ela foi brutalmente violentada por ele, fato que não superou até hoje. No contexto de uma psicoterapia, ela precisa aprender a elaborar essa terrível experiência e a raiva que sente do ex-namorado ao invés de temer constantemente o seu próprio corpo e a urgência de urinar, outros homens e a relação sexual com seu novo namorado.

"Mijar-se de tanto medo" – Bexiga e psique

O trato urogenital abrange os rins, o ureter, a bexiga, a próstata e os órgãos sexuais. O trato urogenital tem várias tarefas: É simultaneamente órgão de produção (formação de urina), órgão de reprodução (procriação) e órgão de prazer (sexualidade). As complexas interações físicas e psíquicas entre as diferentes funções devem ser sempre consideradas no caso de distúrbios. Desse modo, afecções da bexiga não são uma raridade após um estupro.

Nessa seção tratamos apenas da urina e dos órgãos envolvidos com esta; em função do espaço limitado não podemos considerar os distúrbios sexuais. A urina é formada nos rins e escorre através do ureter para a bexiga. No caso das mulheres, o ureter enquanto via de escoamento da urina da bexiga até a saída é muito curto e por isso bastante vulnerável a infecções; no caso do homem, por sua vez, mede em torno de 25cm.

Até o esvaziamento podem acumular-se de 400 a 500ml de urina na bexiga. Entre 350 a 450ml de quantidade surge a necessidade de urinar, que representa o sinal para o esvaziamento espontâneo. A bexiga encontra-se na pelve menor e está alocada em uma membrana conjuntiva formada por músculos e tendões que se encontra fixada aos ossos e é designada de bacia da pelve. Essa musculatura é capaz de se esticar espontaneamente, algo que é usado de forma objetiva na exercitação da pelve no caso de incontinência urinária. No homem a próstata, que envolve o ureter, encontra-se entre a base da pelve e a bexiga. No caso da mulher, o útero, que se

Quando a alma fala através do corpo

encontra acima, é levemente elevado quando a bexiga se encontra cheia. No caso de um rebaixamento do útero, contudo, a bexiga é comprimida.

Durante a micção o músculo da bexiga e o esfíncter precisam colaborar: o esvaziamento da bexiga é causado pelo sistema nervoso parassimpático à medida que este tenciona a musculatura da bexiga, enquanto que a musculatura do esfíncter relaxa. Durante a micção toda a musculatura da base da pelve precisa estar totalmente relaxada, caso contrário, dá-se um distúrbio na hora de urinar.

Na linguagem popular algumas expressões idiomáticas apontam para o significado da bexiga e da função de urinar relacionando-os com emoções tais como medo, raiva ou aborrecimento: alguém se mija de medo ou então algum aborrecimento acaba afetando a sua bexiga. Por vezes alguém precisa, em um sentido figurado, "arriar as calças" – algo que pode ter um efeito negativo sobre seus rins.

Distúrbios de funcionamento na região da bexiga são desencadeados por uma cooperação não coordenada da musculatura da bexiga, dos dois esfíncteres e da musculatura da base da pelve. Estresse e tensão de fundo emocional (ansiedade, aborrecimento, raiva) já levam, no caso da presença de um conteúdo menor que 300ml na bexiga, à necessidade de urinar e desencadeiam o sinal para o esvaziamento espontâneo. O sistema nervoso parassimpático gera uma ativação dos órgãos secretores (esvaziamento do intestino e da bexiga); precisamos ir ao banheiro constantemente. Subjetivamente reações de choque e susto manifestam-se frequentemente na forma da necessidade de urinar ("bexiga irritável"), perda real de urina (incontinência de estresse), necessidade de defecar, diarreia e a sensação geral de se estar prestes "a defecar nas calças". Os esvaziamentos da bexiga e do intestino no caso de medo e perigo devem ser entendidos no contexto da evolução: com a perda de peso, a fuga torna-se mais possível.

Qualquer um de nós conhece essa experiência: antes de uma prova, uma entrevista ou algum compromisso importante precisamos, de repente, ir ao toalete em um espaço curto de intervalos. Quando isso não é possível, a pressão da bexiga aumenta de modo quase insuportável; mas caso exista um banheiro acessível podemos subitamente esperar mais um pouco.

No caso de estresse, agitação e medo os órgãos secretores também podem ser inibidos através do sistema nervoso simpático. Subjetivamente isso pode manifestar-se como contenção de urina.

No âmbito das doenças psíquicas manifestam-se os seguintes distúrbios da bexiga – tanto no caso de distúrbios ansiosos como prioritariamente no caso de depressões: esvaziamento de urina dificultado (doloroso), contração e sensações de pressão na bexiga, incontinência urinária (perda involuntária de urina).

Tabela 8

Distúrbios funcionais	Distúrbios funcionais autônomos somatoformes do sistema urogenital: • bexiga irritável; • síndrome ureteral feminina; síndrome psicossomática urogenital do homem; retenção de urina; poliúria.
Distúrbios de origem orgânica	Distúrbios da bexiga relevantes em termos psicossomáticos: • inflamação crônica da bexiga; • incontinência urinária.

Distúrbios funcionais

Bexiga irritável

O distúrbio urogenital somatoforme mais frequente é a bexiga irritável que se manifesta principalmente em mulheres; por vezes, contudo, igualmente nos homens. Diferentemente da bexiga irritável secundária que é consequência de uma doença, no caso da bexiga irritável primária não se encontra uma causa plausível. Esse distúrbio funcional apresenta os seguintes sintomas: necessidade súbita de urinar com frequência anormal (igualmente no caso de pequenas quantidades), comumente, porém, sem incontinência, assim como dores ocasionais ou ardência no ato de urinar. O centro da experiência física é uma constante necessidade de urinar, quando na maior parte das vezes há pouco conteúdo na bexiga, que é intensificada por determinadas circunstâncias que geram ansiedade, principalmente situações de caráter agorafóbico e na ausência ou inacessibilidade de um toalete. O medo da necessidade de urinar muitas vezes constitui a razão pela qual visitas ao cinema e concertos, assim como viagens e percursos mais longos de ônibus são evitados. Passeios de carro ou caminhadas são realizados somente quando há um toalete acessível. Por medo da necessidade de urinar, as pessoas atingidas ingerem insuficientemente líquido e aumentam, assim, a sintomatologia, pois na falta de líquido a urina torna-se mais concentrada e pode irritar o músculo da parede da bexiga adicionalmente.

A sintomatologia de uma bexiga irritável pode intensificar um distúrbio de ansiedade ou ser a expressão de um distúrbio de ansiedade (principalmente de uma agorafobia), mas ela pode igualmente aparecer no contexto de uma depressão ou de um distúrbio sexual. Por vezes, uma bexiga irritável ocorre simultaneamente a afecções difusas do abdômen inferior.

Pacientes com urgência de urinar não sentem dores na hora de urinar, apesar de no final, por vezes, experimentarem dores puxantes ou ardentes no ureter em função da atividade do esfíncter, que normalmente duram de 10 a 15 minutos e depois desaparecem espontaneamente. Aqui a contração reflete-se no esfíncter e na pelve que irradia até o ureter.

O ciclo vicioso de uma sintomatologia de bexiga irritável cada vez mais problemática é intensificado principalmente em função de dois processos. Por um lado, a abertura do esfíncter ao urinar gera a curto prazo um relaxamento da tensão da urgência constante de urinar, e assim um alívio passageiro dos sintomas. Por outro, o ato constante de urinar pode levar a uma diminuição secundária da capacidade da bexiga, o que por sua vez contribui para uma intensificação dos distúrbios.

Síndrome ureteral feminina

A síndrome ureteral feminina se diferencia da sintomatologia da bexiga irritável na medida em que falta a urgência característica de urinar; ao invés disso há dores espasmódicas, ardentes e pulsantes que se encontram limitadas ao ureter e à passagem do ureter para a vagina (próximo ao clitóris). Na maior parte das vezes as dores se manifestam a partir de ataques súbitos, são experimentadas como espasmódicas – ardentes ou pulsantes, normalmente duram em torno de meia hora ou mais e se manifestam frequentemente no final do ato de urinar – ou independentemente disso – e podem (em oposição à síndrome de bexiga irritável) levar, inclusive, a distúrbios do sono.

A manifestação na forma de surtos está associada a uma tensão aguda, condicionada emocionalmente, de músculos ou grupos musculares cronicamente tensos na entrada da vagina, o que explica a sensação de dor próxima à saída do ureter e do clitóris. A ativação do esfíncter durante o ataque de dor ocasiona uma intensificação da dor. A sintomatologia não raro é tratada como uma grave sintomatologia de bexiga irritável ou, apesar da falta de um diagnóstico laboratorial, de forma antibacteriana como uma infecção da bexiga e em seguida classificada como "resistente à terapia".

Síndrome urogenital psicossomática do homem

O distúrbio somatoforme mais frequente do sistema urogenital masculino, que na metade dos pacientes ocorre juntamente com distúrbios da próstata, é a síndrome urogenital psicossomática – também denominada de prostatopatia, prostatodinia, prostatite ou síndrome urogenital vegetativa. Essas noções geram mal-entendidos, pois apontam para uma relação orgânica com a próstata que não existe de fato. Sinais de inflamação aguda ou bacteriana muitas vezes estão ausentes – e mesmo no caso de uma inflamação a extensão de uma prostatopatia não é suficientemente explicável. Isso se revela especialmente quando, mesmo após o uso de antibióticos e a regressão dos sinais da inflamação, o distúrbio continua. Em cerca da metade das pessoas atingidas falta um diagnóstico bacteriano laboratorial, o que indica a importância de fatores psíquicos.

Em mais da metade dos pacientes surgem igualmente distúrbios sexuais funcionais. Em função das dores as pessoas atingidas muitas vezes se tornam igualmente sexualmente mais inativas, quando o oposto seria recomendável: a satisfação sexual leva ao relaxamento da musculatura! Em analogia aos distúrbios crônicos do ventre feminino devemos chamar a sintomatologia como um todo de "distúrbio idiopático do ventre do homem" e incluí-la igualmente nos distúrbios da dor somatoformes permanentes. O distúrbio que consiste em afecções difusas na região do abdome inferior e da pelve encontra-se relacionado a uma tensão dolorosa da base da pelve (mialgia da base da pelve) e é caracterizado por uma multiplicidade de sintomas:

- Afecções na região das vias urinárias na hora da micção: frequente necessidade de urinar, dificuldade de começar a urinar ou dores, ardência no ureter durante e após a micção ou independentemente dela, gotejamento pós-miccional, coceira ou titilar no ureter, dores na bexiga, levantar frequentemente durante a noite por causa da urgência de urinar.

- Afecções na região do intestino e ânus: sensação de tensão no períneo, sensações de tensão na região do ânus que muitas vezes irradiam para o reto, urgência de evacuar, evacuação irregular, dores ao evacuar, intensificação de distúrbios intestinais existentes em função da ativação dos esfíncteres, isto é, do esfíncter respectivo (até 30 minutos após o ato de urinar).

- Afecções na região genital: sensações desconfortáveis na região genital, dores irradiantes ou sensações de pressão na região do osso púbico, no pênis e nos testículos ("dores nos testículos").

- Afecções em outras regiões do corpo: dores puxantes na região da virilha (de um lado ou de ambos), sensação de tensão ou dores na região do sacro.

- Distúrbios da função sexual: escassez de libido, distúrbios de ereção, ejaculação dolorosa ou precoce, incapacidade de orgasmo, ejaculação de sêmen sanguinolento.

Quando a alma fala através do corpo   163

Retenção de urina

Uma retenção de urina psicogênica consiste em uma dificuldade de urinar em situações de sobrecarga ou observação. A retenção de urina que não é condicionada organicamente (retenção involuntária e incontrolável de urina na bexiga, isto é, dificuldade de urinar espontaneamente) manifesta-se principalmente entre as mulheres que experimentaram traumas sexuais ou outras vivências amedrontadoras em relação ao sexo. O estresse é capaz de comprimir os músculos anulares na região da bexiga.

Irritações nessa área manifestam-se no caso de muitos homens na forma de uma incapacidade de urinar quando se percebem observados no mictório ou de modo que o primeiro jato de urina cessa quando alguém entra no recinto. Mais ou menos 3 a 7% dos homens sofrem desse distúrbio chamado de *parurese*. Essa sintomatologia muitas vezes é vista como expressão de uma fobia social.

Poliúria

O estresse ou a excitação podem favorecer uma poliúria psicogênica onde, apesar da ingestão normal de líquido, grandes quantidades (até 3 litros) de urina diluída, clara como água, são expelidas em duas a quatro horas, de modo que visitas frequentes ao toalete são necessárias.

Distúrbios orgânicos

Infecção crônica da bexiga (uretrocistite)

O distúrbio orgânico da bexiga mais frequente na mulher é a cistite caracterizada por uma urgência súbita e dolorosa de urinar, urina turva com odor marcante e, por vezes, inclusive sangue na urina. No caso de uma sintomatologia crônica (duas a três e por vezes até doze infecções por ano) aspectos psicossomáticos devem ser considerados. Estes podem ser explicados da melhor forma a partir de um sistema imunológico desarranjado que se encontra sobrecarregado por fatores psicossociais (estresse familiar, conjugal ou profissional). Como consequência da sintomatologia urológica frequentemente surgem igualmente problemas sexuais ou conjugais.

Incontinência urinária

A incontinência urinária com perda espontânea de urina ocorre três vezes mais em mulheres do que em homens e no caso destas consiste em uma das afecções mais importantes e problemáticas de causa orgânica na região urológica que deve ser mencionada principalmente em função de seus efeitos psíquicos. Diferenciamos quatro formas das quais a incontinência por estresse e a incontinência causada pela bexiga hiperativa são as mais relevantes. Entre os pacientes com incontinência urinária, 35% apresentam incontinência por estresse, 25% uma incontinência causada pela bexiga hiperativa e 30% uma mistura entre incontinência por estresse e incontinência causada pela bexiga hiperativa. 16% das mulheres e 5% dos homens apresentam uma incontinência urinária, mas somente em 17% das pessoas atingidas existe uma incontinência diária.

Chamamos de incontinência por estresse a perda involuntária de urina no caso de estresse físico (não psíquico!) como rir, tossir, pular ou levantar peso, isto é, quando a pressão no abdome encontra-se um pouco elevada. Isso faz com que aumentos pequenos da pressão no abdome já gerem uma perda de urina, sem que a musculatura se contraia. A causa normalmente consiste em uma fraqueza da musculatura da pelve

Quando a alma fala através do corpo 165

conforme acontece principalmente após partos (uma em três mulheres sofre de incontinência urinária pós-parto). Como consequência o útero, e assim também a bexiga, afundam, o que faz com que se torne mais difícil manter o esfíncter da bexiga fechado. Uma incontinência por estresse ocorre principalmente em mulheres mais velhas como consequência de uma falta de hormônios e compreensivelmente as afeta muito, de modo que não raro surge um comportamento de retraimento ou de evitação. Um treinamento para o fortalecimento da musculatura da pelve é urgentemente necessário. Temendo problemas, as pessoas atingidas muitas vezes bebem menos, quando justamente seria necessário ingerir muito líquido para a limpeza do trato urogenital.

No caso de uma incontinência causada por bexiga hiperativa, a musculatura da bexiga se contrai: forma-se uma urgência irresistível de urinar e consequentemente perde-se urina. Possíveis causas são: além de fatores orgânicos como, por exemplo, uma inflamação da bexiga, pode igualmente estar presente um descontrole ligado ao sistema nervoso central em função de fatores psíquicos. O mecanismo de fechamento da bexiga continua intacto.

Conceitos psicossomáticos

Fatores psicológicos

Em contraposição a outras áreas, na urologia conceitos psicossomáticos não se encontram suficientemente desenvolvidos e explorados. Como causas não orgânicas de disfunções do esvaziamento da bexiga, com frequência são apresentados distúrbios sexuais a partir de generalizações errôneas por parte de psicanalistas. No caso de traumas sexuais de mulheres há, de fato, uma mistura notável entre problemas urológicos, sexuais e ginecológicos: dores na hora de urinar, bexiga irritável, dores abdominais, corrimento vaginal, dores na hora do coito e incapacidade para o orgasmo. Os desencadeadores mais frequentes, porém, são o estresse emocional, problemas conjugais e situações de grande sobrecarga.

A razão da sintomatologia da bexiga irritável encontra-se ligada a uma tensão condicionada emocionalmente do esfíncter externo da bexiga. Muitas vezes há uma tensão na região inteira da pelve, mas principalmente na base da pelve. As mulheres atingidas percebem a sua sintomatologia de bexiga irritável somente no estado desperto, enquanto o sono ocorre sem alterações, o que por si só já indica o caráter psicossomático. Não totalmente sem razão confundem a necessidade de urinar com um perigo de incontinência. A sintomatologia muitas vezes se manifesta em situações específicas – tipicamente quando não há um toalete acessível.

A relação com problemas sexuais não é forçosa. Os modelos da fixação intensificada da atenção em um determinado órgão, da tensão muscular e do estresse muitas vezes consistem em conceitos úteis de explicação:

1) Distúrbios funcionais na região urogenital baseiam-se em uma tensão muscular, ou seja, numa tensão do abdome inferior e da base da pelve que frequentemente não são conscientes para as pessoas atingidas. Assim sendo, afecções da pelve no caso de mulheres e homens são expressão frequente de uma tensão da base da pelve ("mialgia da base da pelve").

2) Uma bexiga irritável normalmente se forma por estresse crônico, excitação vegetativa generalizada, fortes medos ou tensão interior em função de raiva e frequentemente é intensificada através de um aumento da neces-

sidade de segurança e controle. Aqui o ciclo vicioso da fixação intensificada da atenção torna-se bem claro: justamente *por* a pessoa atingida saber que em uma situação emocional delicada ela poderia sentir uma necessidade intensificada de urinar, concentra a sua atenção cada vez mais na bexiga e desse modo o nível de excitação vegetativa aumenta, surgindo assim uma necessidade intensificada de urinar.

3) Uma incontinência muitas vezes se forma por causa de uma tensão constante da musculatura da base da pelve gerada por medo, excitação, problemas sexuais ou experiências de violência sexual.

4) Uma prostatopatia, assim como a dificuldade de urinar ou a ardência no ureter, está associada a uma tensão da base da pelve.

Aspectos terapêuticos

Na psicoterapia é necessário um método que seja o mais individual possível, pois pacientes com distúrbios psicossomáticos urológicos relevantes constituem um grupo muito heterogêneo.

1) Psicoeducação. A transmissão de um modelo biopsicossocial da doença é muito importante, pois normalmente os pacientes não conhecem as relações entre corpo e psique ou não são capazes de compreendê-las de fato.

2) Exercícios de relaxamento. Treinamento autógeno, técnicas de respiração e terapia de *biofeedback* podem diminuir a pressão na bexiga, pois assim a tensão física básica é percebida e reduzida de modo mais eficaz.

3) Treinamento de superação do estresse. A pressão na bexiga muitas vezes se encontra associada a outras si-

tuações de pressão e sobrecarga da vida. Pessoas com problemas urológicos psicossomáticos precisam aprender a lidar melhor com as situações de estresse atuais.

4) Renúncia a um comportamento de controle constante do corpo. Dessa maneira os sintomas tornam-se justamente mais fortes, de modo que uma reorientação da atenção em relação ao mundo circundante se torna muito importante.

5) Terapia orientada para o corpo. Antes que as estratégias de desvio da atenção possam ter um efeito duradouro, é estritamente necessário que a pessoa possa voltar-se para si mesma e perceber a si própria, primeiramente em um estado relaxado, e, posteriormente, igualmente sob tensão física, sem medo e estresse e sem observar constante e ansiosamente o seu próprio corpo.

6) Renúncia a todas as estratégias de evitação. A procura objetiva de situações desejadas, porém temidas (como, por exemplo, a visita ao cinema) é muito importante, pois através de qualquer tipo de evitação os problemas em relação à bexiga aumentam. Assim como no caso de um treinamento de superação do medo, o espaço de circulação muitas vezes limitado precisa ser ampliado. Nesse contexto pacientes de bexiga irritável precisam aprender a suportar a sua necessidade de urinar no mínimo de dez a quinze minutos para passarem pela experiência de que não se encontram completamente submetidos ao seu corpo. As pessoas atingidas devem igualmente voltar a ingerir dois a três litros de líquido por dia, pois isso diminui, e não aumenta, a sensação da necessidade de urinar.

7) Treinamento emocional. A percepção e verbalização de emoções tais como ansiedade ou sensações de sobre-

carga, assim como a elaboração de determinados sentimentos como, por exemplo, raiva e decepção são uma condição importante para que o estado de tensão geral do corpo diminua.

8) Elaboração do contexto psicossocial. Ao lado de uma terapia voltada para os sintomas, as causas do distúrbio precisam ser igualmente superadas, independentemente de se tratar de estresse, problemas conjugais, problemas psíquicos ou determinados problemas sexuais causados por traumas.

9) Treinamento da base da pelve. No caso de incontinência o conhecido treinamento da base da pelve, que na clínica comumente é realizado por fisioterapeutas, mostrou-se eficaz.

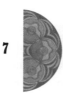

7 Quando a pele coça e dói

Uma pessoa pode viver cega e surda, sem ouvir nem sentir paladar, mas sem a função da pele não é capaz de viver.
Helen Keller

Neurodermatite – Coçar só piora

A Senhora Böhm, uma vendedora de 29 anos, sofre desde os oito anos de neurodermatite. Há dois anos as afecções aumentam novamente e, diferentemente de antigamente, nem o uso regular de cortisona, nem a internação surte qualquer efeito. O médico da família encaminha a Senhora Böhm para um psicólogo. Durante as primeiras entrevistas fica evidente que ela sofre de fortes e aparentemente insuperáveis conflitos com algumas pessoas de seu meio ambiente. Principalmente a proximidade da sogra, em cuja casa vive desde seu casamento e com quem não se dá nada bem, a afeta. Preferiria viver na casa de seu amado e falecido pai, mas isso está fora de questão para o seu marido. Sente igualmente frustração e raiva em seu local de trabalho: a Senhora Böhm trabalha em um supermercado onde está ocorrendo uma redução de pessoal e desse modo a pressão no trabalho se intensifica. Além disso, sofre imensamente com os olhares dos clientes que percebem nitidamente as irritações de sua pele. Deseja intensamente ter um filho, algo que não faz parte dos planos de carreira de seu marido. Por vezes a sua tensão interna é tão grande que ela precisa coçar-se constantemente a fim de encobrir ao menos por um curto período de tempo o prurido. Em seguida, contudo, as dores aumentam mais ainda em função dos danos causados à pele. Quando se percebe a sós, coça sua pele por inteiro até "sair sangue" – um ciclo vicioso fatal! Não é capaz de lidar nem com o prurido, nem com sua tensão interna.

"Quando não nos sentimos bem em nossa própria pele" – Pele e psique

A pele é composta por três camadas: a mais externa é a epiderme, a do meio a derme e a mais interna a hipoderme. A epiderme inclui igualmente diversas camadas, entre as quais a mais externa representa a córnea, que consiste em células mortas, anucleadas que são constantemente perdidas e substituídas por novas células das camadas mais profundas da epiderme. A derme consiste em tecido conjuntivo elástico, é perpassada por vasos e contém as raízes capilares, as glândulas sebáceas, os receptores dos sentidos como pressão e temperatura assim como as fibras nervosas que agem como receptores da dor e terminam livremente na epiderme. A hipoderme é formada principalmente por tecido gorduroso e contém, além de vasos e nervos, igualmente as terminações das glândulas sudoríparas que atravessam a derme e terminam nos numerosos poros da epiderme.

A pele e o sistema nervoso central surgiram nos estágios mais primevos da formação humana a partir das mesmas origens: sob o ponto de vista da evolução procedem do mesmo ectoderma. Isso explica, inclusive, a reação da pele em relação a fortes emoções. Em função do fato de determinadas células capilares produzirem determinados neurotransmissores que transmitem os impulsos entre os nervos, a pele também tem uma estreita relação com o sistema nervoso. Determinadas áreas da pele (os assim chamados segmentos) têm uma estreita relação com diversos órgãos corporais como o coração, o estômago, o intestino ou o fígado em função da medula espinhal. Assim sendo, é possível influenciar externamente, de forma terapêutica (através de massagens e injeções em determinadas áreas da pele), os órgãos internos. Inversamente os órgãos internos podem anunciar o seu adoecimento através de sensações anormais correspondentes nas respectivas áreas da pele (por exemplo: problemas cardíacos revelam-se na região do ombro esquerdo e do braço esquerdo).

Cobrindo uma área de 1,5 a 2m², a pele constitui o maior órgão do corpo humano e igualmente o órgão a partir do qual nos delimitamos em relação ao meio externo e simultaneamente nos apresentamos para este. Com ela estabelecemos o contato físico com o nosso meio ambiente e através dela os estímulos dos sentidos são transmitidos ao cérebro via o sistema nervoso. O estado da pele define a nossa aparência e vivência e desse modo também a nossa autoestima. O tipo da circulação sanguínea na pele e a atividade das células sudoríparas revela o nosso estado emocional, independentemente se assim desejemos ou não.

Resumidamente, a pele realiza, além de outras funções, numerosas tarefas na regulação da relação entre o meio ambiente e a pessoa.

• A pele como órgão-limite entre a própria pessoa e o meio ambiente protege o nosso corpo de influências externas (temperatura, oscilações da umidade, luz ultravioleta, substâncias nocivas, aplicação de violência, fungos, bactérias, parasitas). No caso de doença a pele pode ser rompida de dentro para fora (infecções, erupções cutâneas, abscessos) ou de fora para dentro (ferimentos, operações).

• A pele como órgão de contato com o meio ambiente possibilita uma comunicação com outras pessoas através do contato físico. Para a criança a pele tem importância central no desenvolvimento emocional, social e físico e possibilita aos jovens e adultos aquela proximidade que representa a base de uma boa relação conjugal.

• A pele como órgão do sentido possibilita a percepção de sensações pelo tato, frio, calor, ardência, coceira, dor, cócegas assim como a percepção de sensações e toques sexuais. Nesse sentido a pele é a fonte das sensações de prazer, mas igualmente o local de muitos sofrimentos.

• A pele como órgão que gera determinadas impressões no observador possui uma função estética, quando é experimentada como bela, limpa, feia, corada ou pálida. Maquiagem, a consulta com a esteticista e, quem sabe, inclusive com o cirurgião plástico devem aumentar o nosso carisma para as outras pessoas. Cicatrizes como consequências de um acidente, uma cirurgia ou uma grave doença de pele podem, dependendo do local e do aspecto, deixar marcas não somente na pele, e sim, igualmente na alma; podem afetar gravemente a autoestima e a atratividade social.

• A função da pele como expressão da atração erótico-sexual torna-se especialmente visível na forma de anéis, adornos e determinadas pinturas, como tatuagens.

• A pele como órgão de expressão espelha as sensações e sentimentos internos. Reações emocionais tornam-se bem-visíveis para todos através da pele. Isso vale para mudanças da pele como enrubescer, empalidecer, ficar arrepiado, suar de excitação, mãos geladas ou úmidas, ficar com "os cabelos em pé". Nesse sentido a pele é o espelho da alma. É passível de ser lida – tal como um livro aberto.

A condutividade elétrica da pele é igualmente mensurável através de um aparelho de *biofeedback*. A resistência da pele em relação à condutividade elétrica representa há décadas uma medida de ativação psíquica. Quando mentimos, a nossa pele começa a suar de modo imperceptível, o que leva a uma mudança da resistência da pele. Desse modo o conhecido detector de mentiras deve indicar a excitação emocional. Com a ajuda de um aparelho de *biofeedback*, porém, deve ser indicado o relaxamento emocional crescente.

A psicossomática já se interessava desde cedo pelas influências de fatores externos na pele, assim como pelos efeitos que mudanças da pele exercem nas relações sociais. A aparência transmite prestígio: uma pele impecável é, em face da ditadura social da beleza, de grande importância. Uma aparência perfeita promete, segundo os diversos *slogans* de propaganda, um eu estável e um alto prestígio social. Produtos cosméticos caros e um intenso tratamento da pele devem, na medida em que causam uma boa impressão, aumentar a autoestima. Doenças da pele, por sua vez, podem levar à autoestima diminuída e problemas sociais de contato. Pois é fato que a nossa imagem corporal e a nossa pele encontram-se estreitamente relacionadas. Causamos nos outros a impressão de acordo com a aparência que transmitimos através de nossa pele.

As estreitas relações entre pele e psique revelam-se, inclusive, em diversas expressões idiomáticas conhecidas. Temos uma pele fina, temos um couro grosso ou uma pele de ele-

Quando a alma fala através do corpo

fante, ficamos vermelhos em função de vergonha, embaraços ou raiva, empalidecemos por causa de um susto ou de inveja. Muitas vezes não nos sentimos bem na nossa própria pele, mas não temos outra e por vezes perdemos as estribeiras[13]. Por vezes algo nos comove profundamente[14], experimentamos algo na própria pele, arriscamos a nossa pele por algo, conseguimos salvar a nossa pele. Podemos nos encontrar em um processo no qual "mudamos de pele". Por vezes algo pouco nos importa[15].

Fazem parte da pele também os órgãos adjacentes (cabelos, unhas, glândulas sudoríparas e sebáceas), em relação aos quais existem igualmente diversas expressões idiomáticas. Por vezes suamos de medo, suamos sangue e água, suamos frio, ficamos arrepiados. Algo faz com que fiquemos de cabelos em pé ou acreditemos que algo esteja fora de propósito[16]. Ficamos de cabelos em pé de tão horrorizados, mas não ficamos de cabelos brancos por causa disso. Frequentemente vivemos em pé de guerra com alguém[17] ou não queremos tocar em um fio só de cabelo de alguém.

Doenças da pele encontram-se amplamente disseminadas e aumentam cada vez mais. Nas últimas décadas algumas doenças da pele já se tornaram praticamente doenças

---

13. Original: *Aus der Haut fahren*. Tradução literal: sair de nossa pele [N.T.].

14. Original: *Unter die Haut gehen*. Tradução literal: algo nos atinge por debaixo da pele [N.T.].

15. Original: *juckt oder kratzt uns etwas gar nicht*. Tradução literal: algo não coça [N.T.].

16. Original: *an den Haaren herbeigezogen*. Tradução literal: algo é arrastado pelos cabelos [N.T.].

17. Original: *in die Haare geraten*. Tradução literal: arrancar os cabelos do outro [N.T.].

do povo. Principalmente entre as crianças as doenças da pele e alergias manifestam-se cada vez mais. Doenças de pele crônicas representam mais da metade de todas as doenças de trabalho e conduzem a graves estados de sofrimento psíquico e grandes custos para a economia. 25 a 30% dos pacientes com doenças de pele apresentam simultaneamente doenças psíquicas.

No caso de doenças psíquicas, principalmente depressões, esquizofrenia e dependência de álcool, muitas vezes surgem doenças da pele. Depressões frequentemente revelam os seguintes sintomas na pele: sensibilidade excessiva, ardência, prurido de origem indefinida, elasticidade diminuída do tecido, ressecamento, enrugamento, palidez ou cor amarelada. Expressão facial cansada, queda de cabelo, cabelo seco, eriçado ou sem brilho também podem ser observados. Um distúrbio hipocondríaco revela-se a partir de determinados medos em relação a doenças de pele – por exemplo, o medo de câncer ou alergias – que podem ser desencadeadas por certos alimentos ou substâncias químicas. O medo, difícil de ser tratado em terapia, de distorções da imagem (dismorfofobia) pode manifestar-se na região da pele a partir de preocupações completamente exageradas a respeito de rugas, manchas, vasos sanguíneos aparentes, cicatrizes, cor da pele pálida ou avermelhada, excesso de pelo ou queda de cabelo. As pessoas atingidas se consideram feias, se retraem socialmente e desenvolvem um marcante comportamento de evitação. Muitas vezes as áreas da pele supostamente deformadoras são meticulosamente cobertas por roupas ou através de medidas cosméticas. A mudança satisfatória é relacionada somente a medidas de cirurgia plástica.

Quando a alma fala através do corpo

Tabela 9 Problemas da pele relevantes em termos psicossomáticos

Distúrbios funcionais	Distúrbios de ordem não orgânica: • sintomas vegetativos situacionais (enrubescer, suar); • distúrbios somatoformes e dissociativos (prurido, ardência, distúrbios de sensibilidade).
Distúrbios de ordem orgânica	Doenças da pele e dos cabelos relevantes em termos psicossomáticos: • neurodermatite; • psoríase vulgar; • acne; • eczema de contato; • urticária; • herpes; • líquen plano rubro; • vitiligo; • colagenose; • doenças capilares.

Distúrbios funcionais

Enrubescer

O enrubescimento da pele da região da face, do pescoço e do tronco em situações fortemente carregadas de emoção, é um sintoma e na maior parte das vezes leva ao medo de enrubescer (eritrofobia). A sintomatologia ocorre principalmente no caso de uma fobia social, onde as pessoas atingidas temem uma avaliação negativa do meio ambiente.

Suar

Suar em excesso ocorre prioritariamente na região das axilas, nas mãos e nos pés; teme-se manchas visíveis de suor.

As pessoas atingidas muitas vezes são inseguras, ansiosas e inibidas e em situações sociais reagem através de um suor excessivo. Distúrbios ansiosos não são apenas a razão mais importante, mas igualmente uma consequência frequente do suor excessivo. A formação do suor no caso de esforço físico serve principalmente para a regulação da temperatura do corpo superaquecido, pois através da evaporação na pele dá-se o resfriamento. No caso de ansiedade ou sobrecarga psíquica dá-se o mesmo padrão de reação.

Medidas cirúrgicas (o decepamento das vias nervosas simpáticas que são responsáveis pelo suor) certamente constituem um procedimento inadequado contra o suor condicionado emocionalmente, pois o efeito muitas vezes não é duradouro; além disso, deve-se contar com um aumento compensatório do suor em outras regiões do corpo e a ansiedade básica continua existindo na ausência de uma psicoterapia.

Prurido somatoforme (prurido psicogênico)

O prurido somatoforme e sensações constantes de mal-estar na pele (principalmente ardência ou dores) devem ser considerados distúrbios autônomos do funcionamento da pele quando não podem ser (suficientemente) explicados através de causas físicas. Pessoas com um prurido somatoforme muitas vezes são muito tensas e, sendo assim, alvos de ataques súbitos de coceira; consequentemente ocupam-se com o seu prurido ou com o estado de sua pele, principalmente quando estão com tempo e podem dedicar-se a uma auto-observação. Um prurido não orgânico normalmente é mais intenso ou mais frequente quando a atenção é voltada para ele, quando há um sentimento subjetivo de perda de controle, sobrecarga psíquica e humor depressivo. O prurido acompanhado da necessidade de se coçar é um sintoma central de muitas doenças dermatológicas.

Numerosas pessoas queixam-se igualmente de ardência ou outras sensações de mal-estar em relação à pele e apresentam simultaneamente uma sintomatologia depressiva.

Distúrbios dissociativos da sensibilidade e sensação

Determinadas sensações de mal-estar na pele (insensibilidade no sentido de uma ausência de sensibilidade e sensação de dor ou uma hipersensibilidade no sentido de sensação intensificada de dor) são consideradas distúrbios dissociativos e incluídas nos distúrbios dissociativos de sensibilidade e sensação. As pessoas atingidas muitas vezes apresentam reflexos desencadeados de forma inteiramente normal nas regiões aparentemente insensíveis da pele. A sensação escassa de dor na pele pode ser muito impressionante e na Idade Média era a prova certa de um pacto com o diabo.

Distúrbios orgânicos

Neurodermatite

A neurodermatite representa a doença mais frequente da pele: 10% da população é atingida na infância e esse número pode chegar a 20% por ano de nascimento. Cerca de 60% dos pacientes já adoecem no primeiro ano de vida, 85% até o quinto ano de vida. A probabilidade de adoecer encontra-se em 60% quando um dos pais sofre de uma sintomatologia alérgica e em 80% no caso dos dois pais.

Compreende-se por neurodermatite uma inflamação da pele frequentemente crônica ou que apresenta recaídas caracterizadas por forte prurido nas dobras do braço e das pernas como também na região do pescoço e das mãos. A doença se manifesta primeiramente na forma de rubificações úmidas na área da face que passam a ser cobertas de escamas quando secam (crosta láctea). No decorrer do tempo os sintomas espalham-se pelos braços e pelas pernas.

Na ausência de uma cura espontânea, que após alguns anos ocorre de modo relativamente frequente, os sintomas muitas vezes permanecem até a puberdade, frequentemente persistem inclusive até a vida adulta. A doença passou a atacar com cada vez mais frequência inclusive pessoas mais velhas, e em numerosos casos aparece concomitantemente à alergia ao pólen ou asma.

O prurido extremamente intenso que leva ao ato de coçar é considerado um sintoma dominante e causa central de outras consequências da doença. As inflamações crônicas e o ato intenso de se coçar levam a um engrossamento da pele e favorecem a formação de infecções.

As causas orgânicas da neurodermatite são amplamente desconhecidas, apesar do descontrole imunológico e as formas das reações alérgicas poderem ser descritas em detalhes. Fatores alérgicos são desencadeantes centrais, principalmente o contato com poeira doméstica, determinados alimentos e substâncias parecidas. Assim como no caso da asma existe igualmente uma forma da neurodermatite onde os desencadeadores externos não são significativos, e sim, fatores determinantes do organismo desencadeiam doenças. Em cerca de 30 a 40% dos casos fatores psicossociais são significativos no processo da doença, principalmente em relação ao prurido e ao ato de coçar-se.

Psoríase (psoríase vulgar)

A psoríase (psoríase vulgar, do grego *psora* = escamas, sarna) é, depois da neurodermatite, a segunda doença mais frequente (ocorre em cerca de 2% da população). Geralmente é vista como geneticamente determinada (manifestações frequentes de distúrbios ictiosos em uma família), manifesta-se precocemente na vida e desenvolve-se de modo crônico. As células córneas crescem com mais rapidez, ou em maior número, por a pele ter sido modificada imunologicamente em função de estímulos químicos ou por ocorrerem processos internos tal como infecções. Focos de inflamação bem-determinados e não dolorosos nos braços, pernas, tronco e no couro cabeludo cobertos por escamas brancas e prateadas constituem os sinais da doença.

Acne (acne vulgar)

Praticamente todos os jovens são temporariamente atingidos pela acne; entre a população de 25 a 44 anos, 12% são mulheres e 3% homens. A acne consiste em uma inflamação ou modificação doentia das glândulas sebáceas caracterizada por um impedimento do escoamento do sebo (obstrução da saída do sebo) acompanhado de produção aumentada de sebo.

A acne apresenta um componente genético e não se manifesta antes do amadurecimento das glândulas sebáceas na puberdade, pois a sua atividade é estimulada somente através dos hormônios sexuais masculinos. A sintomatologia consiste em cravos, nódulos purulentos e inflamáveis e em parte em abscessos amplos, principalmente na face e nas costas onde ocorre uma cicatrização que deixa marcas. Além dos 90% de jovens, principalmente mulheres próximas dos trinta anos são atingidas. Elas apresentam tendência crescente.

Eczema de contato (dermatite de contato)

O eczema de contato, que ocorre em cerca de 1 a 2% da população, é uma reação de hipersensibilidade a metais, bijuterias (por exemplo, níquel), cosméticos, remédios e produtos químicos. Ele se manifesta a partir de eczemas úmidos, pequenas bolhas e prurido nas regiões de contato com os alergênicos, principalmente nas mãos e no rosto. A inflamação da pele conduz a um processo crônico e a um engrossamento da pele.

Urticária
A urticária ocorre em 1 a 4% da população e se manifesta no decorrer da vida no mínimo uma vez em 10 a 15% de todas as pessoas. Os seus sinais são: vergões passageiros acompanhados de avermelhamento da pele. Na verdade trata-se de edemas da derme, isto é, de um acúmulo de líquido. Os vergões coçam e ardem fortemente, principalmente no tronco. Por causa da inchação nas camadas mais profundas da pele, o ato de esfregar ocorre com mais frequência do que o ato de coçar em si em função do que os vergões jamais são abertos apesar do intenso prurido.

Herpes
O herpes simplex labial e genital é uma infecção viral na região da boca e genital caracterizada primeiramente por pequenas bolhas que produzem coceira e em seguida são preenchidas por líquido e doem. As pequenas bolhas frequentemente se manifestam repetidamente com intervalos regulares ou irregulares. Da primeira coceira até o processo de cura se completar passam em torno de oito a dez dias. A transmissão ocorre diretamente através do beijo ou coito. A maior parte das pessoas infectam-se com o vírus do herpes já na infância. Mais de 90% dos adultos são portadores do vírus do herpes; as pequenas bolhas normalmente aparecem quando o corpo se encontra sob grande estresse e a sua imunidade enfraquecida em função de diversas razões.

Líquen plano rubro

O líquen plano rubro é uma doença relativamente frequente, crônico-inflamatória das mucosas e da pele que se manifesta a partir de surtos e está presente em 1% da população. Sua manifestação típica são numerosos pequenos nódulos avermelhados ou amarronzados (pápulas) que apresentam um desenho esbranquiçado em forma de teia e que ocorrem na região dos pulsos, da parte inferior das pernas, dos tornozelos e pés ou a partir de erupções cutâneas no corpo inteiro. As modificações da pele encontram-se acopladas a um prurido de intensidade menor ou maior. Além de ocorrer na pele, a sintomatologia pode desenvolver-se igualmente na região das mucosas (região da boca ou genital).

Vitiligo

O vitiligo consiste em uma perda de pigmentos, isto é, de pigmentação do corpo. Formam-se manchas brancas principalmente nas mãos, no rosto e no tronco; até os cabelos das regiões da pele correspondentes podem tornar-se brancos. O aspecto "malhado" pode levar a consideráveis danos psíquicos.

Colagenose

A designação "colagenose" vale como expressão geral para diversas doenças da pele com modificações sistematizadas do tecido conjuntivo. As formas mais conhecidas são o lúpus eritematoso com modificações características da pele, articulações e órgãos internos e a esclerodermia, onde são atingidos os vasos sanguíneos, articulações e que apresenta uma pele pastosa, inchações, deslocamento do pigmento, calosidades e tecido morto.

Doenças capilares

Em relação às doenças capilares discute-se principalmente no caso da alopecia areata e difusa – além de fatores hereditários e orgânicos – os aspectos psicossomáticos no sentido de uma afecção emocional duradoura.

A alopecia areata, que ocorre em 0,3% da população, designa uma queda bem-delimitada em forma de círculo dos cabelos e em parte igualmente dos pelos corporais frequentemente de modo simultâneo em diversas regiões. A sintomatologia pode regredir espontaneamente, porém com reincidência posterior. A doença encontra-se relacionada a processos autoimunes cujas causas ainda são desconhecidas; pode, entretanto, intensificar-se através de estresse duradouro.

As consequências psíquicas e sociais das quais muitas pessoas sofrem no caso da queda capilar precoce, ou seja, doentia ou condicionada por algum tratamento, são amplamente reconhecidas.

Conceitos psicossomáticos

Fatores psicológicos

No caso de doenças da pele fatores psicológicos só podem ser discutidos em conjunto com causas orgânicas. As causas orgânicas da maior parte das doenças da pele baseiam-se principalmente em mecanismos imunológicos; estes, por sua vez, são a consequência da tendência alérgica, condicionada hereditariamente, das pessoas atingidas. No caso de determinadas doenças dermatológicas crônico-inflamatórias como, por exemplo, a neurodermatite, urticária e eczema de contato existem reações de intolerância (alergias), isto é, uma sensibilidade aumentada frente a antígenos que normalmente não são nocivos para o corpo.

Quando a alma fala através do corpo

No caso de muitas doenças da pele dá-se o seguinte ciclo vicioso: primeiramente diversos danos do tecido são eliminados através de processos em princípio curativos da pele; os mecanismos inflamatórios que se manifestam nesse caso, porém, desencadeiam simultaneamente as modificações crônicas da pele (por exemplo, alargamento e permeabilidade aumentada dos vasos sanguíneos, saída de líquidos teciduais, infiltração de células inflamatórias). As infecções em função de transmissão são decisivas no caso do *herpes simplex virus*. Mecanismos autoimunes são responsáveis por outros distúrbios dermatológicos como, por exemplo, a alopecia areata ou esclerodermia.

Muitas das hipóteses desenvolvidas ao longo de décadas sobre as relações entre pele e alma podem talvez parecer plausíveis à primeira vista; não se sustentam, contudo, diante de uma verificação científica mais exata. A associação tão óbvia entre doenças da pele e fatores psicológicos presente na literatura popular de modo algum é comprovada cientificamente conforme muitas vezes se alega. Determinados traços de personalidade como ansiedade ou humor depressivo intensificados tendem a ser mais uma consequência do que uma razão das doenças de pele e podem influenciar negativamente o desenvolvimento posterior da doença. Não há aspectos de personalidade típicos nem determinadas estruturas familiares capazes de causar a formação de doenças da pele.

O ato de se coçar, por sua vez, é um fator central que favorece a doença, pois mantém a neurodermatite e outras doenças da pele que geram coceira. Através do ato de se coçar as pessoas atingidas diminuem temporariamente a coceira, pois desse modo encobrem o prurido, mas em seguida diminuem de tal maneira o limiar do prurido em função das feridas geradas, que um novo prurido se manifesta. Este, elas "tratam" coçando-se mais intensamente – um ciclo vicioso fatal! O ato de coçar leva a inflamações, deformações e engrossamento da pele, o que gera um maior impacto nas outras pessoas. O ato de coçar pode ser desencadeado não somente através do prurido, e sim, igualmente em outras condições como situações de tensão social, tensões mentais, aborrecimento, tédio, situações de espera ou na hora de adormecer. Muitas vezes o ato de coçar é percebido na transição do estado de tensão para o relaxamento; numerosas pessoas que sofrem de doenças da pele, contudo, coçam-se igualmente à noite sem percebê-lo conscientemente. O ato de se coçar na ausência de prurido ("coçar-se por tensão") é a expressão de um estado emocional tenso. São considerados desencadeadores emoções tais como raiva, aborrecimento ou excitação.

Os aspectos psicossomáticos de distúrbios dermatológicos podem ser considerados a partir de possíveis causas psíquicas e/ou consequências dos sintomas. Fatores psicológicos podem desencadear, manter ou piorar doenças da pele. Acontecimentos críticos na vida, estresse intenso e fatores de sobrecarga crônicos são especialmente significativos quando acoplados a fatores genético-constitucionais. No caso de pacientes com neurodermatite, psoríase vulgar, urticária, infecções ligadas ao herpes e alopecia areata foram encontrados acontecimentos problemáticos, modificadores da vida antes da eclosão ou de um surto da doença. Além disso, problemas cotidianos de pacientes com neurodermatite e urticária eram acompanhados de uma piora da sintomatologia da pele, principalmente de prurido.

O estresse psíquico gera uma reação imunológica intensa. Sobrecarga intensa e duradoura leva, segundo novas investigações científicas, a um distúrbio das células responsáveis pela imunidade da pele, o que faz com que mais substâncias envolvidas nos processos inflamatórios são derramadas. Por um lado esse distúrbio é desencadeado pelo derramamento de hormônios de estresse na circulação sanguínea, por outro através do derramamento de substâncias envolvidas nos processos inflamatórios a partir das terminações nervosas da pele. No caso de doenças da pele crônico-inflamatórias, o estresse conduz, através de diversos mecanismos, a uma regulação falha do sistema imunológico da pele, principalmente dos mastócitos. Em princípio vale o seguinte para muitas doenças dermatológicas, independentemente de suas causas: através de um enfraquecimento do sistema imunológico condicionado por estresse, as doenças de pele apresentam dificuldade de cura.

A qualidade do estresse doentio varia de pessoa para pessoa: aborrecimento, dor de amor, ansiedade, depressão, pressão, sobrecarga familiar ou profissional têm a mesma capacidade de enfraquecer o sistema imunológico de modo que se manifestam bolhas de herpes nos lábios ou erupções cutâneas. Medos e déficits sociais podem piorar as doenças de pele quando as pessoas atingidas não são capazes de se impor diante de outras pessoas ou recusar tarefas odiadas.

Doenças da pele visíveis, prurido constante e o ato de se coçar resultante são capazes de afetar o bem-estar psíquico e social de tal maneira que acabam gerando ansiedade, diminuição da autoestima, depressões e retraimento social. Trata-se de um ciclo vicioso, pois uma depressão grave dá um aspecto pálido e pouco atraente à pele!

Pessoas com doenças de pele muitas vezes se sentem desamparadas diante dos processos imprevisíveis e incontroláveis das doenças, sofrem em função disso e desenvolvem uma postura ansiosa de expectativa acompanhada de constante tensão interna. O estresse condicionado pela doença pode assim piorar ainda mais as manifestações da pele. A autoestima negativa e a baixa autoconfiança de pessoas que sofrem de doenças da pele possivelmente revelam-se igualmente no fato de que entre os jovens com acne a taxa de desemprego é maior do que entre jovens saudáveis da mesma idade. Justamente jovens podem tornar-se muito inseguros e enfraquecidos no que diz respeito a seu *status* social em função de espinhas e erupções na pele, pois nessa idade a aparência externa é mais importante ainda para a autoestima do que entre pessoas mais velhas.

No caso de neurodermatite os especialistas não defendem mais modelos de explicação puramente psicológicos; na literatura popular, porém, isso continua acontecendo. As componentes psicogênicas mais importantes parecem ser acontecimentos críticos na vida, estresse psicossocial e problemas conjugais. No caso de crianças um clima familiar desfavorável poderia ter algum significado. Como consequência da doença muitas vezes ocorrem depressões e distúrbios de ansiedade. O psicanalista Alexander, que inclui a neurodermatite nos distúrbios psicossomáticos clássicos, atribuía às pessoas atingidas agressões reprimidas e interpretava o ato de coçar como expressão de uma autopunição, ou seja, uma satisfação de impulsos masoquistas. A explicação psicossomática, frequentemente apresentada, de um distúrbio na relação mãe-filho (principalmente uma rejeição por parte da mãe) não se sustenta frente as pesquisas atuais e descrimina muitas mães verdadeiramente esforçadas.

No caso da psoríase vulgar o estresse e a sobrecarga psíquica causados por acidentes, guerra, morte de familiares ou ansiedade antes de provas podem desencadear verdadeiros surtos. As pessoas atingidas, porém, também são alvos de grande sofrimento na ausência de problemáticas psicossociais em função das manifestações da pele que atraem a atenção e deformam a pele. Uma superação malsucedida da doença pode piorar a psoríase vulgar de tal maneira que os surtos se manifestam com mais rapidez e maior gravidade.

No caso da acne vulgar o estresse e constantes manipulações da pele ("espremer espinhas") podem causar uma piora. A acne presente na puberdade muitas vezes leva, em função da autoestima diminuída, a reações sociofóbicas e depressivas.

No caso da urticária, principalmente em sua forma crônica, fatores de estresse parecem exercer uma função enquanto desencadeadores psíquicos; uma sintomatologia duradoura pode, além disso, favorecer estados depressivos.

No caso de um eczema de contato muitas vezes há tendências maiores para a agressividade, assim como depressões e distúrbios de ansiedade.

No caso de herpes fatores emocionais como estresse e nojo podem intensificar a sintomatologia em função de uma reação imunológica diminuída.

No caso do líquen plano rubro foram descritos isoladamente desencadeadores psíquicos e a clara existência de sobrecarga em relação à elaboração psíquica. O estresse psíquico pode desencadear um surto.

No caso do vitiligo o estresse constitui o desencadeador da doença em quase um terço.

As colagenoses, esclerodermia e o lúpus eritematoso podem, ao menos em casos específicos, ser influenciados por acontecimentos críticos da vida e muitas vezes levam à falta de esperança, a depressões e sintomatologias de dor mais intensificadas e, dependendo da gravidade da doença, inclusive à clara diminuição da qualidade de vida.

Aspectos terapêuticos

No caso de um tratamento psicológico e psicoterapêutico de pessoas com doenças de pele, é importante reconhecer primeiramente quais os sentimentos, comportamentos, acontecimentos e condições do meio ambiente existentes que contribuem para que a doença da pele seja desencadeada, piorada ou melhorada. No decorrer da terapia existem diversas formas de procedimento que, contudo, não são específicas para doenças de pele: psicoeducação (educação dos pacientes através da transmissão de informações a respeito da doença e seu tratamento), treinamento para superação de estresse, técnicas de relaxamento (treinamento autógeno, relaxamento progressivo dos músculos, técnicas de respiração), treinamento de *biofeedback*, exercícios de imaginação (imagens visuais a respeito do processo de cura), hipnose, modificação dos padrões de pensamento, treinamento para a resolução de problemas e intervenções orientadas para o casal e família. Através de procedimentos de relaxamento e novos pontos de vista, as pessoas atingidas aprendem a desfazer os seus estados de tensão, a aumentar a sua autoestima, aceitar o seu corpo e a deixarem de se concentrar de forma tão extrema e unilateral no estado de sua pele. Déficits sociais podem ser diminuídos através de *role-playing* e treinamento em habilidades sociais.

Como um todo é adequado que sejamos modestos em relação ao tratamento terapêutico de doenças de pele, pois estas muitas vezes são crônicas, incuráveis e fruto de causas multifatoriais. Normalmente trata-se "apenas" de amenizar as afecções, impedir um agravamento, fortalecer a autoestima e evitar ou desfazer reações ansiosas e depressivas. Quando antigamente se tratava exclusivamente de descobrir possíveis desencadeadores psíquicos, atualmente uma melhora da superação da doença constitui-se cada vez mais como objetivo central do tratamento. O enfoque psicológico deslocou-se então mais fortemente dos aspectos psicossomáticos para os somáticos para melhorar a qualidade de vida das pessoas atingidas. Nem os procedimentos da medicina tradicional nem os psicoterapêuticos são capazes de promover uma cura total no caso de muitas doenças de pele; podem, contudo, contribuir para uma melhora fundamental.

Na terapia da neurodermatite é igualmente de grande importância em um primeiro momento cessar o ato de se coçar, esfregar a pele ou outras manipulações através de estratégias adequadas para em seguida buscar fatores de sobrecarga psíquicos e a sua superação.

8 Quando mulheres sofrem de afecções específicas

O ser humano feminino é mais vítima de sua espécie do que o homem.
Simone de Beauvoir. *O segundo sexo.*

Problemas crônicos do baixo ventre – Praticamente nenhuma possibilidade de amenização via cirurgias

A Senhora Weber tem 35 anos, é casada, tem dois filhos e trabalha quarenta horas por semana como ilustradora em uma agência de publicidade. Há cinco anos ela é alvo de problemas crônicos do baixo ventre. As dores são tão graves que deseja incondicionalmente a retirada de seu útero, apesar dos médicos não terem encontrado nenhum diagnóstico orgânico após exame duplo da cavidade abdominal (laparoscopia). Ela está convicta que todos os problemas poderiam ser eliminados através de uma operação e recusa o encaminhamento para uma psicoterapia, alegando que não é louca. Na realidade, porém, a Senhora Weber tem numerosos problemas psicossociais: um trabalho estressante que a exige por inteira; um marido que há sete anos abusa consideravelmente de álcool e, inclusive, às vezes bate nela; uma mãe que após a morte do pai há cinco anos deseja uma convivência mais frequente; uma filha com problemas escolares e contatos com o meio de drogas.

Quando a alma fala através do corpo 193

"Não seja tão histérica assim" – Afecções femininas e psique

Antigamente muitas das afecções das mulheres eram consideradas "histéricas", algo que por vezes continua acontecendo na atualidade. Poderíamos dizer igualmente: são desqualificadas como "imaginárias". A designação "histeria" foi eliminada do código oficial de doenças, pois tornou-se uma difamação das mulheres por parte dos homens. Esse diagnóstico tem uma razão histórica bem-específica.

A "histeria" remete à palavra grega *hystera* = útero e antigamente representava uma doença puramente feminina. Os velhos gregos e romanos consideravam um útero "ressecado", ou seja, um útero que se desloca pelo corpo à procura de um filho, a causa para determinadas problemáticas físicas e psíquicas das mulheres. Sigmund Freud chamou um grupo inteiro de distúrbios não orgânicos de "histeria" ou "neurose histérica" e percebeu a sua origem exclusivamente em conflitos sexuais.

A ação recíproca entre corpo, psique, condições de vida sociais, culturais e econômicas manifesta-se no caso de mulheres de modo específico no passado e no presente. A saúde feminina é, em primeiro lugar, amplamente determinada por processos fisiológicos espontâneos como puberdade, ciclo menstrual, gravidez, parto, puerpério e climatério. Mal-estares passageiros como ocorrem alguns dias antes da menstruação ou durante a menopausa são estados normais, não doentios e só exigem tratamento em função de um sofrimento subjetivo muito intenso, diminuição das atividades e quando a capacidade de funcionamento social ou profissional é afetada.

Ao lado das especificidades físico-biológicas, dos mecanismos de controle hormonal do corpo feminino e das modificações no ciclo de vida feminino atrelado a este, condições conjugais, familiares, sociais e societárias podem favorecer o aparecimento de doenças. Uma sobrecarga múltipla em função de afazeres domésticos, cuidado com os filhos e simultânea atividade profissional representa um considerável fator de risco para um estado de esgotamento psicofísico ou um distúrbio psiquiátrico ou psicossomático mais duradouro, principalmente quando falta o apoio por parte do parceiro, quando há uma situação de trabalho insatisfatória ou um marcante perfeccionismo ("Preciso ser perfeita em todos os lugares: como esposa, mãe e profissional"). Quando essa manobra assumidamente difícil tem êxito e a família e a profissão podem ser conciliadas sem estresse, isso naturalmente tem um efeito positivo sobre a saúde e a autoestima da mulher.

Em princípio deve se exigir o seguinte: ao analisar o estado de saúde da população adulta, aspectos específicos de cada gênero devem futuramente ser considerados de modo mais amplo do que até então. Comparadas aos homens, as mulheres se queixam em uma escala maior de afecções psicossomáticas tais como tonturas, dores de cabeça ou distúrbios do trato gastrointestinal, desenvolvem de duas a três vezes mais doenças psíquicas como distúrbios de ansiedade ou depressões e representam 95% das vítimas de distúrbios alimentares. No caso de afecções físicas e psíquicas mulheres procuram o médico com maior rapidez e frequência, tomam o dobro de remédios psicotrópicos tais como calmantes, soníferos, antidepressivos e remédios para dor (nesses casos cresce com o aumento da idade a parcela de mulheres entre os usuários), permanecem mais tempo licenciadas do trabalho, buscam bem mais cedo uma psicoterapia e procuram em maior número por um tratamento psiquiátrico ou psicossomático com internação.

Ambos os sexos também se diferenciam em relação às ideias a respeito de saúde e doença: mulheres tendem a seguir um modelo integral da doença no qual a experiência subjetiva do corpo e o bem-estar, incluindo a situação de vida como um todo, encontra-se no centro. Homens, por sua vez, definem saúde principalmente como ausência de doença e a partir de seu desempenho. Em função de sua compreensão integral de doenças, mulheres também tendem muito mais do que os homens a mencionar no consultório médico situações de sobrecarga psicossocial como pano de fundo de dores crônicas, de modo que recebem psicofármacos em maior escala do que os homens que relatam as mesmas dores. Encontramos igualmente diferenças específicas entre os sexos no que diz respeito ao tipo dos diagnósticos médicos: sintomas e afecções objetivamente semelhantes tendem a ser diagnosticados no caso das mulheres como psicossomáticos, no caso de homens como orgânicos.

Doenças ginecológicas têm grande influência sobre a qualidade de vida das mulheres. Fazem parte dos problemas de saúde mais frequentes as doenças e afecções benignas dos órgãos sexuais femininos. Mulheres são licenciadas com mais frequência do trabalho em função de inflamações nos ovários, trompas, pelve ou distúrbios do ciclo menstrual. Uma em cada dez mulheres é afetada pelo câncer de mama – acompanhado das conhecidas consequências significativas para a autoestima feminina. Entre as mulheres, o câncer de mama ainda é o câncer mais frequente.

Aposentadorias precoces condicionadas por doenças são mais frequentes entre as mulheres (1,2%) do que entre os homens (0,98%). Como causas das aposentadorias precoces, os distúrbios psíquicos encontram-se em primeiro lugar entre as mulheres com 23,7% (entre os homens 14%); os problemas de coluna estão somente em segundo lugar com 15,8% e entre os homens estão no topo com 17,4%.

A partir da menopausa podemos comparar a antiga visão corriqueira puramente biológica dessa etapa de vida com pontos de vista mais atuais, mais orientados para uma perspectiva psicossocial do ciclo de vida feminino. O climatério começa com a menopausa (último sangramento menstrual espontâneo que durante no mínimo de um ano não é mais seguido de outro sangramento menstrual). Diversos sintomas somáticos e psíquicos acompanham as mudanças hormonais: ondas de calor, ataques de suor frio, secura vaginal, aumento do apetite com consequente sobrepeso, dores de cabeça relacionadas à tensão, falta de ar, incontinência urinária de esforço, enxaqueca, tontura, distúrbios do sono, autoestima reduzida, dificuldades de concentração. O sintoma principal consiste nas ondas de calor com ataques de suor que se encontram entre 85% das mulheres. Como consequência da falta de estrogênio há atrofiamentos e secura da vagina. Acompanhando essas modificações físicas surgem frequentemente falta de libido sexual e/ou dores durante o intercurso. Em oposição ao ponto de vista patológico da medicina a respeito da menopausa, a mudança hormonal atualmente é concebida como fase natural da vida da mulher que pode ser superada de forma efetiva na presença de recursos suficientes. A síndrome da menopausa pode ser amplamente intensificada em função de modificações no meio social. A suposição genérica de que há uma tendência depressiva condicionada por hormônios durante o climatério ("depressão das mulheres climatéricas") não é comprovada pela pesquisa; são muito mais as mudanças sociais (filhos que saem de casa, perda do parceiro através de divórcio ou morte) que favorecem uma depressão.

As experiências positivas ou negativas do corpo feminino e das reações sexuais são fortemente marcadas pelas experiências de violência física e sexual na casa paterna ou na própria família. 18% das mulheres entre 16 e 60 anos experimentam abusos na família, três vezes mais meninas do que meninos são vítimas de violência sexual. Violência sexual e física conduzem frequentemente a distúrbios psíquicos e psicossomáticos, fato que, apesar de um conhecimento atual mais aprofundado a respeito, ainda não é considerado suficientemente na prática clínica.

O ideal de magreza transmitido pela sociedade, fatores da educação e conflitos de identidade de muitas mulheres favorecem distúrbios alimentares, principalmente a bulimia amplamente difundida. Cerca de 40% das meninas e mulheres entre 14 e 19 anos sentem-se excessivamente gordas e desse modo literalmente mal em sua própria pele!

Um desejo não realizado de ser mãe ou uma gravidez não desejada atualmente ainda sobrecarregam muitas mulheres, apesar das possibilidades da medicina moderna. A infertilidade existe em quase um quinto dos casais. Frequentemente ela gera uma considerável sintomatologia somatopsíquica, como, por exemplo, falta de libido sexual ou humor depressivo. No caso das mulheres a infertilidade de fundo não orgânico pode estar relacionada a um aumento da taxa de prolactina condicionado por estresse ou depressão. Os métodos modernos da medicina de reprodução por um lado são uma bênção, pelo outro representam igualmente uma considerável sobrecarga psíquica para ambos os parceiros. Uma "fertilização artificial" malsucedida significa uma grande decepção para toda mulher cuja esperança de ter um filho parecia ser realizável ao menos por este caminho. Uma gravidez indesejada ainda representa, apesar das inúmeras possibilidades de contracepção, um risco relativamente grande e se torna um problema especialmente amplo quando o pai do filho exige o aborto contra a vontade da mulher, ao qual esta se submete; em seguida, porém, não é capaz de lidar com o mesmo.

A perda de um filho através de um aborto induzido, aborto espontâneo ou de um nascimento natimorto é superada de diversas formas pelas mulheres e muitas vezes leva a problemas consideráveis: no caso de abortos espontâneos ou nascimentos natimortos conduz a reações depressivas ou medos posteriores de que o evento se repita; no caso de abortos induzidos a grandes sentimentos de culpa. No caso de abortos espontâneos podem ser consideradas causas igualmente os diversos tipos de estresse (no relacionamento conjugal, na família, na profissão, em outras situações de vida) assim como a falta de apoio social pelo meio ambiente. Um nascimento natimorto representa uma sobrecarga especial para a mulher, principalmente quando não há suficiente apoio social. As mulheres em questão reagem a um nascimento natimorto não somente com grande tristeza, e sim, igualmente através de fortes sentimentos de vergonha e culpa, duvidam de forma geral de sua capacidade de parir um filho saudável e em parte passam a ter problemas em relação a sua identidade como mulher.

O poder da psique sobre o corpo feminino se manifesta a partir de dois fenômenos bastante peculiares frente o tema da gravidez.

O fenômeno extremamente raro de uma gravidez psicológica consiste em uma gravidez imaginária no caso de um

Quando a alma fala através do corpo   199

desejo não realizado de se ter um filho: amenorreia, aumento de peso, desejos alimentares incomuns, enjoo matutino, aumento do ventre (porém em função de gases, parede abdominal flácida ou outros fatores), aumento dos seios com presença de leite, inclusive contrações e aparentes movimentos da criança. As causas psicológicas normalmente são bastante compreensíveis: Existe ou um desejo extremamente forte de engravidar, principalmente no caso de mulheres mais velhas ou uma elaboração acompanhada de sentimentos de culpa de um aborto induzido que deve ser reparado através de uma nova gravidez. Não raro uma determinada causa psicossocial ou social fortalece igualmente o desejo por um filho.

A noção da gravidez reprimida designa a condição altamente incomum de uma mulher simplesmente não perceber uma gravidez existente e no caso extremo descobre o fato somente na hora do parto. A maioria das mulheres criou essa situação através de uma interpretação diferente dos sintomas característicos de gravidez (por exemplo, no sentido de distúrbios gastrointestinais como gases) ou interpretou sangramentos semelhantes à menstruação como prova de uma ausência de gravidez. No caso de mulheres muito jovens frequentemente existia a convicção de ainda não ser possível engravidarem nessa idade.

Afecções femininas específicas não raro surgem igualmente em diversos distúrbios psíquicos, principalmente no caso de depressões com os seguintes sintomas típicos: falta de libido, frigidez, corrimento vaginal, ressecamento da mucosa vaginal, dores durante o coito, afecções genitais, afecções menstruais que podem chegar a uma ausência das regras.

Tabela 10

Distúrbios funcionais	Afecções femininas não orgânicas: • prurido genital; • corrimento vaginal; • afecções somatoformes do baixo ventre; • amenorreia secundária; • dismenorreia; • vômitos relacionados à gravidez.
Distúrbios de origem orgânica	Doenças e cirurgias ginecológicas relevantes: • distúrbios de sangramento e ciclo; • síndrome pré-menstrual; • contrações precoces e parto prematuro; • distúrbios no puerpério; • cirurgias ginecológicas.

Distúrbios funcionais

Prurido genital

O prurido genital sem causas orgânicas manifesta-se em cerca de 15% das mulheres. Passa da coceira a uma dor ardente que surge principalmente após urinar, o coito ou a introdução de absorventes internos. Os sintomas de prurido e dor podem afetar a vida sexual consideravelmente. Por vezes surgem igualmente dores crônicas na região externa da genitália (ardência, fisgadas, sensação de dilaceramento e assaduras). Esses sintomas encontram-se associados de forma bem-genérica a tensões emocionais.

Corrimento vaginal

O corrimento vaginal consiste em um corrimento de cor, consistência e odor variados. Quando há exclusão de uma causa orgânica, fala-se em um corrimento psicogênico que normalmente ocorre através da ativação do sistema nervoso simpático como consequência de sobrecarga.

Afecções crônicas do baixo ventre em mulheres (histeralgia)

Uma em cada dez pacientes dos consultórios ginecológicos alemães é diagnosticada com dores crônicas no baixo ventre. São vítimas de dores crônicas no baixo ventre principalmente as mulheres entre vinte e quarenta anos, quer dizer, mulheres em idade reprodutiva. Os sinais são dores no baixo ventre e pelve que ocorrem independentemente do ciclo menstrual e não podem ser (suficientemente) explicadas através de causas orgânicas. As dores agudas no baixo ventre, por sua vez, estão relacionadas a uma lesão do tecido, isto é, têm um caráter orgânico.

Dores orgânicas do baixo ventre sem diagnóstico orgânico duram no mínimo seis meses, surgem de repente ou são percebidas permanentemente com intensidade oscilante, o seu sintoma principal são dores em forma de pressão, tração ou fisgadas na região do baixo ventre e vértebra lombar. Na maior parte das vezes, porém, consistem em dores relativamente difusas sem localização exata (isto é, não há um centro da dor) e podem atingir a pequena pelve por inteiro ou apenas unilateralmente a região dos ovários e das trompas.

Por vezes, elas igualmente irradiam até as extremidades e apresentam outros sintomas colaterais; por exemplo, dores nas costas, dores de cabeça, tontura, labilidade da circulação sanguínea (mãos e pés frios), corrimento, diarreia, constipação, intestino irritável, micção dificultosa e dolorosa, dores nas proximidades de cicatrizes de operação, modificação das glândulas mamárias, distúrbios sexuais tais como falta de libido e escassa umidificação genital. O cansaço e outros sintomas psicovegetativos muitas vezes se encontram relacionados a distúrbios psíquicos, principalmente a depressões, estados de ansiedade, distúrbios pós-traumáticos e distúrbios hipocondríacos.

Em função da falta de esclarecimento as dores frequentemente são reduzidas apenas a deformações na cavidade abdominal pelos médicos. Mulheres com dores crônicas no baixo ventre não têm mais deformações do que outras mulheres, nem sofrem de problemas maiores em relação à menstruação. Diagnósticos orgânicos, que eventualmente podem ser comprovados, não explicam a sintomatologia da dor por inteiro. Operações podem, em função do efeito placebo, gerar uma melhora temporária, mas não eliminam, via de regra, os distúrbios menstruais por inteiro.

As causas e contextos no caso de afecções crônicas do baixo ventre encontram-se ainda amplamente desconhecidas. As pessoas atingidas frequentemente vivenciaram no passado maus-tratos físicos e abusos sexuais. Fatores de estresse crônico (sobrecarga ou experiências de perda) exercem uma função central e influenciam o bem-estar físico. Segundo novos resultados de investigação, há um distúrbio no sistema de hormônios do estresse, que – opondo-se à expectativa – é caracterizado por uma taxa diminuída do hormônio de estresse cortisol. De acordo com os resultados obtidos até então deve se tratar no caso de dores abdominais crônicas sem diagnóstico orgânico de uma doença condicionada pelo estresse (síndrome de sobrecarga) semelhante ao caso de outros distúrbios da dor ou pós-traumáticos. A maioria dos pacientes apresenta grande sofrimento e frequentemente um modelo de explicação orgânico, de modo que de início é pouco acessível no que diz respeito a pontos de vista psicológicos.

A grande relevância psicossomática do quadro da doença se dá de acordo com os seguintes números: entre cinco mil mulheres dos Estados Unidos a sintomatologia encontra-se presente em cerca de 16%; 10% das pacientes ambulantes procuram o ginecologista em função de afecções no baixo ventre; em 40% das mulheres com dores no baixo ventre não há um fundamento; 90% das pacientes que foram submetidas à laparoscopia não apresentam uma causa orgânica; 20% de todas as laparoscopias e 12% de todas as histerectomias ocorrem em função de afecções do baixo ventre. Frequentemente não somente o útero é eliminado inutilmente, e sim, também o apêndice seguindo o lema "o que não temos não pode nos causar dor". Mulheres com afecções crônicas foram operadas quase cinco vezes mais do que mulheres de um grupo de controle.

Amenorreia secundária

Entende-se por uma amenorreia secundária a ausência passageira de no mínimo três meses do sangramento menstrual no caso de peso corporal normal e impacto corporal médio. A amenorreia secundária ocorre entre 1 a 2% das mulheres e pode ser condicionada pelas seguintes circunstâncias: situações de sobrecarga extrema (guerra, estupro, esportes de competição extrema), situações de conflito psicossociais (perda de proteção, segurança e aconchego, desenraizamento, ambivalência em relação à própria feminilidade) e distúrbios psíquicos graves (principalmente distúrbios alimentares, depressões e distúrbios de ansiedade). Fatores de estresse podem levar a um distúrbio do hipotálamo e desencadear uma amenorreia psicogênica através de processos hormonais. A amenorreia primária, bem mais rara (ausência de menstruação até o 18º ano de vida), é psicogênica em somente uma minoria (por exemplo, no caso de uma forte anorexia) e indica um distúrbio do desenvolvimento psicossexual.

Dismenorreia

A dismenorreia indica um sangramento especialmente doloroso com dores espasmódicas do baixo ventre acompanhadas de dores de cabeça, náuseas, dores nas costas e irritabilidade. As dores, na maior parte das vezes, começam algumas horas antes da menstruação, aumentam em intensidade e desaparecem após dois ou três dias. Uma dismenorreia normalmente começa na juventude ou no início da vida adulta e muitas vezes está associada à função iniciante e ainda inadequada dos ovários. Uma modificação do limiar de dor condicionada por hormônios pode igualmente ser muito significativa. Os sintomas podem ser influenciados de modo desfavorável através de conflitos psíquicos (problemas emocionais, problemas de identidade enquanto mulher jovem, depressão e ansiedade em menor escala) e fatores de sobrecarga psicossocial. Sobrecargas mais intensas e tensões psíquicas podem desordenar todo o ciclo menstrual feminino hormonal através da hipófise, responsável pela síntese dos hormônios.

Vômitos durante a gravidez

Os vômitos durante a gravidez ocorrem em 50 a 70% de todas as grávidas no primeiro trimestre da gravidez e em casos mais graves são acompanhados de perda de peso, ressecamento e um distúrbio dos eletrólitos. No caso de diversas mulheres a sintomatologia pode ser intensificada por causas psíquicas e psicossociais, principalmente estresse.

Distúrbios orgânicos

Distúrbios em relação ao ciclo e sangramento menstrual

No caso de distúrbios em relação ao ciclo e sangramento menstrual a comunicação entre o sistema nervoso central, hipotálamo, hipófise e ovários encontra-se gravemente alterada, em que fatores psicossociais como, por exemplo, estresse, exaustão e humor depressivo podem igualmente exercer uma função.

Síndrome pré-menstrual

A síndrome pré-menstrual ocorre entre 30 a 40% das mulheres, porém somente 2 a 10% sofrem de afecções mais graves. O distúrbio durante o qual não ocorre nenhuma modificação endocrinológica, porém componentes genéticas podem ser comprovadas, engloba numerosas afecções psíquicas e físicas dois a dez dias antes da menstruação: uma sensação de tensão dolorosa nos seios, espasmos no abdome, mal-estar, gases, sensação de estufamento, tendência maior para edemas em função de retenção de água, aumento de peso, apetite aumentado, dores de cabeça, dores na coluna e costas, tontura, distúrbios do sono, alterações de humor, crises de choro, depressões, agressividade e ansiedade. Opondo-se a diversas concepções psicanalíticas populares (problemas de identidade ou sexuais) não é possível comprovar desencadeadores psicológicos específicos; existem em contraposição, porém, frequentemente problemas psicossociais como consequência – tais como conflitos conjugais ou limitação das atividades sociais.

Contrações precoces e parto prematuro

As contrações precoces e o parto prematuro podem estar associados a fatores psicossociais como, por exemplo, estresse na profissão ou na família; especialmente, porém, a problemas conjugais, principalmente quando simultaneamente o fumo foi intensificado como estratégia de superação. Diversos resultados de pesquisa indicam relações nítidas entre um parto prematuro e a situação de vida ou superação de estresse atual.

Distúrbios durante o puerpério

Durante o puerpério (as primeiras seis semanas após o parto) dá-se frequentemente igualmente no caso de mulheres com saúde psíquica um estado de fraqueza físico-emocional caracterizado por labilidade emocional, crises de choro, sentimento de fraqueza generalizado e exaustão física. No caso de mulheres suscetíveis para tal pode ocorrer uma depressão pós-parto.

Operações ginecológicas

Aspectos psicossomáticos ("somatopsíquicos") são igualmente significativos no caso de operações ginecológicas – principalmente quando há um adoecimento de câncer. A ablação de órgãos que exercem uma função simbólica e significativa como o seio, o útero, os ovários e uma operação na região genital comumente encontra-se relacionada a consequências psíquicas e sociais. A autoestima, a identidade feminina e atratividade são gravemente prejudicadas. A relação conjugal e sexualidade também são frequentemente afetadas. Por isso, uma ablação do útero deve ocorrer somente no caso de uma clara indicação médica.

Conceitos psicossomáticos

Fatores psicológicos

Problemas psíquicos e sociais podem constituir a causa ou consequência de diversas afecções femininas. As diversas tarefas femininas socialmente determinadas como, por exemplo, a atividade profissional, o serviço doméstico, a educação dos filhos ou o acompanhamento de familiares doentes que carecem de cuidados levam a problemas em relação aos papéis exercidos e reações de sobrecarga. Estas expressam-se através de numerosas afecções psíquicas e psicovegetativas, principalmente quando as mulheres não conseguiram alcançar uma autoconfiança no âmbito da socialização específica de cada sexo e aprenderam a enxergar a sua autoestima unicamente em relação ao que representam para os outros. O que leva igualmente à sobrecarga é o esforço de ter o melhor desempenho possível em todas as áreas e, apesar de uma saída temporária da vida profissional em função dos filhos, construir uma carreira semelhante à dos homens.

A taxa de mulheres com transtornos de ansiedade, depressões e distúrbios somatoformes comparativamente maior que a dos homens não está associada somente a sua maior fragilidade biológico-hormonal, e sim, igualmente a fatores psíquicos e sociais. Mulheres reagem de forma mais sensível no caso de problemas na relação conjugal ou na família e nesse contexto são mais suscetíveis do que os homens para distúrbios psíquicos e psicossomáticos. Em função das condições de socialização e dados socioculturais, as mulheres ainda não têm as mesmas possibilidades de autorrealização e de se impor socialmente como os homens.

Uma autoestima feminina insuficiente gera suscetibilidade para distúrbios psíquicos e psicossomáticos. O valor excessivamente grande atribuído pela nossa sociedade à aparência externa das mulheres favorece o mal-estar físico quando a mulher não tem aquele corpo ideal e contribui para a ampla disseminação do distúrbio alimentar da bulimia.

Estratégias terapêuticas

Na psicoterapia com mulheres que sofrem de distúrbios psicossomáticos ginecológicos relevantes torna-se mais claro ainda o que vale de modo bem genérico para o âmbito da psicossomática: o tratamento tem sucesso somente quando a terapia não se dirige somente aos sintomas, e sim, à pessoa como um todo e ao seu contexto psicossocial.

Dependendo da situação, diversos objetivos encontram-se no centro de um tratamento psicoterapêutico: fortalecimento da autoestima feminina, concepção positiva do próprio corpo, vida sexual plena, verificação do comportamento concernente aos papéis feminino e masculino, melhor delimitação em relação a outras pessoas, superação de experiências traumáticas, melhoramento da relação conjugal, transformação e redistribuição das diversas tarefas na família, lar e profissão, elaboração de cirurgias necessárias em função de doenças e experiências de perdas sucessivas de órgãos femininos e transformação hormonal no âmbito do ciclo vital, superação de crises emocionais em relação à gravidez, parto, sangramento, distúrbios do ciclo e de sangramento, infertilidade, fertilização artificial, interrupção de gravidez, contracepção e desvios consideráveis das imagens ideais em relação à aparência, corpo e peso transmitidos pela sociedade.

9 Quando os ouvidos zunem

Eis que trarei um mal sobre este lugar, e quem quer que dele ouvir retinir-lhe-ão os ouvidos.
Jr 19,3

Tinnitus: uma discoteca no ouvido

O Senhor Kramer, um técnico de 47 anos, sofre, após uma fase prolongada de estresse, um derrame no canal auditivo. Percebe muito assustado, ao levantar-se pela manhã, que não escuta mais quase nada no ouvido esquerdo. Uma terapia de infusão, realizada no hospital, que favorece a circulação, traz rapidamente uma melhora. O que permanece é um *tinnitus* bastante desagradável e torturante na forma de um ruído estrídulo extremamente alto nos dois ouvidos. Ele sente uma grande pressão na cabeça, não é capaz de se concentrar, principalmente quando está entre muitas pessoas, passa a evitar todos os ruídos como música, evita eventos e a companhia de amigos. O Senhor Kramer se sente completamente desamparado perante os ruídos estrondosos e com o passar do tempo torna-se cada vez mais depressivo. Teme enlouquecer em pouco tempo ou causar algum mal a si próprio quando não estiver mais capaz de suportar essa situação. Com exceção de sua mulher, sente-se incompreendido por todas as pessoas, principalmente quando falta temporariamente ao seu trabalho ou deseja, ao invés do escritório amplo, uma sala somente para si. Duas outras internações em hospitais, onde são aplicados medicamentos e infusões para favorecer a circulação, não trazem melhoras. Por fim, após dois anos frustrantes, ele deposita as suas últimas esperanças em uma combinação entre terapia de retreinamento do zumbido com um médico otorrinolaringologista especializado nessa área e um psicoterapeuta.

"Fingir-se de surdo" – Ouvido e psique

Através dos ouvidos recebemos todas as informações importantes do meio ambiente. As ondas sonoras de um som ou ruído atingem, através do canal auditivo externo, o tímpano, que deste modo passa a vibrar. Estas vibrações são transmitidas para os ossículos da audição do ouvido médio e em seguida, através de uma membrana, para o ouvido interno. O ouvido interno assemelha-se a um caracol e contém um líquido. Este é transposto para um movimento ondulatório e envolve os finos pelos das células sensoriais que, por sua vez, transmitem um impulso elétrico via nervo auditivo para os centros correspondentes do cérebro. Aqui os impulsos são reconhecidos e traduzidos para uma percepção consciente: ouvimos o grito de uma criança ou a melodia de uma peça musical conhecida.

Quando percebemos ruídos de modo demasiadamente fraco ou quase inaudível, sofremos de uma deficiência auditiva; quando os percebemos de forma demasiadamente alta sofremos de uma sensibilidade auditiva exagerada; quando os ruídos não vêm de fora, e sim do próprio ouvido, somos vítimas de um *tinnitus* um tanto problemático.

Não somos capazes de nos acostumar com barulhos exageradamente altos, e sim, somos prejudicados a médio prazo, pois as células capilares sensoriais acabam morrendo. Barulhos são medidos a partir do volume em decibel (dB). Um valor maior do que 85dB durante oito horas diárias é considerado prejudicial à saúde.

O barulho representa uma fonte de estresse constante para o nosso corpo, pois o mantém, pelo derramamento de hormônios de estresse, em um constante estado de alarme. O coração e a circulação sanguínea são ativados, a atividade digestiva é inibida, o sistema imunológico é prejudicado. O barulho atrapalha o sono e prejudica a capacidade mental, pois afeta a capacidade de concentração. Nos piores casos pode haver uma depressão ou *tinnitus* (ruídos auditivos doentios). São especialmente sensíveis a ruídos as mulheres grávidas, crianças, pessoas idosas e doentes.

Muitas pessoas usam o barulho como droga; buscam diretamente o efeito estimulante dos hormônios de estresse e o estado de alarme do corpo. Mas podemos igualmente fazer barulho para nos defender do medo, evitar o silêncio inquietante ou para aumentar a autoestima através de um volume elevado.

Através dos ouvidos estamos em contato permanente com o meio ambiente; podemos fechar os olhos, os ouvidos, porém, não – a não ser através de meios técnicos auxiliares. Ouvir música ou a voz de uma pessoa amada desencadeia emoções. A música que acompanha o nosso ritmo cardíaco tem um efeito calmante.

As estritas relações entre os ouvidos e a psique e a relação entre humanos revelam-se através de diversas expressões idiomáticas: somos todos ouvidos, ouvimos alguém, oferecemos os nossos ouvidos. Pedimos que alguém nos ouça, fazemos chegar algo aos ouvidos de alguém. Somos ouvidos com facilidade ou então precisamos pedir primeiramente que nos ouçam – ou dizemos simplesmente: "Ouçam!" Podemos ficar de orelhas em pé, ouvir algo somente pela metade ou tapar os nossos ouvidos. Por vezes somos surdos em um ouvido ou deixamos algo entrar por um ouvido ou sair pelo outro. Às vezes somos surpreendidos e ficamos com as orelhas murchas. Por vezes somos sobrecarregados, pois alguém enche os nossos ouvidos de queixas.

Complicações subjetivas na área auditiva ocorrem em diferentes doenças psíquicas, principalmente no caso de depressões, transtornos de ansiedade e distúrbios somatoformes. Pessoas depressivas muitas vezes têm as seguintes queixas: pressão em ambos os ouvidos, ruídos nos ouvidos (tilintar, zunir), dores, sensibilidade em relação a ruídos, diminuição da capacidade auditiva sem diagnóstico orgânico ou intensificada quando já há de fato uma deficiência de audição.

Tabela 11 Problemas auditivos relevantes em termos psicossomáticos

Distúrbios funcionais	Distúrbios dissociativos: • surdez ou deficiência auditiva psicogênica.
Distúrbios de fundo orgânico	Doenças auditivas relevantes em termos psicossomáticos: • *tinnitus*; • derrame no canal auditivo; • aumento da sensibilidade em relação a barulho; • deficiência auditiva; • vertigem; • Doença de Ménière.

Distúrbios funcionais

Distúrbios auditivos dissociativos

Os fenômenos muito raros do distúrbio auditivo psicogênico (surdez dissociativa ou deficiência auditiva) atualmente são chamados de distúrbios dissociativos de sensibilidade e sensação e são incluídos nos distúrbios dissociativos (distúrbios de conversão). Existe um conflito atual como desencadeador.

Um distúrbio dissociativo de audição pode ocorrer em um ou em ambos os ouvidos e se manifesta como perda parcial ou total de audição. Nesses casos os pacientes comportam-se de modo totalmente diverso daqueles com uma diminuição auditiva de fundo orgânico: durante a conversa não fixam o olhar nos lábios daquele que está diante deles, não voltam o ouvido sadio para ele e nem começam a falar mais alto. O distúrbio pode variar de acordo com a situação (distúrbios auditivos em situações de teste e observação, ausência do distúrbio em situações de comunicação descontraídas ou quando a pessoa não é observada).

Distúrbios orgânicos

Tinnitus

Compreendemos por *tinnitus* (latim *tinnire* = tinir) ruídos auditivos subjetivos, sem que haja um evento sonoro externo, que podem ser descritos da seguinte maneira: assoviar, zunir, rugir, murmurar, piar, badalar, estalar, estridular, zoar ou regougar em um ou em ambos os ouvidos ou na cabeça. O volume e a composição dos sons variam, o mais frequente, porém, é um ruído sibilante de alta frequência. O que é bastante penoso nesse caso é o sentimento de estar exposto de modo desamparado sem poder fazer nada a respeito. De acordo com a experiência, os efeitos muitas vezes pesam mais para as pessoas atingidas do que o *tinnitus* em si.

Cada vez mais pessoas se queixam de *tinnitus*; atualmente 4% da população sofre de *tinnitus*, 1% desta percentagem sofre de modo considerável. 10 a 15% dos adultos sofrem ocasionalmente ou constantemente de ruídos auditivos incômodos. Cerca de 0,5% não se encontra mais capaz de levar uma vida normal em função de ruídos auditivos. A possibilidade de adoecer de *tinnitus* cresce com a idade, apesar da sintomatologia já se manifestar entre crianças e jovens entre os quais o risco aumentado de adoecer está relacionado a grande sobrecarga de ruídos como no caso da discoteca ou uso do walkman.

O *tinnitus* pode ser agudo ou crônico, frequentemente ocorre uma remissão espontânea. No caso de um *tinnitus* agudo que dura menos de três meses existe um distúrbio de circulação do ouvido interno. Em função do distúrbio da microcirculação não é fornecido oxigênio ao aparelho auditivo periférico e as células capilares internas são danificadas. Meios que favorecem a circulação sanguínea remediam esse problema.

No caso de um *tinnitus* crônico, isto é, no caso de ruídos que já existem a mais de três meses, uma terapia de infusão desse tipo não faz mais sentido. Nesse caso o tipo de elaboração do *tinnitus* exerce um papel bem mais central. Se as pessoas atingidas conseguem lidar bem com este, fala-se de um *tinnitus* compensado. Os outros pacientes com o assim chamado *tinnitus* descompensado necessitam, ao lado da terapia médica, um tipo de tratamento onde os padrões de elaboração psíquica e diversos aspectos psicossociais precisam ser consi-

Quando a alma fala através do corpo

derados. Os ruídos auditivos permanentes, a perda de audição em relação às frequências agudas e a hipersensibilidade em relação a ruídos levam a um sofrimento imenso acompanhado de numerosos problemas psíquicos, psicossomáticos e sociais: distúrbios do sono, humor depressivo, desamparo e perda de controle em relação ao *tinnitus*, nervosismo, ansiedade, irritabilidade generalizada, tensão constante, distúrbios de concentração, dores de cabeça relacionados à tensão, dores de estômago, inundação acústica, sobrecarga em função de vozes e ruídos quando estamos entre muitas pessoas acompanhada de um retraimento social. Em função de um distúrbio psíquico tal como uma depressão ou distúrbio de ansiedade um *tinnitus* compensado e pouco considerado pode descompensar-se de modo agudo. Um *tinnitus* ocorre frequentemente em pacientes com distúrbios somatoformes como, por exemplo, distúrbios de dor somatoformes duradouros.

80% dos pacientes de *tinnitus* sofrem igualmente de um distúrbio auditivo que se baseia em uma deficiência auditiva do ouvido interno. Muitas das queixas não se encontram primeiramente associadas ao *tinnitus*, e sim, à deficiência auditiva colateral. A compreensão reduzida do que os outros estão falando, principalmente durante conversas com mais de uma pessoa, intensifica o retraimento social e muitas vezes poderia ser melhorada através de um aparelho auditivo.

Muitos pacientes de *tinnitus* sofrem igualmente de tensões na região das articulações da mandíbula (o que pode levar ao bruxismo noturno), assim como na região do pescoço, nuca e ombros, de modo que um relaxamento direcionado da musculatura correspondente tem um efeito amenizador. No caso de um *tinnitus* descompensado não há uma habituação, isto é, não há o desenvolvimento de uma tolerância. A atenção permanece voltada para os ruídos que são interpretados como ameaçadores; isso explica a constante tensão psíquica e física. Justamente aqui são requisitadas medidas psicoterápicas: os pacientes devem aprender a suportar melhor os ruídos auditivos incômodos através de determinadas técnicas que os auxiliam em um redirecionamento da atenção. Pacientes com *tinnitus* que se sentem mais ou menos prejudicados diferenciam-se uns dos outros a partir da forma através da qual superam o distúrbio e das estratégias que empenham para tal.

Derrame no canal auditivo

Compreendemos por um derrame no canal auditivo uma diminuição aguda, na maior parte das vezes unilateral, do canal da cóclea auditiva, da cóclea (do ouvido interno) óssea da têmpora. O distúrbio ocorre em mais ou menos 20 entre 100 mil pessoas e se expande de modo crescente. O grau do distúrbio auditivo vai de uma leve diminuição auditiva à surdez plena que por sua vez é rara. Na maior parte das vezes as frequências altas e médias são atingidas. Um derrame no canal auditivo ocorre, na maior parte das vezes, de repente, quando a saúde encontra-se totalmente intacta; cerca da metade das pessoas atingidas o percebe quando acorda de manhã.

Entre 70 a 80% das pessoas atingidas ocorre como sintoma colateral mais frequente o *tinnitus* incômodo, além disso, uma sensação de pressão no ouvido, tontura, distúrbios de equilíbrio e dores de cabeça acompanhadas de enjoo. As causas mais imediatas provavelmente são uma circulação sanguínea diminuída e consequentemente um subfornecimento de oxigênio para as células capilares sensoriais. Um derrame no canal auditivo pode ser curado inteiramente enquanto que o *tinnitus* frequentemente se torna crônico.

Hipersensibilidade auditiva em relação a ruídos (Hiperacusia)

A assim chamada hiperacusia designa a condição onde sinais de pouca intensidade já são percebidos como demasiadamente altos e/ou desagradáveis. As pessoas atingidas que em princípio apresentam uma audição normal experimentam ruídos como aqueles de um ar-condicionado ou o virar de páginas de um jornal ou até a sua própria voz como incômoda ou torturante.

Uma hiperacusia muitas vezes se manifesta juntamente com um *tinnitus* unilateral (43%) ou bilateral (53%), e isso somente semanas ou meses após o *tinnitus* agudo. Ela, entretanto, pode ocorrer igualmente sem um *tinnitus*. Por vezes uma hiperacusia que já existe há anos leva lentamente a um *tinnitus*. O distúrbio pode ocorrer igualmente de modo bilateral após um trauma unilateral tal como um derrame no canal auditivo.

Deficiência auditiva

A deficiência auditiva é a doença do trabalho mais frequente. Um entre dois aposentados sofre de uma diminuição da audição, 2% das crianças em idade escolar apresentam uma deficiência auditiva em ambos os ouvidos. É preocupante principalmente o aumento de danos auditivos entre a população mais jovem. 28% dos jovens de 20 anos na Alemanha sofrem de uma deficiência auditiva de no mínimo 25dB, causada principalmente por música em volume elevado ouvida no walkman, tocador de CD e alto-falantes de discotecas.

A deficiência auditiva é relevante no sentido psicossomático, pois se encontra relacionada a numerosas consequências problemáticas psíquicas, psicossociais e psicovegetativas. As pessoas atingidas sofrem de nervosismo, irritabilidade, inquietação, dores de cabeça, resistência diminuída, dificuldades de estabelecer contatos, retraimento social e solidão, humor depressivo e perda da autoconfiança, por vezes igualmente de interpretações errôneas paranoicas.

Vertigem

No caso da vertigem típica, a assim chamada vertigem vestibular-periférica (conforme é gerada por uma paralisia do ouvido interno), as pessoas atingidas relatam um movimento ilusório de sua própria pessoa ou do meio ambiente assim como afecções vegetativas como náuseas, ânsia de vômito, palidez e suor frio.

Doença de Ménière

No caso da Doença de Ménière há ataques de vertigem que se manifestam subitamente acompanhadas de náuseas que podem chegar a vômitos e podem manifestar-se sem causa aparente a qualquer hora do dia e da noite. Duram minutos a horas e se repetem em espaços de tempo de tamanho variado. A sensação de tontura pode ser tão marcante que o paciente já não consegue mais ficar em pé sozinho. Além disso há uma perda de audição temporária relacionada ao *tinnitus* e uma sensação de pressão no ouvido afetado. O *tinnitus* que se manifesta é de frequência grave e se intensifica durante um ataque. A razão da doença encontra-se em um acúmulo do líquido linfático no ouvido que tem como consequência um aumento da taxa de líquido em função de uma produção excessiva ou uma redução insuficiente.

Quando a alma fala através do corpo

Conceitos psicossomáticos

Fatores psicológicos

No caso de distúrbios auditivos dissociativos, os psicanalistas têm a seguinte opinião:

Inconscientemente a pessoa atingida não "deseja ouvir algo".

No caso do *tinnitus*, o estresse crônico ou depressões podem ser considerados desencadeadores ou intensificadores da doença; manifestam-se, contudo, como consequência principalmente distúrbios psíquicos e psicossociais tais como desamparo e sentimentos de perda de controle, depressões e distúrbios do sono, retraimento social e estados de ansiedade. Uma incapacidade para o trabalho muitas vezes é o resultado de distúrbios de concentração, de uma inundação de estímulos acústicos desconcertantes quando nos encontramos entre muitas pessoas e da exaustão após uma exposição prolongada a ruídos externos.

Um derrame do canal auditivo muitas vezes é desencadeado por uma sobrecarga crônica, situações de conflitos atuais e um constante estado de tensão emocional. Frequentemente acrescenta-se a um estado de estresse constante ainda algum acontecimento fatal (acidente, morte, doença), o que favorece o derrame do canal auditivo. As relações entre o derrame do canal auditivo e o estresse podem ser facilmente compreendidas: no caso do estresse o hormônio de estresse cortisol é produzido em excesso. Este estreita os vasos sanguíneos e piora a fluidez do sangue; o sangue torna-se mais espesso e pode, inclusive, coagular. Desse modo, pode ocorrer uma obstrução dos pequenos vasos sanguíneos do ouvido interno e assim um derrame do canal auditivo que não é nada diferente do que um infarto do ouvido interno. Como consequência o fornecimento de oxigênio para as células sensoriais altamente sensíveis localizadas no ouvido interno é interrompido.

Com o passar do tempo a Doença de Ménière leva a limitações psicossociais consideráveis. As pessoas atingidas se retraem cada vez mais, pois temem um ataque de tontura em público e não raro passam a sofrer de distúrbios de ansiedade e depressões.

Estratégias terapêuticas

No caso do *tinnitus* crônico e da Doença de Ménière, a cura não é o objetivo da terapia, e sim, a melhora da qualidade de vida e a interrupção do comportamento de evitação (evitação de ruídos, contatos sociais e atividades).

Para o tratamento psicológico e psicoterapêutico do *tinnitus* a concepção atual de que em última instância se trata de um acontecimento no cérebro e não no ouvido é a mais aceita. Partindo deste ponto de vista, medidas psicológicas para lidar de modo mais efetivo com a questão, assim como para superar melhor fatores de estresse que intensificam os sintomas, tornam-se urgentemente necessárias, isto é, principalmente no caso da variante até então incurável do distúrbio. Muitos especialistas compartilham da opinião de que no caso do *tinnitus* crônico se trata, em última instância, de um distúrbio somatoforme, pois diagnósticos encontrados eventualmente (leves danos em função de ruídos, tensões na coluna cervical ou estreitamento dos vasos) não são capazes de explicar a extensão do distúrbio em sua totalidade. Na terapia o ciclo vicioso crescente que engloba a atenção constante, a avaliação negativa dos ruídos, uma reação de estresse aumentada e a piora do *tinnitus* deve ser interrompida.

Exercícios puramente de relaxamento têm pouco efeito no caso do *tinnitus*; as assim chamadas estratégias multidimensionais de superação, por sua vez, são mais efetivas nesses casos. Apesar de não conduzirem a uma eliminação, proporcionam uma melhor superação da sintomatologia e, assim, a uma qualidade de vida mais elevada. Essas estratégias são igualmente efetivas no caso de uma hiperacusia:

1) Fase de informação (psicoeducação). Informações abrangentes a respeito do atual estado das pesquisas e tratamentos devem encorajar os pacientes, muitas vezes já resignados, para alternativas de terapias não medicamentosas quando todas as tentativas medicamentosas fracassaram. Para não entrarem imediatamente em pânico no caso de um *tinnitus* que subjetivamente percebem como alto, as pessoas atingidas precisam aprender o que acontece em sua cabeça nesse momento. Devem ser encorajadas para esta nova experiência para que possam acostumar-se com o *tinnitus* de modo semelhante às pessoas que vivem perto de uma autoestrada ruidosa à medida que se ocupam com outras coisas.

2) Técnicas de relaxamento. Métodos de relaxamento e técnicas de auto-hipnose de início frequentemente são muito difíceis, pois em função de seu silêncio e atenção direcionada ao corpo trazem à memória igualmente o *tinnitus* insistente. No decorrer do tempo, porém, podem ser úteis e efetivos.

3) Redirecionamento da atenção. Através de exercícios de imaginação as pessoas atingidas aprendem a direcionar a sua atenção para conteúdos agradáveis com a finalidade de fazer desaparecer melhor o seu *tinnitus*. Técnicas centradas na emoção e não verbais como a Gestalt-terapia ou terapia corporal melhoram a capacidade de direcionar a atenção.

4) Treinamento de exposição. As pessoas atingidas tendem a evitar o máximo possível fontes de ruídos externos tais como ruídos que vêm da rua, concertos ou conversas, o que intensifica a hipersensibilidade mais ainda. Uma habituação lenta e dosada a ruídos do cotidiano precisa ser treinada para que seja possível conviver igualmente com mais frequência com essas situações e alcançar um melhor estado de relaxamento. Uma confrontação dosada com o meio ambiente tem igualmente como consequência uma construção de atividades cujo abandono muitas vezes favoreceu uma reação depressiva.

5) Modificação dos padrões de pensamento (terapia cognitiva). Padrões de pensamento desfavoráveis ("O *tinnitus* é um mensageiro de um acidente vascular cerebral", "não tenho valor algum caso tenha que continuar a viver dessa forma") assim como atitudes que sobrecarregam constantemente ("Preciso ser perfeito para não perder o controle") precisam ser analisadas e modificadas; desse modo o processo de terapia muitas vezes é apoiado de modo útil.

6) Retreinamento do *tinnitus*. Trata-se de um método relativamente novo de redirecionamento da atenção: um pequeno instrumento no ouvido (denominado de "gerador de ruídos" ou "noiser") emite sons que são regulados para emitir um som um pouco mais baixo do que o *tinnitus*, possibilitando deste modo uma dessensibilização (habituação) do aparelho auditivo. Mas existem igualmente métodos mais simples: a exposição constante ao som através de uma música de fundo, um chafariz no quarto ou um CD com barulhos de água distrai igualmente do *tinnitus*. Nesse caso, contudo, os ruídos externos não de-

vem sobrepor-se ao *tinnitus,* caso contrário não há um estímulo para a habituação.

No caso de um derrame do canal auditivo, terapias psicológicas para a superação do estresse e de relaxamento podem contribuir para evitar um novo derrame do canal auditivo. Consequências por vezes remanescentes do derrame no canal auditivo podem tornar necessário um treinamento para superar o *tinnitus.*

No caso da Doença de Ménière há possibilidades para um tratamento psicossomático voltado para as fases de estresse antecedentes, quando há uma estrutura de personalidade muito voltada para o êxito e uma ansiedade muito grande relacionada à expectativa de um novo ataque.

10 Quando a garganta, o nariz e a voz sofrem

A voz de um ser humano constitui a sua segunda face.
Gerárd Bauer

A sensação de bolo na garganta – Uma sensação constante de aperto na garganta

O Senhor Winter, de 39 anos, técnico de software de uma grande empresa, sofre a alguns meses de uma constante sensação de aperto na garganta que pode ser descrita da melhor forma como um nó na garganta. Muitas vezes ele acha que quando come não é capaz de engolir pedaços maiores, pois estes poderiam ficar presos em sua garganta. Na realidade, porém, este estado desagradável se dá exclusivamente quando engole a seco, quando não está se alimentando. Não somente na mesa, mas igualmente em qualquer outra situação, o Senhor Winter pode ser visto constantemente com uma garrafa de água mineral, pois assim consegue eliminar mais rapidamente a sua sensação de boca seca e de precisar engolir o tempo todo.

Após um diagnóstico orgânico com a finalidade de eliminar hipóteses, torna-se evidente na psicoterapia o relevante pano de fundo psicossocial: o Senhor Winter encontra-se

Quando a alma fala através do corpo 225

profissionalmente sob enorme estresse; preocupa-se principalmente com a sensação de estar empregado no cargo errado. Um ano atrás foi transferido da área de desenvolvimento de programas para a área de vendas onde não se sente nenhum pouco bem. O que mais deseja é pedir demissão, pois se sente subaproveitado; teme, porém, não alcançar o mesmo nível de salário e segurança em outro trabalho.

"Um nó na garganta" – Garganta, nariz, voz e psique

O nariz é o órgão do olfato e o início das vias respiratórias. De todos os órgãos do sentido o olfato é o mais antigo em termos filogenéticos. Podemos fechar os olhos e obstruir os nossos ouvidos; dos cheiros, entretanto, não podemos nos esquivar. Por sermos obrigados a respirar somos obrigados igualmente a sentir os cheiros agradáveis e desagradáveis que nos penetram. O ar que nos penetra passa pela mucosa olfativa na cavidade nasal onde milhares de células sensórias capturam as moléculas olfativas e transmitem impulsos elétricos para o rinencéfalo. Informações do olfato atingem em primeiro lugar diretamente o sistema límbico do cérebro onde desencadeiam imediatamente reações emocionais. Olfatos geram impressões sensoriais de forte tonalidade emocional cujo caráter prazeroso ou não prazeroso se torna igualmente visível na expressão facial ou no comportamento como farejar, torcer o nariz etc. Cheiros podem estimular, acalmar, refrescar ou causar nojo. Determinados cheiros corporais são atraentes ou repelem, desencadeiam simpatia ou antipatia e influenciam assim, consideravelmente, as nossas relações sociais. Normalmente mulheres têm, pelo menos durante a gravidez, um olfato mais sensível do que os homens. Cheiros não ativam somente emoções, e sim, igualmente recordações de modo que no caso de determinados cheiros nos vemos imediatamente transpostos para determinadas situações agradáveis ou desagradáveis. Problemas psíquicos relacionados ao sentido do olfato se dão com mais frequência como consequência de experiências traumáticas; o cheiro de queimado de um acidente, por exemplo, é constantemente recordado involuntariamente conforme isso ocorre no caso do assim chamado distúrbio pós-traumático.

A garganta engloba a faringe, o início do esôfago e a laringe. No interior da laringe encontram-se as cordas vocais. A laringe e as cordas vocais formam a parte mais importante do aparelho fonador.

O aparelho fonador é o sistema motor mais complexo do corpo. Participam da formação de nossa voz cerca de cem músculos e diversos órgãos: o diafragma e o pulmão, a laringe e as cordas vocais no meio, assim como a cavidade bucal, nasal e a faringe. Um som se forma, pois o ar que é expirado atravessa a laringe e faz as cordas vocais vibrarem. Uma voz saudável baseia-se no interjogo otimizado da respiração, vibrações regulares das cordas vocais, tensão corporal, postura corporal e estado psíquico. Enquanto fenômeno físico a voz consiste em cem a mil vibrações das cordas vocais por segundo. Cada pessoa possui uma voz individual, inconfundível e por isso pode ser identificada com mais facilidade.

A voz é a expressão do ser humano como um todo. No estado relaxado ela é mais grave, no caso de tensão mais aguda, sai do tom quando há excitação e treme no caso de grande tensão emocional. A alegria se manifesta através de uma voz bem modelada e cheia, a tristeza, por sua vez, através de uma voz frágil e mais monótona. A voz de uma pessoa é o barômetro de seu humor. O tom da voz de uma pessoa mede em que medida a pessoa fala e canta a partir de seu centro, o quanto ela está sob pressão e se encontra fisicamente ou psiquicamente enfraquecida.

A voz é o órgão mais importante de contato com o meio ambiente e possibilita o diálogo e a relação. Distúrbios da voz constituem primariamente distúrbios de comunicação e não são um problema isolado da laringe ou do aparelho fonador. Afecções psíquicas podem ter um efeito sob as cordas vocais e fazem com que haja um distúrbio na ação conjunta da respiração, voz e articulação. Rouquidão constante ou grandes esforços na hora de falar podem ser a expressão de problemas pessoais mais profundos.

Um nosso bem-estar pode ser expresso através de diversas expressões idiomáticas associadas à região da garganta, nariz e voz.

Por vezes empinamos o nariz, temos um nariz entupido ou algo cheira mal. Quando não estamos de acordo com algo torcemos o nariz ou então estamos fartos[18]. Por vezes temos um bom faro ou alguém nos engana[19]. Frequentemente cheiramos alguém, mas não suportamos o seu cheiro[20]. Se metemos o nosso nariz em tudo, por vezes podemos quebrar a cara. Por vezes algo está na cara[21], ou então precisamos arrancar uma informação de alguém[22].

Por vezes "engolimos um sapo", sentimos um nó na garganta ou então algo atravessa a nossa garganta. Em outras

---

18. Original: *die Nase voll haben*. Tradução literal: estar de nariz cheio [N.T.].

19. Original: *an der Nase rumführen*. Tradução literal: alguém nos conduz pelo nariz [N.T.].

20. Em alemão, a expressão "cheirar alguém" inspira-se no comportamento de alguns mamíferos que se cheiram mutuamente para se tornarem familiares uns aos outros [N.T.].

21. No sentido de algo estar evidente. Em alemão se diz para tal que "algo se torna óbvio a partir da ponta do nariz de alguém" [N.T.].

22. Original: *jemanden etwas aus de Nase ziehen*. Tradução literal: arrancar algo do nariz de alguém [N.T.].

situações nos esgoelamos, perdemos a paciência[23], ficamos indignados[24]. Por vezes nos encarregamos de algo que pode manchar o nosso colarinho, mas no último momento salvamos o nosso pescoço. Às vezes algo nos sufoca, algo que precisamos colocar para fora ou então queremos nos livrar de alguém que quer se pendurar no nosso pescoço. Frequentemente tentamos espreitar algo[25], ou nada é suficiente para nós[26].

Às vezes fazemos valer a nossa voz ou nos esgoelamos; outras, contudo, sentimos um aperto na garganta. Podemos ficar entalados com algo ou alguém está com a corda no pescoço.

Às vezes ficamos sem saber o que dizer. Falamos em alto e bom tom e queremos dar o tom em alguma situação. Por vezes não conseguimos "dar um piu". Tentamos estabelecer um "tom amigável" ou erramos o tom. O tom determina o andamento da música[27].

Distúrbios na região da garganta, nariz e voz ocorrem igualmente no caso de diversos distúrbios psíquicos. Pacientes ansiosos sofrem frequentemente de uma sensação de bolo na garganta. Encontramos os distúrbios funcionais da voz principalmente no caso de pacientes depressivos que amiúde têm uma voz muito baixa e fraca.

---

23. Original: *Uns platzt der Kragen*. Tradução literal: o nosso colarinho arrebenta [N.T.].

24. Original: *Einen dicken Hals bekommen*. Tradução literal: ficamos de pescoço inchado [N.T.].

25. Original: *den Hals recken*. Tradução literal: esticar o pescoço [N.T.].

26. Original: *den Hals nicht voll genug kriegen*. Tradução literal: nunca ficamos de garganta plena [N.T.].

27. Expressão idiomática. Segundo ela o que importa não é o que é dito, e sim *como* algo é dito [N.T.].

Quando a alma fala através do corpo

Tabela 12 Distúrbios relevantes em termos psicossomáticos na região do nariz, garganta e voz

Distúrbios funcionais	Distúrbios não orgânicos: • sensação de bolo na garganta de origem somatoforme; • distúrbio dissociativo do olfato; • rinopatia vasomotora; • distúrbio dissociativo da voz.
Distúrbios de fundo orgânico	Distúrbio relevante em termos psicossomáticos: • rinopatia alérgica (alergia ao pólen).

Distúrbios funcionais

Sensação de bolo na garganta de origem somatoforme

A sensação de bolo na garganta de fundo não orgânico já foi discutida no caso das afecções somatoformes do abdome superior em relação aos distúrbios funcionais do esôfago. Mencionamo-lo igualmente aqui, pois representa o incômodo mais frequente na região otorrinolaringológica. No código de doenças internacional a sintomatologia é incluída em "outros transtornos somatoformes" que não são transmitidos através do sistema nervoso autônomo e além disso encontram-se limitados a determinados sistemas ou partes corporais.

Vulgarmente compreende-se por um *globus pharyngeus* uma obstrução da garganta ou um "bolo na garganta". Definido de modo mais exato trata-se da sensação de que há um corpo estanho na faringe (*pharynx* = garganta) condicionado por uma tensão da musculatura de deglutição e da garganta. Nesse caso há igualmente uma relação estreita com uma tensão da coluna cervical causada por um reflexo. Além da sensação de um corpo estranho que a pessoa atingida busca eliminar através da constante deglutição ou consumo de água, existem outras sensações desagradáveis como coceira, ardência ou dores. Amiúde sensações desagradáveis desse tipo também ocorrem na garganta no caso de distúrbios funcionais da voz – comparável a dores musculares após um esforço muscular excessivo.

Distúrbio olfativo dissociativo

Os raríssimos distúrbios olfativos psicogênicos (falta de olfato ou hipersensibilidade olfativa) são chamados de distúrbios dissociativos de sensibilidade e de sensação e incluídos nos distúrbios dissociativos ou de conversão; o que importa nesses casos é encontrar o conflito atual desencadeante.

Rinopatia vasomotora

O distúrbio funcional mais importante na região do nariz é a assim chamada rinopatia vasomotora ou hiper-reativa que é desencadeada por estímulos inespecíficos. Nesses casos é eliminado um muco aquoso (rinorreia), muitas vezes ligado a um ataque espasmódico de espirro; além disso, há a sensação de um nariz entupido e de um olfato diminuído. De modo semelhante um nariz constantemente entupido acompanhado do constante ato de fungar pode constituir uma reação perante estresse emocional, principalmente quando o sistema imunológico se encontra enfraquecido por causa de uma sobrecarga contínua.

Distúrbios dissociativos da voz

Distúrbios funcionais da voz são afecções não orgânicas da voz que fazem parte dos distúrbios motores dissociativos.

Baseiam-se em uma escassa coordenação do aparelho vocal, o que leva a um distúrbio funcional na entonação. Distúrbios da voz manifestam-se principalmente no caso de pessoas cujas profissões envolvem a fala como, por exemplo, os professores, professoras de jardim de infância ou vendedoras. Distúrbios dissociativos da voz podem ser intensificados através da ansiedade ligada à expectativa de a voz fracassar em público. Por outro lado, um distúrbio orgânico da voz pode igualmente conduzir a problemas psicossociais e favorecer o medo de fracassar em situações sociais.

Distinguimos entre afonias dissociativas e disfonias que podem levar a uma modificação da laringe na ausência de um tratamento.

Uma afonia dissociativa é a perda súbita da voz durante algumas horas ou até diversos dias. A voz perde completamente o tom, a pessoa atingida só é capaz de cochichar. O distúrbio pode manifestar-se sempre de novo.

Disfonias funcionais são distúrbios da voz onde há uma modificação do som e da capacidade da voz, porém sem uma modificação primária das cordas vocais. As pessoas atingidas sofrem rouquidão, fraqueza da voz, compulsão de emitir tossidos, sensações incômodas tais como ardência, secura, dores, sensação de pressão e tensão. Fatores emocionais afetam o uso da voz, a sonoridade e a altura do tom. Há uma relação estreita com a elaboração individual de emoções, conflitos internos, sobrecarga e aspectos referentes a quanto a voz está sendo exigida.

Os sintomas muitas vezes se desenvolvem de modo lento; em mais que a metade após uma infecção gripal ou na região nasal e bucal e mudam de acordo com a situação em intensidade e forma. Muitas vezes existem igualmente sintomas psíquicos (sensação de esgotamento, desânimo, cansaço e insegurança social).

Diferenciamos dois tipos de disfonias: uma "falta" e um "excesso" de voz. Uma disfonia hipofuncional revela-se através de voz baixa, assoprada, uma baixa modulação, uma respiração somente superficial e uma abertura insuficiente da boca e ocorre amiúde entre pessoas em estado de esgotamento e com depressões. Uma disfonia hiperfuncional apresenta os seguintes sinais: uma voz demasiadamente alta, aguda, áspera, por vezes oscilante, timbre duro em parte rangente, má pronúncia das vogais, tendência para uma tensão na entrada da laringe; a voz soa forçada, sofrida, gemida, a articulação é árdua, a respiração demasiadamente forte. Nos dois casos o investimento de força e a técnica vocal não são econômicos.

Distúrbios orgânicos

Rinopatia alérgica

Olhos ardentes, nariz escorrendo e brônquios irritados são os sintomas conhecidos da assim chamada "alergia a pólen". Sofrem de uma rinopatia alérgica desse tipo, que no caso de estresse psíquico por parte das pessoas atingidas pode de fato ser considerada em um sentido mais restrito sob o ângulo da psicossomática, 10 a 20% da população. Trata-se, nesse caso, de uma inflamação alérgica da mucosa nasal (por exemplo, através de pólens, poeira domiciliar ou pelos de animais) com os sintomas de coceira, nariz constipado, nariz escorrendo, ânsia de espirro, voz nasal, distúrbios do olfato e do paladar, sinusite e fadiga. Cada vez mais pessoas sofrem de alergia ao pólen: um em cinco adultos é atingido – a tendência cresce fortemente.

Quando a alma fala através do corpo

Conceitos psicossomáticos

Fatores psicológicos

Fatores de sobrecarga ligados ao estresse e a problemas psicossociais são considerados desencadeadores ou intensificadores de afecções orgânicas na região nasal, da garganta e da voz.

Uma sensação de bolo na garganta pode ser a expressão de conflitos internos, sobrecarga, estresse, medo, depressões, sensações de desamparo e impotência. No caso de excitação e estresse a garganta resseca de modo que as pessoas atingidas precisam pigarrear e tossir constantemente. Em função de voltarem constantemente toda atenção para a região da garganta, a sintomatologia é intensificada e fixada de modo desnecessário.

A hiper-reação da mucosa nasal pode ser intensificada tanto no caso de uma rinopatia vasomotora assim como no caso de uma rinopatia alérgica através de emoções fortes e o estresse que enfraquece o sistema imunológico. No caso de conflitos conjugais, medos e depressões muitas vezes bastam poucos pólens para desencadear a sintomatologia.

Distúrbios dissociativos da voz muitas vezes se encontram relacionados a tensões internas, conflitos psíquicos, insegurança social, medo, estados depressivos, estresse e sobrecarga na família ou na profissão. Outra razão está associada ao uso incorreto da voz, principalmente no caso de profissões que envolvem a fala como as de telefonistas, vendedoras ou professores, de modo que ocorre uma sobrecarga das cordas vocais. No caso de pessoas com profissões que envolvem a fala assim como no caso de cantores e atores o estresse psicossocial é ainda mais intensificado em função do medo compreensível de perderem o seu trabalho. Experiências traumatizantes como acidentes, violência sexual e física podem levar a uma perda total da voz – seguindo um padrão do tipo "não quero mais me comunicar com este mundo". Distúrbios da voz podem formar-se, inclusive, em função de respiração errônea condicionada emocionalmente.

Estratégias terapêuticas

No caso da sensação de bolo na garganta, técnicas para a respiração correta são muito úteis para intensificar principalmente o relaxamento na fase da expiração. Na presença de distúrbios funcionais do nariz, técnicas respiratórias podem favorecer a respiração através do nariz ao invés da boca, pois a respiração bucal não permite um aquecimento e a umidificação adequados do ar. No caso de distúrbios dissociativos do olfato, sensações relacionadas a ele podem eventualmente ser estimuladas novamente.

Quando há distúrbios funcionais da voz é prioritariamente necessário que haja igualmente um tratamento fonoaudiológico, onde, porém, uma visão integral que inclui o estado emocional e psicossocial é decisiva. O trabalho com a voz sempre significa o trabalho com a pessoa toda. Exercícios que se concentram exclusivamente nos sons e na voz não trarão o efeito desejado. O que vale em princípio é: primeiramente os conflitos internos e situações externas que se encontram por trás dos diversos sintomas otorrinolaringológicos precisam ser reconhecidos e superados.

11 Quando o estresse atinge o olho

O olho é o ponto onde a alma e o corpo se misturam.
Christian Friedrich Hebbel

Capacidade de enxergar diminuída – Visão turva em função de tensão e depressão

O Senhor Maurer, um empregado técnico de 37 anos, de repente se torna incapaz de exercer a sua profissão, pois sofre há dois meses de um distúrbio da visão inexplicável. Diversos oftalmologistas não conseguem detectar causas físicas para a sua visão dupla, turva e o campo de visão subitamente diminuído. Há um ano a empresa onde trabalha vai tão mal que ele teme ser despedido. Há igualmente grandes problemas pessoais: a sua mulher o ameaça com o divórcio, pois conheceu em função das frequentes viagens de seu marido ao exterior um outro parceiro. Considerando simultaneamente outras queixas como cansar-se rapidamente, falta de vontade, falta de apetite, distúrbios do sono e de concentração dá-se um quadro depressivo reativo.

"Fechar os olhos diante de algo" – Olhos e psique

O olho absorve a luz tal como uma câmera e conduz os raios de luz difratados para uma superfície sensível, a retina. O estado da lente (achatada ou curvada) determina o tipo da refração de luz e assim a visão de perto ou longe. A pupila é a abertura na íris que, assim como um diafragma que trabalha de modo automático se abre ou fecha de acordo com o caimento da luz, isto é, se amplia ou estreita. Por trás da lente encontra-se o globo ocular, que está preenchido com uma substância transparente gelatinosa, o corpo vítreo do olho em cujo revés se encontra a retina. A retina é a contraparte natural de um filme fotográfico. É composta por três camadas de células nervosas com receptores de luz na parte externa. Os impulsos nervosos em seguida são transmitidos ao cérebro para o processamento. Cerca de 80% de todas as impressões dos sentidos percebemos através dos olhos.

Entre os olhos e o cérebro há uma ligação anatômica estreita, pois a retina e o nervo ótico constituem – sob a perspectiva da história do desenvolvimento – partes do cérebro deslocadas para o olho. Isso torna compreensível o fato de impressões visuais desencadearem imediatamente reações emocionais como, por exemplo, chorar por causa de um filme. Quando fechamos os olhos, o cérebro continua se movimentando de modo inconsciente. Quanto mais experiências processamos no inconsciente, mais intensos os movimentos dos olhos.

No caso de medo e excitação emocional o sistema nervoso simpático gera uma ampliação das pupilas para permitir uma passagem maior de luz; assim os olhos se tornam mais sensíveis para a luz e o campo de visão aumenta. Uma pupila aumentada, comparável a um diafragma maior da máquina fotográfica, diminui a profundidade da nitidez e assim a possibilidade de diferenciar melhor distâncias diversas umas das outras. Desse modo objetos ameaçadores podem ser melhor detectados.

No caso de estresse, excitação ou ansiedade muitas pessoas têm a impressão de que não estão enxergando bem objetos próximos. Esse fenômeno é causado pelo sistema nervoso simpático: as lentes dos olhos são achatadas no caso de estresse e consequentemente têm um poder de refração diminuído, isto é, a distância focal aumentada. O sentido por detrás disso está claro: No caso de perigo um boa visão de longe possivelmente é necessária para a sobrevivência. A visão de perto, porém, é prejudicada, pois nessa situação não possui uma importância elementar.

Problemas com os olhos atualmente muitas vezes se dão em função de uma atividade no computador. A constante focalização da lente para a visão de perto que é necessária para o trabalho com o monitor representa um grande esforço para os olhos. Até 40% das pessoas que se ocupam com o computador se queixam de olhos cansados, ardentes ou lacrimejantes durante o trabalho no computador. Olhos avermelhados não são um adoecimento do aparelho ocular, e sim, a expressão do grande esforço em função de olhar durante horas para o monitor. Os olhos têm pouco fluido lacrimal ou a composição do filme lacrimal não está mais correta. A pessoa passa a ter olhos secos – olhos vermelhos são a consequência. Um terço dos navegadores da internet se queixa a respeito de uma capacidade visual diminuída. 60% aumentam até uma dioptria, 31% até três e 9,5% encontram-se inclusive acima deste valor.

Nos olhos espelham-se, conforme Goethe o formulou de modo tão belo, "de fora o mundo e de dentro o homem".

Os nossos olhos são as "janelas para o mundo". Através dos olhos reconhecemos o mundo, criamos uma imagem de nosso entorno, entramos em contato com outras pessoas e estabelecemos uma relação profunda com determinadas pessoas como o parceiro. Sendo assim, o olho é um órgão importante de comunicação. Quem abaixa os olhos constantemente é considerado tímido ou inseguro. Quem olha o outro de modo que este se sinta invadido é percebido como inoportuno.

Os nossos olhos (isto é, o nosso olhar) podem ser quentes, duros, abertos, inexpressivos, voltados para si, bondosos, invasivos, devoradores, fiéis, frios, rejeitadores, desesperados, assustados, paralisados de susto, arregalados em função de medo e pânico, transfigurados, brilhantes, irradiantes ou sem brilho. Em um sentido figurado podemos ter um olhar prudente, uma visão ampla, uma visão pequena ou podemos ser cegos. Através de nosso olhar outras pessoas podem enxergar os nossos sentimentos e estado de humor – os olhos são um espelho de nossa alma; expressam igualmente os nossos "pontos de vista" em um sentido mais amplo. Esses aspectos se refletem nas diversas expressões idiomáticas: um olhar diz mais do que mil palavras, ser todo ouvidos e muito atento[28], ter algo em vista, visualizar algo, acariciar algo com os olhos, encarar a verdade de olhos abertos, fechar os olhos diante de algo, algo pode acabar mal[29], não acreditar no que se vê, algo salta aos olhos, fingir

---

28. Original: *ganz Auge und Ohr sein*. Tradução literal: ser todo olhos e ouvidos [N.T.].

29. Original: *etwas kann ins Auge gehen*. Tradução literal: algo pode atingir o nosso olho [N.T.].

Quando a alma fala através do corpo 239

que não estamos vendo algo, encarar algo com um olhar benevolente e ao mesmo tempo crítico, escapar com pouco prejuízo[30], encarar o mundo de olhos abertos, encarar algo segundo um novo ou outro ponto de vista, algo é apenas uma cortina de fumaça[31], usar antolhos[32], cuidar de algo com muito zelo[33], encarregar alguém de algo desagradável[34], tapear alguém[35], ser uma pedra no sapato de alguém[36]. Foi amor à primeira vista, o que os olhos não veem o coração não sente. Dizemos também que alguém está completamente cego quando não vê ou não quer enxergar algo.

No âmbito dos distúrbios psíquicos os seguintes problemas na vista surgem principalmente no caso de depressões: uma suposta miopia, queixas a respeito de correções errôneas ou não suficientes da vista, inflamações crônicas das partes anteriores dos olhos, visão prejudicada sem um diagnóstico objetivo, sensibilidade à luz, visão dupla.

---

30. Original: *Mit einem blauen Auge davon kommen*. Tradução literal: escapar com um olho roxo [N.T.].

31. Original: *etwas ist eine Augenwischerei*. Tradução literal: algo embaça o nosso olhar – no sentido de um disfarce [N.T.].

32. No sentido de se ter uma visão ou compreensão limitada [N.T.].

33. Original: *etwas hüten wie den eigenen Augapfel*. Tradução literal: cuidar de algo como se fosse o nosso próprio globo ocular [N.T.].

34. Original: *etwas aufs Auge gedrückt bekommen*. Tradução literal: enfiar algo no olho de alguém [N.T.].

35. Original: *Sand in die Augen streuen*. Tradução literal: pôr areia nos olhos de alguém [N.T.].

36. Original: *ein Dorn im Auge sein*. Tradução literal: ser um espinho no olho de alguém [N.T.].

Tabela 13 Problemas oculares psicossomáticos relevantes

Distúrbios funcionais	Distúrbios dissociativos da visão: • perda de nitidez; • vista embaçada; • visão dupla; • hemianopsia; • hipersensibilidade visual.
Distúrbios de fundo orgânico	Adoecimentos oculares psicossomáticos relevantes: • glaucoma; • uveíte; • retinopatia serosa central; • heteropatia.

Distúrbios funcionais

O que estressa a psique pode igualmente atingir os olhos. Os olhos constituem *o* órgão de comunicação; por isso problemas psicossociais podem expressar-se a partir de distúrbios da vista. Os distúrbios da vista funcionais ou psicogênicos, atualmente chamados de distúrbios da vista dissociativos, consistem em uma perda ou perda parcial da visão ou no oposto, isto é, numa hipersensibilidade visual. Trata-se de distúrbios de conversão com desencadeadores psíquicos específicos (determinadas situações de conflito ou grande sobrecarga) e um determinado conteúdo simbólico.

Distúrbios visuais dissociativos manifestam-se frequentemente a partir da perda de nitidez da visão de um ou ambos os olhos, da perda de nitidez em relação à profundidade, da percepção de imagens duplas, de hemianopsia, vista embaçada ou visão de túnel, de cegueira noturna, hipersensibilidade à luz e consequente ofuscamento ou de um distúrbio em rela-

Quando a alma fala através do corpo

ção à capacidade de enxergar as cores. Em casos muito raros há uma cegueira em um dos olhos ou ambos, uma cegueira total, porém, é extremamente rara. São igualmente típicos distúrbios da reação de convergência, isto é, da visão de perto, assim como às vezes espasmos de convergência que não possibilitam uma focagem da capacidade visual em relação a perto e longe. Uma tensão muscular funcional na região dos olhos muitas vezes intensifica a sensação da falta de nitidez e da visão dupla. Apesar das queixas a respeito da perda de visão, as pessoas atingidas muitas vezes são capazes de se orientar e movimentar de modo surpreendentemente eficaz. O distúrbio às vezes surge subitamente e está relacionado a determinados problemas psíquicos e psicossociais.

Distúrbios orgânicos

Distúrbios de visão de origem orgânica acompanhados de componentes psicológicos e psicossociais são mais frequentes do que se acreditava até então. Pelo menos no caso de algumas doenças dos olhos aponta-se sempre de novo para aspectos psicossomáticos, apesar de não existirem provas científicas suficientes para tal. Inclusive a miopia e até mesmo dioptria podem estar associadas a problemas psíquicos; uma inflamação purulenta da conjuntiva pode apontar para um sistema imunológico deficiente.

Glaucoma

O glaucoma é uma doença crônica dos olhos. A pressão intraocular encontra-se elevada – as consequências são: o corpo vítreo pressiona a retina e o sensível nervo ótico é esmagado. Além disso, a pressão elevada afeta igualmente o fornecimento de sangue do nervo ótico; então há a ameaça de danos irreparáveis que podem chegar à cegueira. Além da diminuição da pressão intraocular, o médico deve igualmente considerar uma melhora da circulação sanguínea da parte posterior do olho, pois esta se encontra claramente diminuída em uma parte das pessoas atingidas.

Uveíte

A palavra uveíte deriva de *uvea* (retina); esta engloba a íris, o assim chamado corpo ciliar, e a coroideia. No caso da uveíte todas essas regiões encontram-se inflamadas, frequentemente nos dois olhos. As afecções mais frequentes no caso de um adoecimento súbito são: vermelhidão intensa dos olhos, fluido lacrimal aumentado, sensação elevada de ofuscamento, vista embaçada, dores oculares pungentes. No caso de uma sintomatologia crônica surgem gradativamente pioras da visão e um véu cada vez mais denso.

Retinopatia serosa central

Essa doença não inflamatória da retina que ocorre principalmente na meia-idade consiste em um edema da região central da retina. Há um acúmulo de líquido por baixo da retina na região da visão mais nítida. O que pode ser comprovado é um defeito em uma determinada camada da retina, o epitélio pigmentar, através do qual o líquido vaza. Muitas vezes a nitidez da visão melhora por conta própria.

Heteropatia

A heteropatia é uma tendência para o estrabismo, quer dizer, um desvio passageiro da posição normal dos olhos. Em determinadas situações com uma capacidade de fusão diminuída (cansaço, doença febril, nervosismo, álcool) aparecem

Quando a alma fala através do corpo

igualmente outros sintomas como dores de cabeça e oculares, ardência e principalmente visão dupla.

Conceitos psicossomáticos

Fatores psicológicos

Pessoas com distúrbios dissociativos da visão "não querem enxergar algo" segundo a psicanálise. Distúrbios dissociativos comumente expressam uma sobrecarga maciça ou refletem um problema que está associado a uma situação de crise atual ou de longa data.

Na vida cotidiana a vista atualmente é influenciada por numerosas atividades que exigem um esforço visual, por exemplo, o trabalho constante no computador, muitas horas em frente à televisão, dirigir ou o trabalho com o microscópio. Problemas oculares não orgânicos muitas vezes encontram-se associados ao estresse em um sentido mais amplo. Segundo um exame de funcionários bancários, ao menos uma entre três queixas em relação à pressão ocular (dores de cabeça, conjuntiva ressecada, afecção geral dos olhos) ocorre através de problemas psicossociais no local de trabalho. Grande parte das queixas a respeito de problemas oculares (retina irritada, olhos machucados, que coçam e olhos "pesados", nitidez diminuída da visão e visão dupla durante e após o trabalho) é de origem psíquica e se baseia menos em causas físicas.

No caso de um distúrbio psicogênico dos olhos trata-se por vezes de consequências de uma situação de vida extremamente traumatizante como, por exemplo, no caso de experiências de guerra. Desse modo, no caso de um grupo de pessoas gravemente traumatizadas uma cegueira duradoura resultou do fato de estas terem chorado longamente e intensamente.

Funções orgânicas do olho como a nitidez da vista, a mobilidade do globo ocular, a capacidade de enxergar cores e a visão do hemicampo estão submetidas a oscilações que são determinadas pelo estado psíquico. Distúrbios orgânicos da visão muitas vezes encontram-se associados a um estresse duradouro ou mudanças de vida difíceis de serem elaboradas tal como o divórcio, a morte do parceiro ou fracassos profissionais – o estresse gera um aumento da pressão intraocular, tensão dos músculos e consequentemente uma má circulação sanguínea no olho.

Segundo novas descobertas, o estresse constante pode conduzir ao glaucoma. Pacientes com glaucoma reagem de modo bastante sensível diante de qualquer tipo de estresse. No caso da uveíte não é possível encontrar causas orgânicas de forma majoritária, de modo que é preciso pressupor uma doença autoimune que é intensificada através do estresse e condições de vida problemáticas. Uma doença não inflamatória da retina (rinopatia serosa central) muitas vezes é condicionada através de estresse psíquico, principalmente profissional.

Aspectos terapêuticos

No caso de distúrbios dissociativos da visão não há – provavelmente em função da raridade – nenhum programa de tratamento padrão eficaz. Deve-se considerar sempre cada caso por si só. Cada caso exige um procedimento individualizado. Um treinamento puramente de relaxamento provavelmente não terá nenhum êxito, razão pela qual é necessário um tratamento psicoterapêutico para que os conflitos de base sejam eliminados.

No caso de sobrecarga e exaustão dos olhos – por exemplo, em função de longas horas de trabalho no computador –

Quando a alma fala através do corpo

um treinamento da vista pode ser útil. Desse modo a tensão, principalmente a do músculo intramuscular – do músculo ciliar – pode ser diminuída. Devemos ser cuidadosos em relação aos diversos treinamentos de vista ofertados que tem o objetivo de reduzir a miopia. Um problema da vista condicionado anatomicamente não pode ser eliminado simplesmente através de um treinamento.

No caso de distúrbios orgânicos da vista acompanhados de componentes psíquicos e psicossociais deve se reduzir incondicionalmente o nível de estresse. Segundo novas descobertas pode se diminuir a pressão intraocular elevada (glaucoma) através de treinamento autógeno e hipnose. No caso de distúrbios da vista que levam à cegueira um apoio psicológico e psicoterápico pode ser indicado em função de consequências psíquicas e psicossociais – como, por exemplo, depressões, incapacidade para o trabalho ou isolamento social – para assim obter uma melhor superação da doença.

12 Quando os dentes rangem ou doem

Ali haverá choro e ranger de dentes.
Mt 8,12

Bruxismo: o terror noturno

Júlia, uma aluna de 17 anos, range há alguns anos com tamanha força os dentes durante a noite de modo que seus dentes frontais superiores já se encontram completamente desgastados. Seus dentes trituram uns aos outros tal como pedras de moinho; de manhã ela está completamente exausta e se queixa de dores de cabeça. Ela mesma não percebe nada a respeito durante o sono, ao contrário de sua irmã mais nova que acorda regularmente em função disso. Durante o dia Júlia igualmente pressiona sem querer e perceber os dentes com tanta força uns sobre os outros que sente dores na região da musculatura da mastigação. Uma placa que serve como proteção para os dentes durante a noite impede o pior, mas não resolve o problema básico da tensão crônica que se estende até a noite. No caso de qualquer tipo de estresse – por exemplo, antes de provas – e problemas psíquicos como desgostos amorosos o ranger se intensifica. Por fim, Júlia se deixa convencer da utilidade de um tratamento psicoterápico e começa a se confrontar com os problemas que existem "por trás".

Quando a alma fala através do corpo 247

"Trincar os dentes"[37] – Dentes e psique

A cavidade bucal é o local onde ocorrem diversas atividades tais como mastigar, morder, sugar e engolir. Os dentes têm uma função de ferramentas na medida em que possibilitam a capacidade de mastigar e falar; podem, porém, igualmente ser usados como arma ou considerados joias.

A boca e os dentes são regiões centrais para a percepção e a expressão de emoções. Os afetos podem ser expressos de forma mímica através do sorriso ou do ato de mostrar os dentes de modo atraente e simpático, de mostrar os dentes de forma agressiva, de ranger os dentes, pressionar a mandíbula ou morder os lábios. A região da boca, das bochechas e dos dentes é permeada por um emaranhado de nervos que deve possibilitar a dor como um sinal de alerta útil; ao mesmo tempo, porém, isso envolve igualmente uma sensibilidade especial à dor.

Entre o aparelho da mastigação há relações mais estreitas do que normalmente se supõe. No caso de estresse muitas pessoas trincam literalmente os dentes.

A relação entre os dentes e do estado emocional se revela a partir de diversas expressões idiomáticas: ranger e bater com os dentes[38], mostrar os dentes para alguém, tocar a raiz do dente de alguém[39], gostar tanto de alguém a ponto de querer morder a pessoa, trincar os dentes e superar um proble-

---

37. Expressão que na língua alemã, igualmente idiomática, significa querer resolver algo a qualquer custo" [N.T.].

38. Expressão idiomática que, em alemão, significa fazer algo contra a própria vontade [N.T.].

39. Expressão idiomática que, em alemão, significa investigar alguém ou pôr alguém à prova [N.T.].

ma, desgastar os seus dentes em função de algo[40], não largar o osso, ruminar problemas, mordiscar algo[41], defender algo com unhas e dentes, morder em granito[42], suportar algo trincando os dentes, caminhar sob a gengiva[43], engolir/morder uma pílula amarga. Ao invés do mote "olho por olho, dente por dente" devemos considerar o ditado: "o sorriso é o modo mais elegante de mostrar os dentes ao seu opositor".

Problemas com os dentes podem manifestar-se igualmente no caso de problemas psíquicos, mais frequentemente no caso de depressões e distúrbios de ansiedade, pois as pessoas atingidas muitas vezes apresentam tensões crônicas na região da mandíbula. Pessoas depressivas apresentam, apesar de diagnósticos insignificantes, frequentemente dores de dente ou se queixam de um mau ajustamento de sua prótese dentária apesar de esta ter sido testada diversas vezes. Problemas dentários podem igualmente ser "inventados" no âmbito de uma dismorfofobia, isto é, no sentido de uma suposta desfiguração em função de dentes feios. Pacientes psiquiátricos apresentam igualmente diversas inflamações paradontais, cáries, intolerância a próteses e as síndromes de dor parafuncional.

No caso de crianças e jovens, o hábito duradouro de chupar o dedo para diminuir a tensão tem problemas mandibular-ortopédicos como consequência. No caso de uma regulação dentária necessária surge ainda outro perigo: através

---

40. Expressão idiomática que, em alemão, significa não ter sucesso, fracassar [N.T.].

41. Expressão idiomática que, em alemão, significa ter dificuldade de elaborar algo [N.T.].

42. Expressão idiomática que, em alemão, significa não conseguir algo [N.T.].

43. Expressão idiomática que, em alemão, significa estar arruinado e exausto [N.T.].

Quando a alma fala através do corpo

de um aparelho ortodôntico os dentes são empurrados um pouco para trás pelo ato constante de chupar o polegar ou os dedos, por sua vez, são puxados para frente, de modo que podem ficar frouxos caso não se pare de chupar o dedo.

Um aspecto psíquico significativo no caso de um tratamento dentário é o medo generalizado do dentista que pode ser encontrado a partir de uma forma amena ou média em 75% da população. A forma doentia atualmente é chamada com razão de oralofobia. Cerca de 15% da população sofrem dela e por isso só procura o dentista sob grande ansiedade ou simplesmente não vai. Dá-se um ciclo vicioso: por medo de dores são evitados todos os controles dentários, o que com o passar do tempo leva a dentes danificados e por isso mesmo a grandes problemas e graves dores.

Tabela 14

Distúrbios funcionais	Distúrbios não orgânicos: • parafunções dentárias: bruxismo (ranger dos dentes); • tensão dolorosa dos músculos na região mandibular e facial (mioartropatias e síndrome de dor e disfunção craniomandibular); • ardência da mucosa bucal e da língua; • afecções relacionadas ao amálgama.
Distúrbios de origem orgânica	Doenças dentárias psicossomáticas relevantes: • periodontite; • problemas com próteses (consequências psíquicas de perdas dentárias e próteses).

Distúrbios funcionais

Bruxismo

As disfunções não orgânicas na região bucal e mandibular são chamadas de parafunção dentária. Trata-se de fenômenos como ranger, triturar e pressionar os dentes, sugar as bochechas para entre os dentes e pressionar a língua contra os próprios dentes ou partes das próteses dentárias. Uma pessoa relaxada normalmente tem diariamente dez minutos de contato com os dentes, no caso de estresse este contato é multiplicado.

A longo prazo surgem graves problemas que muitas vezes só levam tardiamente, quando já há dores, a um tratamento:

• Danos consequentes para os dentes: áreas dentárias lisas, o que leva a coroas dentárias encurtadas, quer dizer, há uma perda de substância na região do esmalte dentário (conhecido como desgaste dos dentes), rachaduras no esmalte, bordas quebradas dos dentes, defeitos na região cervical do dente (região entre coroa e raiz), sensibilização da raiz e do nervo do dente com a consequência de dores que se assemelham a cáries ou extrema sensibilidade à temperatura.

• Danos consequentes no periodonto: afecção da dentina, afrouxamento e migração dentária, assim como obturações frouxas com o perigo de uma perda do dente.

• Danos consequentes na musculatura: inflamação, mudanças no tecido, distúrbios de coordenação no processo de movimento e dores de pressão na hora de mastigar muitas vezes são a consequência de uma tensão muscular constante e o concomitante distúrbio da circulação sanguínea no tecido e do metabolismo.

• Danos consequentes nas articulações da mandíbula: limitações dos movimentos da mandíbula inferior e modificações deformadoras das articulações da mandíbula como consequência da sobrecarga de pressão e tração.

• Distúrbios da mucosa bucal e da língua: ferimentos e modificações da mucosa bucal e da língua como consequência dos movimentos prolongados da língua e das bochechas assim como do ato constante de morder o tecido com os dentes.

• Dores: mandibulares e faciais, dores que irradiam para a região da nuca, ombros, têmporas e ouvidos com consequências tais como dores de cabeça, enxaqueca, *tinnitus* ou dores na hora de abrir a boca.

O ranger de dentes é a forma mais conhecida das parafunções. Entendemos por isso uma hiperatividade do sistema de mastigação que se manifesta através do ato de ranger e pressionar as arcadas dentárias para fins não funcionais principalmente durante a noite. Em fases extremas de concentração o bruxismo pode ocorrer igualmente durante o dia e pode ser reconhecido principalmente a partir do ato de pressionar as mandíbulas uma sobre a outra. O bruxismo noturno consiste, na maior parte das vezes, em ranger e triturar e, por vezes, em episódios de pressionar. 8% da população sofre ao menos uma vez por semana de bruxismo, cerca da metade range também durante a noite. Cerca de 80% são mulheres. Atualmente, condicionado pela vida estressante, o bruxismo se expande fortemente. Cada vez mais pessoas entre 20 e 40 anos têm dentes tão desgastados como normalmente o esperaríamos somente entre pessoas bem mais idosas.

As pessoas atingidas muitas vezes não percebem a extensão de sua tensão e do ato de ranger dentes, pois descarregam a sua tensão interna normalmente durante a noite através do ato de ranger (mais ou menos um minuto por hora). Desse modo também é completamente compreensível que no caso de uma placa interoclusal (uma placa de plástico) surja, pelo menos durante um tempo, mais inquietação e tensão.

A tensão muscular crônica conduz a um aumento de um contato não fisiológico entre os dentes e a uma pressão maciça nos dentes (por exemplo, durante 40min há uma pressão de até 70kg e fortes dores na região da mandíbula). As pessoas atingidas expõem os seus dentes e o seu sistema de mastigação a uma pressão enorme. Essa pressão nas arcadas dentárias pode atingir até 300kg no caso de mulheres e 400kg no caso de homens.

Mioartropatia

A forma somatoforme mais frequente da dor facial é uma mioartropatia do sistema de mastigação, um distúrbio que tem a sua origem em uma musculatura mastigatória tensionada (miopatia), mais raramente nas articulações da mandíbula (artropatia) ou em ambas (mioartropatia). Uma mioartropatia engloba no mínimo três dos seguintes sintomas: ruídos das articulações quando há movimento da mandíbula, movimento limitado ou abrupto da mandíbula, dores na função da mandíbula, travamento da mandíbula na hora de abrir, pressionar dos dentes, bruxismo ou outras parafunções orais (morder ou pressionar a língua, os lábios ou as bochechas). O distúrbio também é chamado de Síndrome da Dor Temporomandibular ou Síndrome de Disfunção Craniomandibular (a segunda designação atualmente é reconhecida internacionalmente).

Existem dores persistentes na região da musculatura da mastigação e facial (boca, dentes, articulações da mandíbula) e das partes faciais adjacentes que podem irradiar até as regiões laterais da nuca e da cabeça. Não raro encontramos tensões musculares e pontos de pressão em ambos os lados da musculatura, estalos na articulação da mandíbula e afecções da mobilidade da mandíbula inferior. Além disso as pessoas atingidas ainda relatam os seguintes sintomas: tontura, humor depressivo, ansiedade, bruxismo (especialmente ranger de dentes noturno), espasmos musculares até a coluna vertebral e a região dos ombros e dos braços. Essas dores não consistem em uma neuralgia do trigêmeo súbita e unilateral conforme muitas vezes se acredita, e sim, em dores constantes ou ao menos dores que persistem em forma de ondas e muitas vezes bilaterais, inclusive fora da região do nervo trigêmeo. Na odontologia o quadro da mioartropatia é designado Síndrome Disfuncional de Dor Orofacial ou Dor facial Atípica na Região Otorrinolaringológica; baseia-se, entretanto, em outras causas apesar de as mesmas designações muitas vezes serem usadas na medicina odontológica.

Ardência da mucosa bucal

A ardência da mucosa bucal, da língua ou do palato na maior parte das vezes surge entre pessoas mais velhas do sexo feminino. Os sintomas oscilam ao longo do dia: pela manhã são fracos e à noite normalmente mais intensos, e nesses casos levam inclusive a um distúrbio do sono. Afecções adicionais muitas vezes consistem em boca seca e sensações desagradáveis como formigar, coçar, fisgar e ferimentos. Oscilam em sua intensidade e localização e não correspondem à região de atuação de determinantes nervos, o que significa que não é possível encontrar fatores orgânicos. São consideradas razões fatores psicogênicos não específicos como, por exemplo, depressões e estresse cotidiano. Quando, após a eliminação de causas orgânicas, a abdicação da prótese durante uma semana não traz nenhum alívio da ardência da mucosa bucal, as chances de um tratamento puramente odontológico é praticamente zero.

Afecções relacionadas ao amálgama

Afecções relacionadas ao amálgama atualmente são consideradas afecções relacionadas ao meio ambiente pelos especialistas e são incluídas nos distúrbios somatoformes. As pessoas atingidas não o veem dessa forma e relacionam os seus problemas dentários ou outras afecções corporais inespecíficas a obturações dentárias nocivas de amálgama. A concentração de mercúrio que é liberada nesses casos, porém, é tão pequena que não pode ser considerada a razão das afecções mencionadas. Antes de determinadas intervenções odontológicas ou quando há a necessidade constante de tratamento dentário, apesar de dentes saudáveis, os médicos e as pessoas atingidas deveriam considerar com mais frequência a possibilidade de um distúrbio psíquico.

Distúrbios orgânicos

Doenças do periodonto

Doenças inflamatórias do periodonto (periodontite) que destroem o osso mandibular representam um problema crescente. Normalmente o primeiro sintoma é o sangramento da gengiva. Uma inflamação inicial da gengiva, causada por bactérias na placa dentária, se expande do tecido mole para todo o periodonto, isto é, igualmente para o osso mandibular e nos casos mais graves leva, pela degeneração do osso, primeiramente a dentes soltos e por fim à perda dos dentes. O corpo se defende contra os invasores; desenvolve, porém, uma hiper-reação com consequências fatais: grande parte da danificação do tecido não é causada por bactérias, e sim, pela

Quando a alma fala através do corpo

reação do sistema imunológico. Significativos 40% da população alemã apresentam uma leve periodontite, na maior parte sem sabê-lo. Desse modo essa doença dentária encontra-se mais expandida do que as cáries. 15% das pessoas com trinta anos já sofrem de uma forma tão agressiva da inflamação da gengiva que são ameaçadas de uma perda dos dentes. No caso de pessoas procedentes de países em desenvolvimento, a região adjacente dos dentes encontra-se em um estado significativamente melhor.

Uma tarefa importante da educação da saúde consiste em apontar para a importância da alimentação e do cuidado correto dos dentes. Doces que favoreçem o surgimento de cáries ou a higiene dentária irregular danificam os dentes a curto ou longo prazos.

Problemas com próteses

A perda de dentes, próteses e intolerância a próteses podem afetar significativamente o bem-estar físico. Pessoas que sofrem de uma intolerância a próteses (próteses velhas e novas são rejeitadas por não se ajustarem corretamente) vão, assim como pacientes somatoformes, de dentista a dentista; de início comumente buscam uma solução puramente dentária sem querer ocupar-se com as razões psíquicas e psicossociais frequentemente existentes. O fenômeno da intolerância psicogênica à prótese significa que esta não se ajusta por razões psíquicas. Os dentes artificiais apontam sempre de novo, pelo menos de forma inconsciente, para a perda dolorosa dos dentes verdadeiros e indicam assim a diminuição da integridade física que ocorre com a idade. Por vezes oculta-se por trás disso igualmente o medo não elaborado de deformação.

Conceitos psicossomáticos

Fatores psicológicos

Na odontologia os fatores psicológicos são mais variados do que se supõe geralmente e deveriam ser levados mais a sério no futuro. Tensões na região bucal e facial se baseiam em uma grande tensão emocional condicionada por fatores psicorreativos e estresse na profissão e família. Sem a eliminação dos problemas psíquicos de fundo, o bruxismo causará, após a aplicação de medidas odontológicas, como as placas interoclusais ou coroas, novos danos e dores. Além dos fatores problemáticos psicossociais mais gerais, em alguns casos devem ser considerados igualmente os assim chamados fatores de conversão, principalmente problemas concretos na relação inter-humana: a raiva intensa do parceiro pode levar a tensões mandibulares dolorosas.

Os atos de pressionar e ranger a língua de fato têm igualmente consequências positivas a curto prazo: uma tensão interna pode ser descarregada dessa maneira – semelhante a pessoas que coçando, talhando ou cortando a pele podem obter um alívio a curto prazo; as consequências a longo prazo, entretanto, são fatídicas e o problema em si não é solucionado.

O estresse e problemas psicossociais e tensão emocional como um aborrecimento prolongado, estados de ansiedade ou depressões são igualmente o pano de fundo de uma mioartropia. Principalmente a repressão de sentimentos conduz a uma tensão afetiva que também é transmitida para os músculos. Tensões musculares de fundo emocional do aparelho de mastigar muitas vezes encontram-se relacionadas a um comportamento bélico ou inibidor de agressões, sobrecarga individual e problemas psicossociais. Tensão gera tensão!

Segundo novas descobertas doenças do periodonto podem estar relacionadas ao estresse crônico que diminui a resistência física em relação a infecções através de um sistema imunológico fragilizado. Por um lado muitas pessoas negligenciam a sua higiene bucal no caso de problemas psíquicos duradouros, por outro os agentes imunológicos de proteção na saliva diminuem em situações de estresse de modo que as bactérias podem proliferar com mais facilidade. Épocas de prova, crises no trabalho ou estresse cotidiano podem desencadear verdadeiros surtos de periodontite.

Estratégias terapêuticas

É de importância central que as pessoas atingidas possam conhecer a extensão de sua tensão na região mandibular e facial e que sejam capazes de enxergá-la em relação a suas tensões internas e problemas externos. Além de um procedimento centrado no problema (ajuda na superação de situações problemáticas psicossociais e tensões emocionais), são absolutamente recomendadas como intervenções psicológicas no caso de problemas dentários e mandibulares que possuem igualmente causas psíquicas, medidas específicas para cada sintoma como diversas técnicas de relaxamento. No caso de uma depressão concomitante é indicado um tratamento psicoterapêutico ou farmacoterapêutico. Muitas vezes uma explicação suficientemente ampla para o paciente sobre as relações corpo e psique no que se refere à região dentária e mandibular basta para dissuadi-lo em face da ausência de diagnósticos orgânicos de novas medidas de tratamento odontológico.

13. Quando há um distúrbio do movimento

> *O movimento faz parte de nossa natureza. O repouso absoluto é a morte.*
> Blaise Pascal

Vertigem: o medo constante de cair

A Senhora Kaufmann tem 37 anos, trabalha, é casada e mãe de dois filhos que frequentam a escola primária. Há três anos ela sofre de tontura constante com medo de cair. Esse medo é fomentado pela lembrança de um colapso embaraçoso na puberdade diante de um grupo relativamente grande de pessoas. A Senhora Kaufmann já se submeteu a diversos exames com um médico especialista para medicina interna e dois médicos otorrinolaringologistas; estes e também as suas próprias medições de sua pressão arterial por fim a convencem de que ela não corre perigo de um ataque cardíaco nem apresenta uma pressão arterial baixa. O médico da família, por fim, encaminha-a, em função de uma tensão crônica nos ombros e na nuca, para a massagem, e, em função de um distúrbio de ansiedade generalizado, para uma psicoterapia de orientação comportamental. Ao longo do tempo, a Senhora Kaufmann reconhece a verdadeira razão de sua tontura: a sua exigência perfeccionista na profissão e na família e a incapacidade de relaxar levaram a uma tensão crônica muscular acompanhada de uma sensação de uma tontura desagradável. Como consequência, ela desenvolveu um comportamento marcante de evitação no sentido de uma agorafobia. Através de exercícios orientados para o corpo, um treinamento específico para a tontura e a superação da ansiedade, a Senhora Kaufmann passa a ter novamente mais confiança em seu corpo. Além de seu comportamento, ela modifica igualmente os seus padrões de pensamento que fomentam a sua tensão. Trata-se de todo tipo de coisas como o cuidado com os filhos, as tarefas domésticas, a profissão e o perfeccionismo em relação aos assuntos domésticos.

"Perder o equilíbrio" – Movimento e psique

O aparelho dos movimentos consiste em toda estrutura de nosso corpo – o esqueleto com todos os ossos, articulações, tendões, ligamentos e músculos. As articulações são as ligações móveis que possibilitam aos nossos ossos moverem-se uns contra os outros. As cartilagens das articulações revestem as extremidades dos ossos e podem tanto compensar irregularidades das áreas das articulações assim como interceptar impactos em função de sua maleabilidade. A nossa ossatura é mantida unida através de ligamentos: ligações do tipo tecido conjuntivo interligam os ossos e ajudam a estabilizar a articulação. Os tendões são tecidos que interligam músculos e ossos e têm a tarefa de transmitir a força da musculatura para o esqueleto. Com a ajuda da tensão dos músculos, que são controlados pelo sistema nervoso vegetativo, movimentamos a nossa ossatura nas articulações.

A coluna vertebral tem uma importância central na postura e movimento do corpo: a postura ereta, por exemplo, é o êxito da coluna vertebral e da complexa estrutura muscular que está ligada a ela. Em última instância, todos os músculos e membros do tronco encontram-se de alguma forma ligados à coluna vertebral. As vértebras posicionadas umas sobre as outras são formadas de modo que encerram enquanto anel ósseo um orifício através do qual a medula espinal e os nervos que saem dela possam percorrer de forma protegida o caminho que vai do cérebro para baixo. Pequenas articulações interligam as vértebras umas às outras, de modo que possam mover-se umas contra as outras. Entre as vértebras encontram-se os discos vertebrais. Eles possuem uma carapaça dura, um núcleo gelatinoso no qual não há circulação sanguínea. As cargas normais durante o dia pressionam o núcleo mole, razão pela qual à noite podemos medir até dois centímetros a menos do que de manhã.

Um bom contato com o chão, uma boa estabilidade assim como a habilidade genérica de lidar com a gravidade, na psicoterapia frequentemente é chamado de "ser aterrado". Em um sentido figurado a nossa relação com o chão demonstra quão bom é a nossa relação com a realidade e o quanto nos sentimos inseridos nas relações sociais.

Diversas expressões idiomáticas indicam as relações de corpo e alma no que se refere ao movimento: ficar imóvel em função de um susto, sentir-se paralisado, estar completamente tenso, não conseguir andar com as próprias pernas, sentir medo e ficar com as pernas bambas, o susto toma conta de nosso corpo, gelar de medo, resignar[44], estar de pé novamente[45], encontrar-se em uma posição difícil, em uma posição frágil, perder o chão sob os pés, ajudar alguém a se erguer novamente, perder o equilíbrio, a segurança, estar cabisbaixo, estar sempre prestes a partir, não ter nenhuma sustentação, conseguir minimamente ainda manter-se de pé, curvar-se diante de alguém.

Distúrbios do movimento e do equilíbrio surgem igualmente no caso de diversas doenças psíquicas. Pacientes depressivos podem estar sofrendo de uma forte inibição motora e encontrar-se completamente sem forças, locomover-se arrastando os pés ou estar completamente enrijecidos em termos físicos. No caso de uma falta de energia física e psíquica, a tontura é um sintoma do qual muitos se queixam. Essa tontura revela-se como um vazio ou uma neblina na cabeça, um tipo de véu que encobre a percepção e o pensamento como um torpor ou uma insegurança na hora de andar. No caso de uma depressão com marcantes sintomas físicos, a tontura pode ser o sintoma em relação ao qual há a maior e mais frequente queixa. A tontura se manifesta igualmente na forma de uma neurastenia, quer dizer, no caso de um "esgotamento nervoso". Diversos pacientes que sofrem de ansiedade com fortes tensões têm medo de caírem e queixam-se constantemente de tontura, de modo que muitas vezes desenvolve-se uma agorafobia a partir disso.

---

44. Original: *in die Knie gehen*. Tradução literal: ajoelhar-se [N.T.].

45. No sentido de se restabelecer [N.T.].

Tabela 15 Distúrbios do movimento psicossomático relevantes

Distúrbios funcionais	Distúrbios dissociativos e somatoformes: • distúrbios dissociativos do movimento (perturbações no andar e no ficar de pé, paralisias); • convulsões dissociativas (ataques psicogênicos); • outros distúrbios somatoformes (tontura psicogênica, tremor psicogênico, contrações musculares e cãibras musculares espasmódicas).
Distúrbios de fundo orgânico	Distúrbios de fundo neurológico: • tremor; • epilepsia; • outros tais como distonias, mioclonias e esclerose múltipla.

Distúrbios funcionais

No atual código de doenças, há as seguintes codificações para distúrbios não orgânicos do movimento:

• distúrbios dissociativos do movimento (perturbações dissociativas no andar e no ficar de pé assim como paralisias);

• convulsões dissociativas (ataques psicogênicos).

Outros distúrbios somatoformes (por exemplo, tontura psicogênica, tremor psicogênico, cãibras musculares psicogênicas como torcicolo ou mogigrafia).

Distúrbios dissociativos do movimento
Perturbações dissociativas no andar e no ficar de pé

Perturbações dissociativas no andar e no ficar de pé baseiam-se em uma fraqueza condicionada psiquicamente ou em

Quando a alma fala através do corpo

uma paralisia de uma ou ambas as pernas (mais raramente em distúrbios de coordenação ou dores que dependem de movimentos sem a presença de paralisia) e se manifestam a partir de uma forma bizarra de andar ou na incapacidade de ficar em pé ou andar sem ajuda. Outros sinais são: padrões de movimentos e posturas que exigem muita força; um marcante e exagerado retardamento do processo de movimento ("câmera lenta"); "quase escorregar" na hora de andar; andar às apalpadelas com passos pequenos, de modo escarranchado, de forma hipercuidadosa e andar como se estivesse se locomovendo no gelo; agitar os braços; ter falhas súbitas no andar; dobrar subitamente as pernas na região dos joelhos sem cair; buscar apoio no acompanhante; oscilar rapidamente na hora de andar e de ficar em pé; aumento crescente dos movimentos de oscilação em uma posição originalmente estável na hora de fechar os olhos ou esticar as mãos seguido de uma melhora quando há a distração correspondente. No caso de movimentos incomuns (por exemplo, andar para trás) e na posição deitada nada disso é percebido, há um processo normal do movimento. O distúrbio muitas vezes é acompanhado de uma sintomatologia psicossomática de expressão, por exemplo, posição bizarra das mãos, gesticular com os braços, agarrar a perna, face com expressão de sofrimento ou esforço, gemer ou hiperventilação. O que é igualmente típico é uma mudança do transcurso assim como uma diminuição significativa das dificuldades sob distração.

No caso de perturbações dissociativas no andar e no ficar de pé muitas vezes não há mais nenhuma melhora quando os sintomas já existiam mais do que quatro meses antes da hospitalização. Distúrbios de conversão frequentemente apresentam uma remissão rápida (no caso de hospitalização muitas vezes em duas a três semanas) ou então tendem a se tornar crônicos.

Paralisias dissociativas

Paralisias dissociativas podem imitar todos os tipos de danos neurológicos e se revelam a partir de paraplegias, tetraplegias ou paralisias unilaterais. A paralisia pode ser parcial, com movimentos fracos ou lentos, ou completa. Por vezes ela aparece juntamente com uma tremedeira e um sacudir das extremidades em questão. Pessoas com paralisias dissociativas desenvolvem a sintomatologia de acordo com as suas ideias médicas leigas, na maior parte das vezes têm reflexos musculares normais e não apresentam atrofia muscular, movimentam os músculos supostamente paralisados em caso de distração e também não apresentam manifestações de paralisias na hora do sono e atividades mais rotineiras.

Convulsões dissociativas

Convulsões dissociativas são ataques não epiléticos com movimentos espasmódicos súbitos e não esperados sem que haja perda de consciência; os ataques, porém, podem igualmente desenvolver-se de forma gradativa. Tipicamente os valores do EEG e cardiocirculatórios são normais durante o ataque. Os tipos de ataques podem ser bastante variados. Podem assumir todo tipo de expressão: da atividade motora excessiva ao reflexo de se fingir de morto. Quando as pessoas atingidas têm uma convulsão dissociativa, esta se assemelha a diversas formas de ataques epiléticos; faltam, porém, critérios como morder a língua, urinar, hematomas ou ferimentos em função de uma queda. Além disso, posições tipicamente dolorosas normalmente são evitadas durante o ataque. No lugar da perda de consciência há um estado torpe parecido com o

Quando a alma fala através do corpo

transe. As pessoas atingidas podem, entretanto, igualmente descer lentamente até o chão sem se machucar. Nesses casos são incapazes de reagir a estímulos externos apesar de não estarem sem consciência.

Os ataques ocorrem preferencialmente diante do público e normalmente em um meio ambiente familiar, durante o dia e raramente à noite. O transcurso muitas vezes é teatral-dramático. O ataque que em média dura dois minutos normalmente é bem mais longo que um ataque epilético e também surge mais vezes, não raro várias vezes por dia. Após o ataque em si um estado modificado ainda persiste durante um certo espaço de tempo: a expressão facial parece dramática, as pupilas estão dilatadas, os olhos voltados para o chão, podem ocorrer emissões de som. Ataques dissociativos podem igualmente ocorrer ligados a ataques epiléticos. Três quartos das pessoas atingidas são mulheres, normalmente na idade entre 15 e 35 anos que com frequência ainda apresentam outros distúrbios psíquicos (depressões, perigo de suicídio, distúrbios de personalidade, distúrbios somatoformes).

Outros distúrbios somatoformes
Tonturas psicogênicas
A tontura faz parte das afecções mais comuns das pessoas e se encontra juntamente com as dores de cabeça e de coluna entre as ocasiões mais frequentes pelas quais se procura um médico. 38% dos alemães (32% dos homens e 44% das mulheres) sofrem de uma tontura fraca, média ou forte; no caso de 8% a tontura tem o valor de uma doença. Estima-se que quase 20% de todos os pacientes se queixam de tontura no caso de doenças bem diversas. A tontura não é uma doença, e sim, um sintoma que pode ter várias razões. Por isso, um esclarecimento orgânico é imprescindível. Um esclarecimento abrangente

da causa da tontura consiste em uma avaliação de um otorrino, oftalmologista, internista, neurologista e psiquiatra. A tontura condicionada pela tensão física é chamada de vertigem.

A tontura é simplesmente um sinal de alerta, uma indicação de um equilíbrio ameaçado. Adverte ser necessário tomar cuidado e ter um maior controle corporal para prevenir o corpo de uma queda. A tontura se forma em função de percepções sensoriais contraditórias a respeito da posição do corpo no espaço. O centro de equilíbrio no tronco cerebral processa todas as informações e desencadeia em seguida a tontura como sinal de alerta caso essas informações não combinem. Fazem parte desse processo o aparelho vestibular (o órgão de equilíbrio do ouvido), o sistema visual (os olhos) e o sistema sensível (a percepção física).

A palavra "tontura" tem um significado múltiplo. No âmbito anglo-americano usam-se duas palavras para tal: *vertigo* (derivado da palavra latina *vertere* = rodar) como expressão para a tontura rotatória e *diziness* que designa torpor. Além da ameaça de perda do equilíbrio, o conceito de tontura também expressa estados psíquicos: medo, assombro perplexo, confusão mental, sensação de vazio na cabeça, atenção e concentração diminuída. A palavra alemã *Schwindel* [tontura] vem do alto alemão médio *swintilon* (perder a consciência) e se refere à perda de sentidos, fraqueza física e ao ato de cambalear como expressão de um distúrbio de equilíbrio. A queixa clássica do aluno do "Fausto" de Goethe é: "Eu fico tão confuso ante essa explicação, qual tivesse no crânio uma mó em rotação"[46].

---

46. GOETHE. J.W. *Fausto I*. Tradução de Sílvio Meira. São Paulo: Círculo do Livro [s.d.] [N.T.].

Além das diversas formas de tontura condicionadas organicamente, a tontura psicogênica com cerca da metade dos casos ocorre de modo bem mais frequente em termos numéricos; muitas vezes encontra-se relacionada a um distúrbio psíquico tal como um transtorno de ansiedade (agorafobia com ou sem transtorno de pânico). Ansiedade, depressões, estresse e esgotamento nervoso ("neurastenia") podem de fato abalar o corpo, de modo que a pessoa sente tonturas. A razão pela qual a tontura encontra-se intimamente associada a sentimentos de ansiedade e depressões pode ser explicada a partir da conexão íntima dos centros da orientação espacial com o sistema límbico no cérebro, que é considerado a sede dos sentimentos.

A tontura associada à ansiedade tende a ser mais uma tontura difusa frequentemente experimentada como torpor, vazio na cabeça, medo de desmaiar, insegurança na hora de andar ou ficar em pé, falta de estabilidade, oscilação do chão, do meio ambiente ou do próprio corpo, flutuar como se estivesse andando em nuvens. As pessoas atingidas sentem-se entorpecidas e como se estivessem bêbadas – cambaleantes "não aterradas", sem apoio e não ancoradas no chão. Trata-se, nesse caso, de uma vertigem relacionada a distúrbios da pressão arterial, do ouvido interno ou dos olhos. A presença de uma pessoa familiar, estar sentado ou deitado muitas vezes gera uma melhora. Movimentos com a cabeça, por sua vez, podem intensificar esses estados.

Muitas pessoas que sofrem de agorafobia, em determinadas situações não sentem a sua ansiedade e os outros sintomas, e sim, subjetivamente muitas vezes apenas sofrem da sintomatologia de sua tontura e temem esta primariamente. Pacientes que sofrem de tontura tendem com frequência para uma auto-observação exagerada e ansiosa: processos completamente normais como oscilações sutis do corpo ou movimentos involuntários da cabeça imediatamente são percebidos de modo ansioso.

No caso de pessoas com transtornos de ansiedade é possível diferenciar duas síndromes de tontura relativamente bem-delimitadas:

1) Ataques fóbicos – vertigem com ou sem sintomas de pânico. No caso de agorafobia surge subitamente e de forma ameaçadora uma forte tontura acompanhada de torpor, insegurança na hora de ficar em pé e de andar, náuseas e medo de cair sem uma queda efetiva.

2) Perturbações no andar e no ficar de pé. Reações de susto levam a "pernas bambas". As pessoas sentem-se tontas na hora de andar sem queixar-se diretamente de tontura na cabeça. Sentem uma oscilação na hora de ficar em pé e andar e por isso movimentam-se apenas devagar e de forma hesitante (como se estivessem andando no gelo). O medo constante de cair conduz a uma tensão muscular crônica e pode manifestar-se também a partir de reações agorafóbicas. Muitos pacientes que sofrem de agorafobia desenvolveram o seu comportamento de evitação em função de sua tontura inexplicável.

Tremor psicogênico

O tremor é um movimento rítmico, consequência de uma forte tensão muscular. Além do tremor essencial e o tremor de Parkinson há também o tremor psicogênico. Um tremor exagerado ou uma tremulação pode manifestar-se em uma ou várias extremidades ou no corpo inteiro; mais frequentemente, porém, no braço dominante e ocorre tanto no estado de repouso como também no caso de movimentos. O que no passado se denominava de tremor "histérico", antigamente não se manifestava apenas entre as mulheres, e sim, também no caso de diversos soldados da I Guerra Mundial.

Deve-se suspeitar de um tremor psicogênico no caso dos seguintes sinais: um início súbito que ocorre na maior parte das vezes em ambos os lados, uma eliminação rápida e completa do distúrbio, de início muitas vezes há um impedimento máximo e funcional e mais adiante há um transcurso estático ou cambiante, uma combinação incomum de repouso e atividade do tremor, aumento do tremor quando a atenção é voltada para este, diminuição da intensidade e frequência do tremor no caso de distração, presença de outros distúrbios de conversão como perturbações psicogênicas do andar, sinais de uma "coativação" (um movimento passivo e completo da extremidade é seguido de uma ativação voluntária dos grupos musculares opostos). Um movimento de tensão dos músculos das mãos e dos braços para frente já antes de se pegar ou segurar um copo é um sinal típico e expressa a tensão geral em situações sociais.

Contrações musculares somatoformes (mioclonias psicogênicas)

Este termo se refere a contrações musculares involuntárias, súbitas e de curta duração que podem ser percebidas por outras pessoas. Existem movimentos de arranco como consequência de contrações musculares ou perda de tensão de grupos musculares isolados ou regiões inteiras dos braços ou pernas. Podem inclusive ocorrer na face ou na região dos olhos. No caso de diversas pessoas atingidas, a sintomatologia costuma manifestar-se no estado de repouso, aumenta no caso de movimento ou diminui quando há distração.

Cãibras musculares somatoformes (distonias psicogê-nicas)

Tratam-se, nesse caso, de contrações da musculatura voluntária que levam a uma posição falha da cabeça, dos ombros ou braços. Exemplos típicos para tal são o torcicolo psicogênico e mogigrafia psicogênica. Ao contrário de distonias orgânicas o diagnóstico se torna provável quando há uma melhora no caso de distração ou relaxamento e quando há simultaneamente um quadro diversificado relacionado a outras limitações psíquicas ou psicossomáticas.

Distúrbios orgânicos

Distúrbios do movimento são doenças do sistema nervoso central, que ocorrem concomitantemente com movimentos involuntários (hipercinesias) ou com distúrbios do processo voluntário dos movimentos (por exemplo, dificuldade na realização de movimentos, acinesia). No caso de distúrbios do movimento de origem neurológica podem surgir, inclusive, consequências psicossociais em função de distúrbios do movimento visíveis e por isso experimentadas como discriminativas. O distúrbio hipercinético mais frequente é claramente o tremor que pode ter numerosas causas orgânicas. As formas mais conhecidas são: tremor essencial, tremor de Parkinson, tremor distônico (como consequência de cãibras musculares) e *restless legs* (inquietação constante das pernas).

O tremor essencial ocorre em 1% da população de modo típico na hora de segurar e/ou no caso de movimentos; não é causado por estresse psíquico ou social, pois ocorre igualmente no meio seguro e aconchegante do lar; leva, entretanto, em função de sua visibilidade, no caso de 20 a 40%

Quando a alma fala através do corpo

a consequências psicossociais como ansiedade, depressões e por vezes também abuso de álcool.

Outras afecções do movimento manifestam-se na forma de síndromes mioclônicas (contrações musculares), distonias (cãibras musculares como, por exemplo, mogigrafia, torcicolo, ou blefaroespasmo), distúrbios do movimento espasmódicas e ataxias (distúrbios do transcurso ordenado e da coordenação dos movimentos musculares). Podem ocorrer no âmbito de determinadas doenças neurológicas como no caso de esclerose múltipla ou *Chorea Huntington*. São temidos principalmente os distúrbios relativamente frequentes após um acidente vascular cerebral. São conhecidas as numerosas formas de tonturas condicionadas organicamente como expressão de um distúrbio de equilíbrio.

No caso de uma epilepsia, que ocorre entre 0,5% da população (4 a 5% de todas as pessoas experimentam no decorrer de sua vida um ataque epiléptico), os seguintes aspectos psicossomáticos são significativos:

- durante um ataque epiléptico muitas vezes surgem igualmente sintomas psíquicos como ansiedade;
- até 30% das pessoas epilépticas apresentam simultaneamente um distúrbio psíquico que requer tratamento como, por exemplo, uma depressão ou um transtorno de ansiedade.

Conceitos psicossomáticos

Fatores psicológicos

Fatores psíquicos e sociais podem influenciar fortemente o nosso apoio físico e a nossa capacidade de se movimentar. Distúrbios do movimento psicogênicos muitas vezes se encontram associados a situações psicossociais problemáticas, estresse psíquico e uma sobrecarga mais generalizada. Conflitos intensos que a pessoa atingida vive consigo mesma ou em seu meio ambiente social levam a tamanha tensão interna de modo que esta pode manifestar-se na forma de distúrbios de movimento.

Pessoas com convulsões dissociativas muitas vezes experimentaram durante a infância violência física e/ou violência sexual que não foram elaboradas ao longo da vida. No caso de cerca de 40% dos pacientes de convulsão psicogênica encontramos um abuso sexual em sua história prévia. Pode existir igualmente uma forte negligência em sua infância.

No caso de pessoas com vertigem frequentemente é marcante a ansiedade, insegurança ou depressão. Conflitos atuais ou latentes, assim como fatores de estresse psicossocial (conflitos conjugais ou profissionais, separações, experiências de perda, abalos existenciais) acabam desencadeando, em determinadas situações, ataques de tontura muito desagradáveis que os pacientes, de início, simplesmente não conseguem entender. Como reação de evitação de ataques de tontura dessa espécie, muitas vezes desenvolve-se uma agorafobia com o medo de cair quando a pessoa está sozinha. O problema principal, porém, não consiste nas situações agorafóbicas, e sim, nas condições de vida atuais que deixam a pessoa atingida literalmente "sem chão". A vertigem ocorre frequentemente com pessoas que são perfeccionistas, se exigem muito e desejam ter tudo sob controle. Uma tontura fóbica que se manifesta na forma de ataques muitas vezes surge em situações que são experimentadas como desagradáveis ou podem desencadear ataques de pânico. Ao longo do tempo pode desenvolver-se um comportamento de evitação: situações nas quais não é possível ter "tudo sob controle" são evitadas cada vez mais.

Em casos específicos, epilepsias podem ser desencadeadas ou influenciadas de modo desfavorável por fatores psicossociais. São considerados desencadeadores emocionais igualmente recordações de acontecimentos traumatizantes ou a antecipação fantasiosa de situações de conflitos futuros.

Uma série de doenças da espinha medular como o prolapso do disco intervertebral, dor ciática ou lumbago atinge principalmente homens muito voltados para o êxito profissional entre 25 e 45 anos. No fundo, entretanto, todas as pessoas que têm dificuldade de lidar com as oscilações entre tensão e relaxamento são atingidas.

Estratégias terapêuticas

O grupo dos distúrbios de movimentos engloba quadros de doenças tão diversificados que não é possível aplicar princípios de tratamento que têm uma validade genérica. O procedimento terapêutico depende do tipo do distúrbio respectivo. O que, entretanto, é sempre importante é ter um conceito multidimensional de tratamento: além da superação dos problemas psíquicos e sociais deve-se considerar nos casos onde já há uma sintomatologia crônica, igualmente um procedimento orientado para o exercício, quer dizer, a aplicação simultânea de medidas de tratamento terapêutico, da terapia corporal e comportamental.

No caso de distúrbios físicos dissociativos é imprescindível reconhecer e eliminar as causas. Muitas vezes se trata de fortes situações internas ou externas de conflito que aparentam ser insuperáveis, de modo que a sintomatologia desenvolveu-se como tentativa provisória de se solucionar o problema. No caso de distúrbios dissociativos do andar e convulsões, as pessoas atingidas devem aprender a tomar consciência de seus conflitos internos e sobrecarga e aprender a superá-los.

No caso de tontura psicogênica as pessoas precisam ser encorajadas a superar o seu comportamento de evitação através de uma confrontação sucessiva com todas as situações que desencadeiam a tontura para se confrontarem com o perigo de uma agorafobia que restringe a vida. Ao mesmo tempo precisam ser eliminadas as causas como sobrecarga familiar e profissional ou autoexigências perfeccionistas. No caso de distúrbios de origem orgânica do movimento normalmente trata-se de uma superação melhor das consequências psicológicas e sociais da respectiva doença – em certos casos, tais como crises epilépticas ou distonias com sobreposição psicogênica, porém, também de eliminar os fatores que aumentam a doença. No caso de doenças que evoluem em surtos, tais como a esclerose múltipla, o próximo surto poderá possivelmente ser interceptado através de uma melhor gestão do estresse.

Quando há uma epilepsia com sobreposição psicogênica devem ser analisados e eliminados os fatores que intensificam a doença; um tratamento exclusivamente medicamentoso ou cirúrgico seria um erro médico. Na presença das assim chamadas "epilepsias resistentes à terapia" deve se considerar igualmente aspectos não orgânicos antes de se pensar em medidas cirúrgicas, introduzindo assim adicionalmente medidas de tratamento correspondentes.

14 Quando a dor aflige o corpo

*Tudo o que é feito e pensado pelo
ser humano destina-se a satisfazer
necessidades e acalmar a dor.*
Albert Einstein

Dores crônicas nas costas: uma cruz a carregar

O Senhor Steiner, um eletricista de 49 anos de idade, sofre há quatro anos quase diariamente de fortes dores nas costas. As dores surgiram imediatamente após a sua transferência para o setor de construção, que lhe era estranho e onde foi exposto a tensões físicas repentinas e incomuns. No entanto, ele permanece fiel à sua nova carreira, pois não precisa mais ter o medo de ser despedido como ocorria em seu emprego anterior. Em um exame físico completo, uma ligeira alteração degenerativa na coluna vertebral é diagnosticada. Esta, no entanto, é leve demais para justificar os períodos de licença médica da qual o Senhor Steiner usufrui já por algum tempo em função de suas dores. Mas como se não bastasse o Senhor Steiner transfere o seu exagerado comportamento de evitação igualmente para a área de lazer a fim de evitar as dores temidas. Este homem que antes era muito esportivo abandonou as suas inúmeras atividades e seus extensos contatos sociais, permanecendo aos cuidados de sua esposa como se fosse gravemente incapacitado. Além disso, ele abusa de analgésicos, principalmente de fórmulas que contêm ópio em combinação com remédios fortes para dormir, caso contrário não conseguiria mais dormir. A sua esposa só fica alarmada quando ele deixa de trabalhar por seis meses em função de sua dor, e, em seguida, é despedido. Uma estadia de curta duração em um SPA não tem resultado e o requerimento de aposentadoria por incapacidade para o trabalho é recusado. Como resultado, o Senhor Steiner torna-se severamente depressivo, as dores aumentam em uma escala sem precedentes. O médico de família receita-lhe um antidepressivo com a recomendação de procurar uma clínica psicossomática.

"Dói muito" – Dores e psique

Dores agudas constituem um sinal de alerta dificilmente ignorável de que temporária ou permanentemente algo não vai bem em nosso corpo. A dor é um mensageiro impopular, mas absolutamente necessário. Sem a percepção da dor, o corpo seria constantemente ameaçado por riscos de vida. A sensação de dor é provocada pela excitação de certas vias neurais que levam à experiência sensorial da dor. A experiência da dor pode ser ligada – porém não necessariamente – a alguma causa orgânica (danos do tecido). A dor pode ser a manifestação de um distúrbio de origem orgânica, de uma dor psíquica ou de um distúrbio de um relacionamento social.

No meio profissional vale a seguinte definição de dor: a dor é uma experiência sensorial e emocional desagradável associada a um dano tecidual real ou potencial ou é definida em termos deste dano. A dor, por conseguinte, não é um simples fenômeno sensorial e uma pura percepção de estímulos, e sim, possui um componente emocional. Esta definição também inclui conscientemente a dor sem causa orgânica. A distinção antes comum entre a dor orgânica e "psicogênica" foi abandonada pelos profissionais a favor de um conceito multidimensional da dor, pois as dores sempre apresentam um componente físico e outro psicológico. Esta distinção, no entanto, ainda é comumente encontrada na prática clínica.

Diferenciamos entre dores agudas e crônicas. Dores agudas geralmente são de curta duração (duram segundos ou no máximo semanas). Têm a função de sinalizar e alertar, avisando o corpo de um dano tecidual iminente ou real e protegem o corpo de danos adicionais. Geralmente, as dores são limitadas ao local da lesão, de modo que o médico pode tirar conclusões sobre a causa subjacente a partir da localização e da qualidade da dor. A extensão da dor normalmente é diretamente relacionada à intensidade do estímulo desencadeador (muitas vezes, no entanto, a correlação não é tão estreita). A eliminação da causa geralmente leva à recuperação do corpo e ao desaparecimento da dor.

Dores crônicas configuram uma situação de dor que – de acordo com a definição – dura de três a quatro meses após o início de um período de dor aguda (por exemplo, dor nas costas, dor reumática) ou que sempre se repete (por exemplo, enxaqueca e dores de cabeça ligadas à tensão). Pessoas com dores crônicas muitas vezes são tratadas inadequadamente, o seu comportamento com relação à doença é fortemente focado na dor, queixam-se frequentemente de danos psicológicos, sociais e profissionais (redução no desempenho, incapacidade para o trabalho, desemprego, deficiência da função motora fina). Muitas vezes apresentam uma sintomatologia reativo-depressiva, reforçando a experiência da dor. As dores são mais crônicas à medida que determinam as experiências e o comportamento da pessoa em questão. Ao contrário da dor aguda, muitas vezes não há uma relação clara e estreita entre a lesão tecidual, lesões nos órgãos e a intensidade da dor experimentada. A causa da dor se situa menos no local da dor e mais no cérebro, onde a dor é processada e desenvolveu a sua própria dinâmica. No caso das dores crônicas, a característica de proteção e alerta da sintomatologia foi perdida. Desenvolve-se, ao longo do tempo, uma síndrome de doença independente, dissociada das causas orgânicas específicas ou dos desencadeadores que na maioria dos casos não podem mais ser obtidos. Durante a transição de sintomas agudos para sintomas crônicos, processos de aprendizagem que reforçam o papel do doente são eficazes. No tratamento da dor crônica, por conseguinte, o foco não é mais a eliminação da causa da dor, mas a modificação da experiência da dor no sentido de uma gestão diferente da dor.

Dores crônicas são causadas ou reforçadas por mudanças patológicas no processamento da dor no sistema nervoso.

Três sistemas do corpo devem ser observados para a compreensão das dores crônicas:

1) As células sensoriais e seus neurônios conectados. As células sensoriais (receptores da dor) da pele, do intestino, dos ligamentos, das articulações e músculos captam os estímulos da dor e os enviam diretamente para a medula espinhal por meio das vias neurais.

2) A medula espinhal é a primeira estação de processamento. A medula espinhal processa os estímulos de dor e os envia ao cérebro, filtrados por um tipo de mecanismo de portão. O envio depende do fato de o portão estar aberto ou fechado. Quando o portão está fechado, o cérebro não recebe nenhum sinal e, portanto, não percebe a dor.

Quando a alma fala através do corpo

3) O cérebro como centro de controle. O cérebro processa os estímulos de dor recebidos como experiências de dor e sentimentos conscientes; no entanto, pode também abrir e fechar o portão através de comandos diretos para a medula espinhal. O atual estado emocional determina o tipo de processamento da dor. Sensações de dor são percebidas na alegria e na felicidade de forma menos estressante; no entanto, em situações de desamparo, esgotamento e humor depressivo são experimentadas como angustiantes. Certos pensamentos e avaliações podem fazer uma dor parecer tolerável ou ameaçadora. Nossos estados emocionais e padrões de pensamento têm um impacto grande sobre o fato de o portão da dor na medula espinhal encontrar-se aberto ou fechado. Desta forma, o ato de focar em coisas agradáveis e interessantes pode distrair da dor e torná-la mais suportável.

Para compreender a dor crônica, o termo "memória da dor" é igualmente de grande importância. A memória da dor é o fator essencial para o desenvolvimento de uma desordem de dor. Pessoas com dor frequente não se tornam, no decorrer do tempo, insensíveis à dor, e sim, respondem à dor com uma sensibilidade cada vez maior. Repetidos estímulos fortes de dor podem aumentar permanentemente o envio de informações do sistema nervoso periférico ao sistema nervoso central. A repetição constante dos sinais de dores fortes altera permanentemente a função e a estrutura de determinadas células nervosas da medula espinhal. Estas se tornam hipersensíveis após uma longa superexcitação e respondem através de uma excitação forte inclusive a impulsos fracos das fibras nervosas da dor, lembram-se de estímulos anteriores de dor aguda e geram constantemente sinais de dor não havendo desencadeadores para tal. Como resultado, até mesmo estímulos leves (por exemplo, toque, calor ou estiramento) são percebidos como dor súbita. Este processo de aprendizagem é a base da memória da dor. Até mesmo a ideia da dor pode levar à dor renovada. Especialmente a dor pós-operatória deixa marcas profundas. A dor tratada de forma inadequada ou pouco tratável também deixa traços de memória no sistema nervoso central, aumentando a sensibilidade à dor.

Outro fator de cronicidade da dor é o medo controlado por uma determinada região cerebral (amígdala). Devido a este medo, cada nova sensação de dor deixa uma marca profunda no cérebro. Através da memória da dor, em cada nova crise de dor o medo associado é lembrado. Desta forma, cria-se o fatal círculo vicioso de medo-dor.

Uma vez desenvolvida, a memória da dor não pode ser apagada pelos medicamentos atualmente disponíveis. Mas ainda há esperanças para o futuro. Com base nos novos conceitos neurobiológicos da memória da dor, há a possibilidade de serem desenvolvidos futuramente medicamentos mais eficazes para tratar a dor crônica.

Podemos distinguir quatro componentes da dor:

1) Componentes sensoriais. Informações sobre o local, a duração e a intensidade da dor são fornecidas sob a forma da sensação consciente.

2) Componentes afetivos (emocionais). A dor cria quase sempre afeições e emoções desagradáveis, prejudicando o bem-estar.

3) Componentes vegetativos (autônomos). A dor causa certas reações do sistema nervoso autônomo (por exemplo, transpiração, aumento da frequência cardíaca e da pressão arterial).

4) Componentes motores. A dor leva a reflexos de fuga e proteção sob a forma de tensão muscular.

De acordo com outra classificação, podemos definir a dor igualmente a partir de quatro níveis:

1) O nível físico e fisiológico. A dor pode, mas não tem que ter uma base orgânica. O sistema que controla a dor é ativado. Certas substâncias associadas à dor, neurotransmissores e outras substâncias são liberados.

2) O nível motor-comportamental. A dor causa uma determinada reação muscular (por exemplo, o reflexo da retirada da mão, a tensão muscular, a modificação da motricidade ligada à expressão).

3) O nível subjetivo-psicológico. As pessoas em questão têm reações explícitas (por exemplo, reclamar, chorar, gritar, gemer) e reações encobertas sob a forma de pensamentos (por exemplo, "a dor é insuportável") e desenvolvem certas ideias e sentimentos (por exemplo, ansiedade, depressão, desespero).

4) O nível social. A experiência individual da dor tem implicações sociais (por exemplo, a licença médica, deficiência física, incapacidade para o trabalho, retraimento social).

As dores constituem os desconfortos físicos mais comuns: 60 a 80% da população sofrem, no decorrer de um ano, uma ou mais vezes de dores de grau variável. A dor crônica é um problema totalmente subestimado que não recebe a atenção devida se considerarmos a sua extensão mundial. De acordo com uma pesquisa global, em média 22% dos pacientes do médico de família queixam-se de dores crônicas. Os valores variam de acordo com o país. Segundo uma extensa pesquisa realizada em 16 países europeus, praticamente um em cada cinco adultos (19%) sofre de dores crônicas em média há sete anos. Na Alemanha isso se aplica a 17%, na Áustria a 21% e na Suíça a 16%.

Cada vez mais atenção é dada aos componentes psicológicos no tratamento da dor. De acordo com levantamentos mais conservadores realizados por especialistas, em cerca de 40% dos pacientes fatores psicológicos desempenham um papel importante no desenvolvimento, desencadeamento e na manutenção da dor.

Nos séculos passados, as dores foram consideradas um sintoma concomitante de doenças físicas e não uma doença independente. Desde os anos de 1960, em decorrência de trabalhos pioneiros feitos nos Estados Unidos sobre o processamento da dor, esta é vista cada vez mais como um fenômeno independente e é investigada e pesquisada de forma mais profunda. O termo "transtornos da dor" nos códigos de doenças modernos leva em conta este desenvolvimento. Falamos em "transtornos da dor" quando a dor deixa de ser um sintoma e se transforma em doença, isto é, quando perde a sua função de sinal de alerta, tornando-se independente. Em última instância toda dor é gerada na cabeça, ou seja, apenas após o processamento dos impulsos de dor pelo nosso cérebro. Este ponto de vista é a base da terapia psicológica de superação da dor moderna cujo alvo é aprendizagem da modificação da experiência da dor.

Numerosas expressões idiomáticas que se referem a diferentes órgãos ilustram a estreita conexão psique-corpo no caso de tensão dolorosa. Em relação à cabeça: algo está me dando dor de cabeça, minha cabeça está latejando, estou quebrando a cabeça, estou com a cabeça cheia. Em relação às costas: carregar sua cruz, tudo é jogado nas minhas costas,

Quando a alma fala através do corpo

curvado pelo destino ou pela dor. Em relação à nuca: o medo tomou conta de mim[47], manter-se firme[48].

A dor relacionada à tensão ocorre igualmente nos diferentes distúrbios psíquicos, especialmente em pessoas com depressão e transtornos de ansiedade generalizada. As pessoas em questão se queixam frequentemente de tensão na região dos ombros e braços, bem como de dor na nuca, dor nas costas, nas articulações e dores musculares.

Muitos tipos de dores relevantes em termos psicossomáticos já foram descritos em relação a vários órgãos como, por exemplo, a dor crônica de estômago ou intestino, a dor retal ou durante a micção e evacuação, a dor da mandíbula, a menstruação dolorosa e a dor pélvica crônica das mulheres.

Tabela 16 Transtornos de dor relevantes em termos psicossomáticos

Distúrbios funcionais	• Transtorno de dor somatoforme persistente.
Distúrbios de fundo orgânico	• Dor de cabeça (cefaleia tensional, enxaqueca); • dor facial; • dor nas costas; • dores reumáticas; • fibromialgia; • síndrome da dor miofascial; • dores relacionadas a tumores.

47. Original: *die Angst em Nacken*. Tradução literal: o medo alojou-se em minha nuca [N.T.].

48. Original: *den Nacken steif halten*. Tradução literal: manter a nuca ereta [N.T.].

Distúrbios funcionais

Transtorno da dor somatoforme persistente

No código atual de doenças, as dores de origem não orgânica anteriormente conhecidas como "dores psicogênicas" (psicalgia) são definidas como "transtorno da dor somatoforme persistente" e caracterizadas da seguinte maneira:

• Basicamente a pessoa em questão sofre de uma dor persistente, grave e agonizante que em um período mínimo de seis meses ocorre quase todos os dias.

• A dor não é passível de ser totalmente explicada a partir de processos fisiológicos ou por uma desordem física.

• A dor está associada a conflitos emocionais ou sintomas psicossociais.

• Os conflitos e os sintomas devem ser suficientemente graves para que possam ser considerados impactos causais decisivos.

• As dores se encontram no centro da atenção e da experiência e geralmente acarretam cuidados pessoais ou médicos ou um olhar significativos.

• As dores baseadas em mecanismos psicofisiológicos conhecidos ou supostos não são consideradas transtornos de dor somatoformes, devendo ser codificadas como "fatores psicológicos ou modos de comportamento referentes a doenças classificadas em outro lugar" ou de acordo com a nomeação da respectiva doença física (por exemplo, a enxaqueca). Deve-se notar com pesar que o atual código de doenças infelizmente representa a diferenciação desatualizada entre dores físicas e orgânicas e assim não representa a compreensão biopsicossocial moderna, segundo a qual tal divisão é impossível.

Quando a alma fala através do corpo

A desordem tende a tornar-se crônica quando não há um tratamento no sentido de uma compreensão biopsicossocial da doença, razão pela qual deve ocorrer o mais rápido possível uma intervenção baseada em uma abordagem de tratamento multiprofissional após a avaliação médica dos órgãos. A dificuldade potencial nesse caso é: as pessoas em questão têm se apoiado durante muito tempo, e na falta de um esclarecimento melhor, em um modelo explicativo orientado pela medicina orgânica que inicialmente foi apoiado por médicos através de certos diagnósticos e tentativas de tratamento, razão pela qual elas continuam esperando pela assistência médica correspondente ("O meu problema está no corpo e não na cabeça, não sou louco").

Dores comumente são encontradas igualmente no caso de outros transtornos somatoformes tais como a somatização e a disfunção autônoma somatoforme (por exemplo, uma sintomatologia de intestino irritável). No entanto, se comparadas a outros sintomas, estas dores são de menor duração e menos relevantes do que no caso de um transtorno de dor somatoforme.

Um transtorno de dor frequentemente ocorre junto com outros transtornos psíquicos (depressões, transtornos de ansiedade, insônia). Pessoas depressivas apresentam um risco quatro vezes maior de dor na nuca e nas costas. As dores existentes são intensificadas através da depressão. As dores crônicas frequentemente são associadas à depressão e as dores agudas a transtornos de ansiedade. Muitos pacientes com transtornos de dor somatoformes tiveram, no passado, diversos problemas funcionais tais como, por exemplo, problemas de estômago ou de intestino, sintomas relacionados a problemas cardíacos e respiratórios. Entre os médicos da família, a proporção de pacientes com dor somatoforme é avaliada em 5 a 7%.

A análise da história de vida (anamnese biográfica) é o principal meio de detecção do transtorno da dor somatoforme persistente, podendo, em muitos casos, permitir uma diferenciação de dores de origem prioritariamente orgânica. Muitas pessoas atingidas experimentaram violência física e/ou sexual ou uma negligência fundamental quando criança em suas vidas. No caso de mulheres com experiências de abuso sexual na infância, o limiar de dor é reduzido de forma que ocorrem dores abdominais persistentes. Fatores de sobrecarga biográficos tais como situações de crise (por exemplo, experiências de perda devido à separação ou morte), estresse crônico ou problemas profissionais, com parceiros ou familiares, permitem em 80 a 90% dos casos fazer uma diferenciação dos transtornos da dor de origem primariamente orgânica; uma abrangente investigação orgânica, contudo, é sempre necessária. Muitas vezes conversas entre casais e familiares ajudam a assegurar a impressão clínica e, desse modo, o diagnóstico.

Na prática, pouca atenção é dada ao seguinte tópico: no caso de um diagnóstico de um transtorno de dor somatoforme devemos distinguir entre os fatores desencadeantes emocionais e psicossocais e os problemas psíquicos gerados secundariamente no decorrer da doença!

Geralmente, pessoas com um transtorno de dor somatoforme persistente diferem de pacientes com dor de origem orgânica da seguinte maneira:

• As dores são apenas vagamente localizáveis, podem mudar inclusive com relação à localização e modalidade, expandir-se muito após o início local e são descritas pelas pessoas em questão de forma menos típica do que as dores de origem orgânica.

- As dores são descritas mais em termos afetivos (abomináveis, horríveis, terríveis) do que a partir de qualidades sensoriais (dor cortante, perfurante, dor que puxa).
- Normalmente, não existe diferença na intensidade da dor em relação ao curso do dia e de outros fatores agravantes e atenuantes, o que significa que existe uma elevada intensidade da dor, sem interrupção.
- Os limites anatômicos de suprimento pelas vias nervosas não são cumpridos, o que significa que frequentemente as dores são descritas até uma linha central ou um limite que não corresponde a nenhuma base orgânica.
- Entre outros fatores biográficos agravantes podem ser encontrados abusos físicos ou sexuais na história pregressa.

As síndromes de dor somatoformes são menos caracterizadas por padrões típicos de sintomas e mais por um processamento específico de experiências de processos físicos ("sofrimento") e por um comportamento desfavorável em relação à doença por parte dos indivíduos ("comportamento anormal em relação à doença"). No caso de uma intervenção psicológica ou psicoterapêutica deve ser dada maior atenção aos prejuízos psicossociais do que à intensidade dos sintomas ou à atribuição de diagnósticos.

No caso de um transtorno da dor, os seguintes problemas típicos resultantes são:

Faltas ao trabalho, respectivamente à escola, longas licenças médicas, desemprego, aposentadoria precoce, consumo excessivo de medicamentos, abuso de tranquilizantes ou analgésicos, frequente uso de instituições médicas, retraimento social, problemas conjugais, restrição das atividades de lazer até a completa inatividade, redução de toda e qualquer atividade física, sintomas depressivos, custos altos devidos a medidas médicas convencionais ou alternativas na esperança de uma completa eliminação da dor. Como consequência da dor, as pessoas em questão recebem intensivos cuidados pessoais ou médicos ou atenção especial. Este fato é também chamado "ganho secundário da doença".

Embora os transtornos da dor possam ocorrer em qualquer faixa etária, eles são particularmente comuns na quarta e na quinta década de vida. Diferenças pronunciadas entre os gêneros não são conhecidas. Certos fatores tomam um rumo desfavorável no caso de um determinado transtorno da dor somatoforme persistente: desemprego no início do tratamento da dor, pedidos de aposentadoria por invalidez pendentes ou concluídos, processos de reparação de danos, anos de história de dor crônica antes de iniciar o tratamento, tendência à somatização, diagnósticos psiquiátricos adicionais (por exemplo, depressão).

Os seguintes sintomas persistentes são considerados transtornos típicos da dor somatoforme:

• Dores de cabeça e dores nas costas somatoformes. São dores experimentadas subjetivamente e que não possuem uma base orgânica suficiente.

• Dores somatoformes no peito. Fortes tensões na região do peito podem provocar uma dor que é muitas vezes interpretada de forma errônea como dor cardíaca. Fatores típicos são: pressão maçante, queimação (de várias horas a vários dias) e uma fisgada breve debaixo do mamilo esquerdo. As pessoas atingidas sofrem muitas vezes de tensão muscular nas costas que irradia para o peito. A dor no peito pode estar igualmente ligada a uma sensibilidade aumentada em relação a estímulos decorrentes do ácido na parte inferior do esôfago.

Quando a alma fala através do corpo

- Dores gastrointestinais somatoformes. Estes sintomas já foram descritos na respectiva área dos órgãos na seção de distúrbios funcionais.
- Dores pélvicas crônicas somatoformes em mulheres. Estes sintomas frequentes já foram esclarecidos na seção de afecções femininas específicas.

Distúrbios orgânicos

De acordo com o atual código de doenças, transtornos da dor de origem prioritariamente orgânica com relevância psicossomática devem ser compreendidos segundo um diagnóstico duplo, isto é, a partir da designação do transtorno orgânico e um segundo diagnóstico: "Fatores e influências comportamentais psicológicos no caso de (por exemplo, enxaqueca, lumbago ou dores na coluna)". Na prática clínica, muitos transtornos da dor com causas predominantemente orgânicas mesmo assim são diagnosticados como "transtornos de dor somatoformes persistentes", pois por um lado os fatores orgânicos não são suficientes para esclarecer completamente o quadro dos sintomas, e, por outro lado, infelizmente a palavra "transtorno de dor" não consta em nenhuma outra categoria diagnóstica. Infelizmente, o conceito de transtorno da dor presente no código internacional de doenças relativamente novo é demasiadamente indiferenciado e já desatualizado, por basear-se na diferenciação entre dores puramente psíquicas e puramente orgânicas ultrapassada há tempo.

Contudo os conceitos modernos da dor enfatizam a forte ligação entre o estresse, isto é, a gestão do estresse e a dor crônica. Por causa das interações entre o sistema nervoso, o sistema imunológico e o sistema hormonal existem ligações estreitas entre o estresse e a dor. Estes novos conhecimentos terão, no futuro, um impacto de longo alcance sobre o diagnóstico e o tratamento dos transtornos da dor.

Dores de cabeça

As dores de cabeça constituem os mais frequentes distúrbios do bem-estar do ser humano. Ao menos 70 a 80% da população são atormentados uma ou mais vezes ao ano por dores de cabeça. Segundo o estudo mais extenso realizado até então, 61,3% da população alemã sofrem, pelo menos ocasionalmente, de dores de cabeça: 27,5% sofrem de enxaqueca e 33,8% de cefaleia do tipo tensional. A enxaqueca ocorre mais em mulheres (32%) do que em homens (22%). A dor de cabeça episódica ou crônica do tipo tensional praticamente não apresenta nenhuma diferença entre homens e mulheres. Entre os pacientes com enxaqueca, 10% sofrem de enxaqueca com sinais neurológicos, ou seja, com aura típica, mais de 70% sofrem de enxaqueca sem aura típica e cerca de 10% de formas complicadas de enxaqueca e cefaleia em salvas. Quando a enxaqueca já se manifesta na infância, em 60% dos casos, ela continua mesmo na idade adulta.

Com o avanço da idade, a dor de cabeça do tipo enxaqueca é menos frequente, e a dor de cabeça crônica do tipo tensional é mais comum. A dor de cabeça episódica do tipo tensional não depende da idade. O aumento da enxaqueca em crianças nas últimas décadas é surpreendente. Quando distúrbios psíquicos ocorrem simultaneamente, a dor de cabeça persiste ou ocorre com maior frequência. Transtornos de ansiedade e depressões concomitantes causam, com grande probabilidade, um quadro crônico de dor de cabeça – da juventude à idade adulta.

Existem dois tipos fundamentalmente diferentes de dores de cabeça: primárias e secundárias.

Dores de cabeça secundárias têm causas orgânicas demonstráveis e ocorrem somente em no máximo 5% dos pacientes com dor de cabeça. São o resultado de doenças tais como o tumor de cabeça, hemorragia cerebral, más-formações vasculares, problemas oculares ou de disco ou sequelas de ferimentos ou cirurgias. No caso de dores de cabeça crônicas ou recorrentes, causas orgânicas devem ser clinicamente excluídas antes de se fazer considerações de orientação psicossomática.

Dores de cabeça primárias configuram uma doença independente e não são o resultado de algum outro distúrbio. Trata-se de distúrbios reversíveis de estruturas sensíveis à dor dentro ou fora do crânio. Podemos estabelecer uma distinção entre os seguintes tipos: a cefaleia tensional, a enxaqueca com ou sem aura e a cefaleia em salvas (acumulação temporal de uma série de crises de dor de cabeça latejante-ardente na primavera ou no outono assim como em determinados momentos do dia). A cefaleia tensional é duas vezes mais comum do que a enxaqueca. A maioria dos pacientes com dores de cabeça crônicas sofre de quadros mistos. A seguir, apenas a cefaleia tensional e a enxaqueca são elucidadas, pois no caso da cefaleia em salvas até agora não foram comprovadas conexões psicossomáticas.

Cefaleia do tipo tensional

O termo "cefaleia do tipo tensional", atualmente usado, é o termo coletivo para as formas de dor de cabeça que antigamente foram diagnosticadas como dor de cabeça tensional, dor de cabeça de contração muscular, dor de cabeça vasomotora, relacionada ao estresse ou psicogênica. Estas são as dores de cabeça mais comuns que ocorrem em 15 a 20% da população. Nas mulheres são um pouco mais frequentes do que nos homens. As dores de cabeça tensionais ocorrem – ao contrário de enxaquecas – geralmente em ambos os lados da cabeça e da nuca. Muitas pessoas atingidas sofrem desta dor tanto quanto os pacientes com enxaqueca, fato este muitas vezes subestimado.

Anteriormente, as "dores de cabeça tensionais" eram atribuídas à tensão da musculatura da testa e da nuca. A relação entre dores de cabeça tensionais e cãibras musculares não é tão estreita conforme se pensava anteriormente. Pode ocorrer igualmente o contrário, a tensão muscular pode ser a consequência da dor de cabeça tensional.

Podemos distinguir entre dores de cabeça tensionais com e sem envolvimento dos músculos cranianos, pois nem todas as cefaleias tensionais são desencadeadas por tensão dos músculos cranianos. Os sintomas também podem estar relacionados à alteração da sensibilidade à dor em função de determinados neurotransmissores no cérebro. Portanto, o aumento da tensão muscular não é mais necessário para o diagnóstico da dor tensional, embora na maioria das pessoas afetadas uma tensão muscular esteja presente. Ao contrário de suposições anteriores, pacientes com cefaleia apresentam basicamente um limiar de dor e uma tolerância à dor mais baixos, tanto durante a dor de cabeça quanto no intervalo indolor.

Dependendo da frequência, existe uma forma progressiva episódica e outra crônica que diferem em relação às causas e ao tratamento.

Dores de cabeça episódicas do tipo tensional são caracterizadas por pelo menos 10 episódios de cefaleia típicos que não ocorrem com uma frequência maior do que 180 vezes/dias por ano, respectivamente menor do que 15 vezes/dias por mês e com uma duração de 30 minutos a sete dias por episódio. As dores apresentam pelo menos duas das quatro características típicas: uma qualidade de dor opressiva, que puxa, não pulsante; a intensidade da dor é leve a moderada de modo que as atividades físicas habituais possam ser dificultadas, mas não impossibilitadas; localização bilateral; não há agravamento em função de atividades físicas tais como subir escadas e outras. Não há náuseas nem vômitos (pode ocorrer falta de apetite), nem sensibilidade à luz ou ruídos (em uma das duas áreas, porém, uma certa esquiva pode estar presente).

A cefaleia crônica do tipo tensional ocorre ao menos 15 dias por mês, respectivamente 180 dias por ano durante no mínimo seis meses. As dores apresentam pelo menos duas das quatro características típicas: dores opressivas, dores que puxam, de intensidade leve a moderada, o que pode dificultar as atividades diárias, mas não impossibilitá-las por completo; localização bilateral; as dores não são agravadas quando se sobe escadas ou exerce atividades físicas semelhantes. Não há vômitos, um dos três sintomas, porém – náuseas, sensibilidade à luz ou temor de vômitos –, pode estar presente.

Ao contrário de afirmações anteriores, no caso de pacientes com cefaleia tensional não há traços típicos de personalidade. São consideradas causas possíveis, entre outros fatores, acima de tudo o estresse psicossocial, problemas interpessoais, estresse no trabalho, transtornos de ansiedade, doenças depressivas e distúrbios do sono.

Enxaqueca
8 a 12% da população sofrem de enxaqueca; as mulheres três vezes mais do que os homens. Distinguimos dois tipos de enxaqueca: com ou sem aura, o que significa com ou sem sinais neurológicos de uma crise.

A aura é uma fase constituída por diversos sintomas e déficits neurológicos com duração máxima de uma hora; apesar de ser experimentada como indolor pela pessoa atingida, esta se sente muito afetada pela mesma. A forma típica e mais comum dos sinais neurológicos é a aura visual. Geralmente trata-se de um distúrbio visual sob a forma de uma sensação de cintilação com flashes de luz que se estendem do interior para a borda do campo visual e oportunamente podem ocorrer breves falhas no campo visual. Muito mais raramente ocorrem disestesias, desconfortos físicos, fraqueza motora (geralmente unilateral) e distúrbios da fala.

A enxaqueca com aura está presente quando ocorrem ao menos duas crises de dor de cabeça que apresentam ao menos duas das quatro características a seguir:

• Um ou mais sintomas neurológicos de aura completamente reversíveis como expressão de um distúrbio da função focal no córtex e/ou no tronco cerebral.

• Pelo menos um sintoma de aura se desenvolve gradualmente durante mais de quatro minutos e em seguida surgem dois ou mais sintomas.

• Nenhum sintoma de aura dura mais de 60 minutos (este prazo pode ser excedido proporcionalmente quando ocorrem diversos sintomas de aura).

• A fase da cefaleia segue a aura com um intervalo de duração menor do que 60 minutos; pode, no entanto, ocasionalmente começar antes ou ao mesmo tempo da aura.

Quando os sintomas neurológicos duram mais do que uma hora, trata-se de uma enxaqueca com aura prolongada. Às vezes a enxaqueca com aura apresenta igualmente hemiplegia ou tontura. Os sintomas neurológicos concomitantes costumam regredir após a crise.

Quando a alma fala através do corpo

A enxaqueca sem aura consiste em crises de cefaleia que, quando não são tratadas, duram de 4 a 72 horas e apresentam pelo menos duas das quatro características seguintes: a localização unilateral; a característica de dor pulsante; a piora durante exercícios tais como subir escadas; uma intensidade de dor moderada a grave de modo que as atividades normais diárias são difíceis ou impossíveis. Além disso, ao menos um efeito colateral adicional é característico: náuseas ou vômitos, bem como a sensibilidade à luz e a ruídos. O seguinte desenvolvimento é típico: em poucas horas a sintomatologia alcança intensidade plena. Quando não é tratada, a duração geralmente é de 3 a 12 horas. Muitas vezes, porém, persiste por vários dias e noites para, em seguida, desaparecer repentina e totalmente. A limitação da dor a uma metade craniana – além de outras características – constitui uma diferença típica em relação à cefaleia tensional. As pessoas afetadas sentem-se prejudicadas de tal forma que geralmente são obrigadas a parar as suas atividades e recolher-se para um quarto escuro. Qualquer atividade como abaixar, levantar peso ou subir escadas – ao contrário da dor de cabeça tensional – leva ao agravamento dos sintomas. Outra característica é a náusea que pode levar ao vômito, razão pela qual muitas vezes a dor diminui logo em seguida.

Os desencadeadores de uma crise de dor – em contraposição à asma alérgica – geralmente não devem ser compreendidos em termos de uma reação perante um estímulo, pois representam apenas fatores que favorecem o aparecimento da crise. Ao contrário, trata-se de situações pouco definidas, imperceptíveis à primeira vista, tais como, por exemplo: no final de semana, depois de assistir televisão, alguns dias antes da menstruação. Além dos desencadeadores biológicos e físicos tais como estímulos luminosos, a menstruação, distúrbios do ciclo vigília-sono, alterações hormonais, fome, álcool e determinados alimentos como chocolate ou queijo, existem desencadeadores psicológicos tais como fatores emocionais (irritação ou raiva), exigências aumentadas de eficiência, estresse, agitação ou relaxamento após sobrecarga psíquica (por exemplo, após uma semana cansativa, após uma prova difícil, bem como no início das férias).

Geralmente, a enxaqueca começa entre o décimo e trigésimo ano de vida, raramente após os quarenta anos (neste caso, ocorre principalmente devido a alterações vasculares no contexto de outra doença orgânica subjacente).

Fora os pacientes que experimentam apenas uma ou poucas vezes na vida uma crise de enxaqueca, a enxaqueca geralmente passa por uma evolução crônica durante décadas. Alguns pacientes têm múltiplas crises semanais, outros somente algumas por ano. Após os 40 anos de idade – no caso das mulheres, muitas vezes após a menopausa – as crises são menos frequentes ou desaparecem de vez.

Enquanto os pacientes com cefaleia tensional sofrem principalmente de uma oscilação do humor, muitas vezes, porém, são capazes de trabalhar; há nos casos de pacientes com enxaqueca uma diminuição de eficiência e da capacidade de trabalhar devido a sua compreensível necessidade de permanecer por longas horas na cama em um quarto escuro e silencioso.

Atualmente as causas da enxaqueca ainda são desconhecidas, embora existam várias hipóteses a respeito. A visão anterior, de que uma crise de enxaqueca é causada por um estreitamento grave seguida de uma expansão das paredes dos vasos da cabeça internos e externos encontra-se ultrapassada.

Pelo contrário, a reação dos vasos, muitas vezes inclusive externamente visível (pulsação, respectivamente vermelhidão ou palidez da pele) é a consequência de causas até então desconhecidas, ou seja, é um fenômeno secundário que resulta de processos nos quais provavelmente processos inflamatórios dos nervos, processos neuronais, especialmente no tronco cerebral e no mesencéfalo, assim como o neurotransmissor serotonina, desempenham um papel importante.

A dor facial

A dor facial apresenta dois tipos de relevância psicossomática: a dor facial atípica e a Síndrome da Dor Orofacial.

A dor facial atípica abrange todas as dores faciais que não apontam para nenhum quadro clínico conhecido. Segundo um ponto de vista histórico, o termo "atípico" surgiu a partir da delimitação em relação à neuralgia trigeminal típica, onde, ao contrário da dor facial atípica constantemente presente, há sempre intervalos livres de crises. As pessoas se queixam de dores sempre presentes, difíceis de serem localizadas, na maior parte das vezes unilaterais, maçantes, opressivas a ardentes e constantemente presentes, de intensidade variável e percebidas no fundo do tecido do nariz, das bochechas ou da testa irradiando com frequência para uma área mais ampla. As dores persistentes surgem principalmente após tratamentos dentários ou procedimentos otorrinolaringológicos ou então são aumentadas por estes. As dores podem variar em intensidade, geralmente duram horas e não ocorrem nem na forma de episódios nem de crises e não estão relacionadas a distúrbios da percepção corporal passíveis de serem objetivados ou a determinados pontos que desencadeiam a dor (zonas de gatilho), quer dizer, elas são muito difusas. Muito raramente, porém, podem ocorrer igualmente dores em forma de crises, o que dificulta a classificação da doença. É característica a discrepância entre a extensão da dor experimentada subjetivamente e a verdadeira diminuição da qualidade de vida quando comparada, por exemplo, à neuralgia do trigêmeo. Dores desse tipo muitas vezes têm uma ligação causal com transtornos psíquicos, principalmente depressões e transtornos somatoformes.

A Síndrome da Dor Orofacial, também conhecida sob o nome de desordem funcional da articulação mandibular, síndrome da dor miofascial ou mioartropatia já foi apresentada na seção sobre odontologia e consiste em dores permanentes na região dos músculos da mandíbula. Esta é a principal diferenciação da neuralgia do trigêmeo que é aguda e que ataca, por assim dizer, de forma repentina. Em apenas uma parte dos pacientes, as dores estão relacionadas aos movimentos de mastigação e localizadas na área da articulação mandibular. Na maioria dos casos, se expandem para toda a metade da face, em parte também para a metade da cabeça, podendo irradiar até a região lateral da nuca. Muitas vezes há espasmos musculares associados à sensibilidade à compressão em determinadas áreas, bem como estalos na articulação da mandíbula; o ato de abrir e mover a mandíbula é dificultado. A sintomatologia amiúde consiste em tontura, distúrbios da sensibilidade corporal, depressões, estados de ansiedade ou bruxismo noturno. Além dos problemas odontológicos anteriores, frequentemente são igualmente os fatores psicológicos ou psicossociais tais como estresse, problemas familiares ou profissionais, sobrecarga individual, medo, frustração, raiva e agressividade que através da tensão muscular causam dores na região da mandíbula.

Dores nas costas

Além da cefaleia, desordens na área da coluna vertebral são a causa mais comum das dores crônicas. São agrupadas sob o termo "dores nas costas". São consideradas as afecções mais frequentes da população. Homens e mulheres são igualmente atingidos. Atualmente 12 a 30% da população sofrem de dores nas costas com tendência de aumento nos últimos 20 anos, algo difícil de ser explicado do ponto de vista puramente médico. No total, apenas 10% das pessoas afetadas procuram o médico. Dores nas costas ocupam o segundo lugar entre as doenças que levam a consultar o médico. Nos consultórios ortopédicos, 40% da totalidade dos pacientes são aqueles com dor nas costas. Segundo uma enquete representativa, 90% de todos os alemães sofrem de dor nas costas em algum momento. 43% informaram que foram atingidos pela dor nas costas nos últimos sete dias, 15% todos os dias.

Em termos econômicos, as dores nas costas representam um considerável fator de custos; constituem o sintoma de doença mais caro e a causa mais frequente da incapacidade para o trabalho contabilizada em dias e casos. Quase a metade de todas as medidas de reabilitação, um terço das aposentadorias antecipadas e quase um terço de todas as jornadas de trabalho perdidas ocorreram na Alemanha em função de doenças ligadas à postura corpórea e locomoção. A experiência tem demonstrado que apenas 40% dos pacientes com dor nas costas que foram licenciados por mais de seis meses voltaram a trabalhar. Após mais de um ano de licença médica, apenas 8 a 15% dos pacientes com dor nas costas foram reinseridos na profissão.

No caso de dores nas costas agudas existe um bom prognóstico com um desenvolvimento simples: 85 a 90% dos pacientes com dores nas costas podem ser tratados com sucesso dentro de 6 a 8 semanas por meio de alívio físico, analgésicos, relaxantes musculares e fisioterapia ou então as dores desaparecem sem tratamento algum. Entretanto, no que diz respeito às dores nas costas crônicas, que em 10% dos pacientes duram mais do que três meses, há muitos fracassos terapêuticos.

As costas comumente constituem o local onde os impactos de inúmeras tensões são refletidos sob a forma de dor. Problemas psíquicos frequentemente manifestam-se na forma de tensões musculares e dores na nuca, no ombro e na lombar.

As dores nas costas são apenas um sintoma e não uma doença. O termo "dores nas costas" não revela nada muito preciso nem sobre o local nem a respeito das causas do problema. As dores amiúde são localizadas em um ponto ou uma área ampla da nuca (25%), da região das vértebras torácicas (5%), bem como na região lombar ou pélvica (70%). Desse modo as dores nas costas mais comuns manifestam-se na nuca (síndrome da cervical) e na região lombar (lombalgia), com ou sem irradiação para braços e pernas.

As dores podem ser agudas, recorrentes ou crônicas. São consideradas agudas as dores que duram menos de três meses; todas as dores com duração acima deste período são crônicas.

Chamamos de dores recorrentes processos onde dores retornam após uma melhora na forma de crises ou surtos crônicos. Quando há mais de duas crises de dores agudas em um ano, já se fala em dores crônicas. Não raro dores agudas se tornam crônicas por falta de consideração de aspectos biopsicossociais, bem como devido a conceitos terapêuticos inadequados!

No caso de dores nas costas agudas distinguimos entre dores radiculares condicionadas pela compressão da raiz do

Quando a alma fala através do corpo

nervo, ou seja, por uma hérnia de disco (por exemplo, no caso do lumbago), e as dores pseudorradiculares causadas por alterações funcionais na região da musculatura, do disco vertebral e das articulações vertebrais. Dores nas costas sem causas malignas, tais como metástases ósseas, têm causas multifatoriais de natureza física, psíquica e social.

Somente 20% das dores nas costas são condicionadas por uma doença específica. 80% não são específicas e não podem ser explicados por causas orgânicas graves, e sim, são causadas por tensões da musculatura das costas e da região pélvica. Quatro quintos de todas as síndromes da lombar resultam de fraqueza muscular, como consequência da falta de exercício, inatividade, uma postura inadequada corpórea para evitar dores ou uma constante sobrecarga da coluna vertebral. As causas não orgânicas são principalmente determinados fatores psicológicos ou sociais tais como estresse, problemas familiares ou profissionais, sobrecarga constante no trabalho, transtornos de ansiedade, depressões e dependências, em particular, porém, igualmente fatores socioeconômicos tais como baixa escolaridade, baixa renda e pesadas atividades físicas amiúde exigidas no setor da mão de obra de baixa remuneração. Devido as suas dores nas costas, as pessoas afetadas frequentemente desenvolvem determinadas atitudes e comportamentos: problemas de autoestima, comportamento de resguardo, humor deprimido, uma postura corpórea inadequada para evitar dores, evitação de tarefas desagradáveis, *Doctor Shopping* e constantes queixas e lamúrias.

No caso de pacientes com dores nas costas crônicas pode ser comprovado um típico padrão de ativação emocional: em comparação a um grupo de controle, reagiam a estressores emocionalmente significativos com um grave espasmo muscular bilateral na região lombar, especialmente no lado esquerdo – um resultado recorrente em pacientes com dor.

Modelos de explicação baseados na medicina orgânica no sentido de um disco ou uma coluna vertebral "puída" ou "precocemente desgastada" levam, muitas vezes, apenas a outra fixação orgânica da doença, associada a um comportamento excessivamente cuidadoso legitimado pelo médico e uma restrição desnecessária do estilo de vida anterior.

Porém, é justamente o contrário que faz mais sentido: Apesar da dor, as atividades físicas devem incondicionalmente ser retomadas com moderação, a fim de evitar que ocorra uma postura inadequada corpórea para evitar dores "desfavoráveis à vida". Nos casos de músculos encurtados por sobrecarga crônica não é recomendável um treinamento de relaxamento, e sim, é mais apropriado um alongamento dirigido. Além disso, exercícios que contribuem para a estabilização da coluna e a manutenção do equilíbrio são importantes. Com o decorrer do tempo, as pessoas em questão adotam uma postura corporal bastante desfavorável: elas movem o tronco para frente, abaixam os ombros e contorcem a pelve. Até mesmo no estado de repouso continuam apresentando durante muito tempo uma tensão muscular aumentada sem terem a menor consciência disso – necessitam de um treinamento de relaxamento adequado.

São problemáticas as recomendações prematuras de cirurgia de disco conforme ocorriam, pelo menos antigamente, com bastante frequência. Muitos pacientes também sofrem de dores nas costas após esta intervenção, por vezes com uma maior intensidade do que antes. Em função da grande importância econômica das dores crônicas, programas de tratamentos multimodais, que melhoram a habilidade profissional e a qualidade de vida, são importantes. Nesse caso, aspectos so-

Quando a alma fala através do corpo

máticos, psicológicos e sociais são igualmente considerados. Além de analgésicos, da terapia física e manual são necessários exercícios regulares para as costas, uma ativação física gradual, uma atividade esportiva dirigida, um treinamento dosado de trabalho, uma melhor reintegração social, exercícios dirigidos de técnicas de relaxamento, um esclarecimento abrangente (psicoeducação) sobre como lidar com dores crônicas nas costas e a mudança de padrões de pensamento no sentido de uma maior responsabilidade própria ao invés de uma responsabilidade atribuída a outrem.

Dores pseudorradiculares

"Pseudorradicular" significa que as dores se espalham de modo semelhante ao curso de uma região de inervação radicular (isto é, similar ao verdadeiro suprimento nervoso de uma determinada região) e assim reproduzem uma paralisia da raiz nervosa. Após um exame minucioso, porém, nenhum dano da raiz nervosa é encontrado. As causas mais comuns são sinais de desgaste e alterações funcionais na região dos discos, das pequenas articulações, no aparelho de sustentação e apoio da coluna vertebral, ou seja, nos músculos e ligamentos. A causa das dores pseudorradiculares é localizada, na maioria dos casos, nos músculos, e é caracterizada por uma tensão muscular reflexa, um encurtamento dos músculos tônicos (músculos posturais) devido à sobrecarga e ao enfraquecimento permanente dos músculos fásicos (responsáveis pelo impulso e flexibilidade).

Síndromes da dor cervical

As síndromes da dor cervical referem-se a problemas da coluna vertebral cervical igualmente conhecidos como dores na nuca. Enquanto na maioria dos casos afecções agudas e dolorosas da coluna cervical resultam de lesões teciduais com rigidez muscular reflexa relacionadas ao movimento e à sobrecarga, nos estados crônicos ocorrem, além de danos posturais e posturas corporais impostas pela profissão, igualmente fatores psicológicos e psicossociais como condições agravantes que aumentam a dor já existente através de uma tensão muscular adicional na nuca. As dores podem irradiar a partir da nuca até o ombro ou a cabeça onde se percebe uma sensação de ardência e de contração.

Lumbago

No caso do lumbago trata-se de dores agudas ou crônicas na região lombar sem irradiação radicular, isto é, sem prejudicar as raízes nervosas. O lumbago não é uma doença dos discos vertebrais!

O Lumbago é o quadro clínico mais comum do consultório do médico de família. O quadro pode ser muito diverso e vai desde dores violentas e repentinas, que surgem de forma local na região lombar, até dores maçantes, difíceis de serem localizadas, unilaterais ou bilaterais com irradiação para as nádegas e pernas. As dores podem igualmente surgir de forma aguda ou crônica e são particularmente fortes à noite, ou seja, de madrugada. Ao toque sente-se uma rigidez muscular; a pele sobre os músculos mal pode ser movida. A mobilidade da coluna lombar encontra-se, assim como no caso de uma hérnia de disco, severamente restringida e conduz a uma má postura física, razão pela qual – fato este que configura um verdadeiro círculo vicioso – podem ocorrer adicionalmente dores maçantes na coluna. A mobilidade dolorosamente restrita dos quadris já se manifesta ao flexionar as pernas enquanto se está deitado.

No caso de um quadro crônico muitos fatores contribuem – especialmente circunstâncias psicossociais. As pessoas atingidas, cujos sintomas podem mudar frequentemente, amiúde procuram diferentes médicos, insistem em um novo diagnóstico instrumental na ausência de um resultado ou no caso de um resultado físico insuficiente. Geralmente não se sentem melhor após a cirurgia, muitas vezes tomam todos os tipos de medicamentos sem sucesso e aumentam as doses até a dependência. Porém, igualmente não respondem à fisioterapia, restringem as suas vidas cada vez mais, até que, por fim, tudo gira em torno da dor nas costas.

Dores reumáticas

Por "reumatismo", designação sob a qual as respectivas doenças são resumidas pela linguagem coloquial, compreendemos as dores nas regiões dos ossos, articulações, músculos e tendões. Trata-se de um distúrbio doloroso do aparelho locomotor e de sustentação, no qual podem ocorrer desde sensações difusas de tensão até dores crônicas e agudas, quer dizer, todo tipo de variantes.

As causas são uma inflamação que frequentemente parte da membrana sinovial e, em seguida, passa para a cartilagem e os ossos. Mais uma vez, trata-se de um distúrbio de origem genética do sistema imunológico (transtorno autoimune). A esfera reumática abrange cerca de 100 doenças diferentes. Três exemplos vêm a ilustrar as várias formas das doenças reumáticas: As inflamações afetam na poliartrite (*poli* = muito) numerosas articulações; na espondilite anquilosante afetam particularmente a coluna vertebral e na fibromialgia comprometem os músculos e os tendões.

O termo "reumatismo" contém a palavra grega "fluir" e desse modo visa expressar que se trata de uma dor móvel, que flui. Todos os quadros clínicos associados à dor e às restrições das funções do aparelho locomotor e de sustentação são cada vez mais atribuídos à esfera reumática.

De forma pouco detalhada e imprecisa, mas bastante útil em termos pragmáticos, diferenciamos entre três tipos de doenças reumáticas: doenças articulares degenerativas, doenças inflamatórias das articulações e a fibromialgia. Aproximadamente 90 a 95% das doenças reumáticas estão entre os problemas degenerativos e problemas de fibromialgia.

As doenças degenerativas das articulações e as doenças da coluna (artrose) atacam principalmente as articulações das extremidades e da coluna vertebral, bem como os discos vertebrais. As alterações das articulações são geralmente o resultado de desgaste ou lesões físicas.

As doenças inflamatórias das articulações e da coluna vertebral (artrite) incluem, por exemplo, a espondiloartrite (em conjunto com a Doença de Bechterew – atualmente chamada espondilite anquilosante e seu gradual enrijecimento da coluna vertebral enquanto a sua subforma mais conhecida), a artrite reativa, as doenças do colágeno e a artrite reumatoide (ou poliartrite crônica), onde a última foi mais frequentemente mencionada e pesquisada no contexto psicossomático. Todas as doenças inflamatórias reumáticas não são apenas doenças das articulações, mas sempre sistêmicas, ou seja, os quadros clínicos que se referem aos sistemas orgânicos como um todo.

A fibromialgia envolve estados dolorosos de músculos e tendões, ligamentos e partes dos tendões e se manifesta mais amiúde sob a forma de tensão muscular, das síndromes de ombro e braço, da coluna cervical, da coluna lombar e de dores crônicas nas costas.

Artrite reumatoide

A artrite reumatoide muitas vezes é igualmente chamada de poliartrite crônica ou poliartrite crônica primária e ocorre em cerca de 1% da população e é três vezes mais frequente entre as mulheres que nos homens. Trata-se de uma doença sistêmica do tecido conjuntivo de origem desconhecida e com componente genético que afeta principalmente o sistema locomotor. Há uma inflamação crônica da sinóvia principalmente das articulações dos dedos da mão e dos pés e dos punhos que leva gradualmente a posicionamentos errôneos, a deformações das articulações e finalmente à perda total da função. Uma artrite reumatoide deve ser considerada quando quatro dos sete seguintes critérios estão presentes: rigidez matinal, inchaço em pelo menos três diferentes regiões das articulações, inchaço nas articulações das mãos e dos dedos, inchaço simétrico em várias articulações, nódulos sob a pele, fatores reumatoides, evidência radiográfica de mudanças nas mãos.

Como consequência das mudanças inflamatórias destrutivas na área das articulações, ocorrem extensas deficiências funcionais. Geralmente, os sintomas começam de forma velada e são tipicamente simétricos nas pequenas articulações, principalmente nas dos dedos e são acompanhados de dor, inchaço e da rigidez típica matutina. Com o tempo as grandes articulações tais como os quadris ou o ombro são igualmente comprometidos. A doença começa com a inflamação da membrana sinovial, o que possivelmente representa uma resposta a um processo imunológico frente a estímulos externos (vírus). São liberadas enzimas que destroem os tecidos e causam a degradação de ossos e cartilagens. O tecido que é armazenado nas cavidades das articulações conduz a deformidades e uma parcial formação nova dos ossos.

O processo da doença geralmente se dá a partir de surtos e melhoras; a longo prazo, porém, ocorre uma piora crônica. Devido ao fato de cada surto deixar danos irreversíveis, as deformações das articulações afetadas tornam-se cada vez mais abrangentes e a restrição das funções aumenta. Em cerca de 80% dos pacientes são encontrados os assim chamados fatores reumatoides (trata-se de anticorpos contra suas próprias imunoglobulinas) que indicam o grau da gravidade e do desenvolvimento da doença; em um terço os chamados "nódulos reumatoides" (nódulos sob a pele). A artrite reumatoide pode surgir em qualquer idade, mas principalmente em idade mais avançada entre a quarta e sexta década de vida e após duas décadas conduz em metade dos pacientes à incapacidade para o trabalho.

A medicina orgânica discute três conjuntos de causas, isto é, desordens autoimunes, doenças infecciosas e hereditariedade – para cada qual existem evidências. Os modelos de explicação psicológica, por sua vez, devem ser considerados especulações sem uma base empírica suficiente.

Apesar da causa da doença ser desconhecida, intervenções psicológicas na forma de informações para o paciente, superação da doença, técnicas de relaxamento, treinamentos para superação da dor, gestão do estresse, mudança de padrões de pensamento baseados no desempenho ou o apoio familiar podem ser úteis, porém ainda não são suficientemente comprovados cientificamente.

Fibromialgia

O termo "fibromialgia" contém a raiz das palavras greco-latinas *fibra* (fibra) *mys* (músculo) e *algos* (dor). A partir disso já é possível deduzir que aqui os músculos doloridos estão em primeiro plano. A fibromialgia é uma síndrome de

Quando a alma fala através do corpo

dor não inflamatória, generalizada e crônica na região dos músculos, do tecido conjuntivo e em torno das articulações. Ao mesmo tempo, há também distúrbios funcionais tais como problemas de estômago, intestino, bexiga, coração, respiração e cólicas menstruais, sudorese e zumbido nos ouvidos. A principal característica é um rebaixamento indefinido do limiar da dor (sensibilidade excessiva à dor) condicionado pelo sistema nervoso central, possivelmente causado por uma supressão falha da dor. Atualmente, não há evidências laboratoriais para um diagnóstico definitivo. Devido à falta de causas unívocas até então, trata-se, no caso fibromialgia, não de uma doença específica, e sim, de uma síndrome.

A fibromialgia não é uma doença rara, e sim, dependendo do país e dos critérios de investigação, pode ser considerada frequente em função de seu contingente populacional de 2 e 4%. 2 a 6% de todos os pacientes dos médicos de família são afetados, e, entre os pacientes de ortopedistas e reumatologistas, a proporção ainda é maior: de 6 a 20%.

Os sintomas se manifestam de modo mais concentrado entre o quadragésimo e quinquagésimo ano de vida, porém ocorrem igualmente em crianças e idosos. A doença começa geralmente no final da década de 1930 e em meados da década de 1940 está plenamente desenvolvida (há um estágio preliminar que dura até sete anos). 80 a 90% dos doentes são mulheres. O maior grupo de pacientes são mulheres acima de 35 anos.

O termo "fibromialgia" é definido a partir dos seguintes critérios:

• Dores crônicas (com duração superior a três meses) generalizadas em pelo menos três regiões.

• Dores no lado direito e esquerdo do corpo, acima e abaixo da cintura, bem como nos membros.

- Sensibilidade à pressão aumentada (dores) ao toque em 11 dos 18 pontos de pressão típicos e bem-definidos (há 9 pontos de pressão em cada lado do corpo) na presença de uma pressão do dedo de até 4kg. Na fibromialgia, algumas junções entre o músculo e o tendão são particularmente dolorosas e assim são designadas de pontos de dor.
- Sintomas colaterais frequentes, mas não de fato imperiosos, como por exemplo a dor musculoesquelética difusa, dores musculares generalizadas, sensação de inchaço, retenção da água, rigidez matutina, cansaço, esgotamento, diminuição da resiliência, insônia, síndrome do intestino irritado, sensação de bolo na garganta, problemas funcionais cardíacos e pulmonares, boca seca, desconforto corporal, dor ao urinar ou durante a menstruação, sudorese aumentada, irritabilidade, oscilações de humor e estados depressivos.

Geralmente as dores são de difícil localização. Inicialmente, são limitadas a algumas partes do corpo, ou seja, à região do pescoço e à região lombar. Ao longo do tempo, porém, estendem-se a todo o corpo associadas a uma expansão dos sintomas, caso onde sensações de rigidez e outros desconfortos podem igualmente ocorrer. Sendo assim, o quadro clínico se desenvolve durante um período de tempo mais longo. As dores são experimentadas como persistentes, maçantes, torturantes, agudas ou irradiantes. Através de distração, férias e atividades de lazer, a sintomatologia da dor pode diminuir ou até mesmo desaparecer completamente por algum tempo. Ansiedade, estresse, insônia, atividades físicas, frio, umidade e viradas de tempo tendem a aumentar as dores.

Apesar de seu caráter crônico, a fibromialgia jamais provoca mudanças físicas nas articulações e outros órgãos. Os

Quando a alma fala através do corpo

exames laboratoriais geralmente tendem a ser pouco específicos, não são detectadas maiores derivações dos valores-pa-
drão. O diagnóstico da fibromialgia só pode ser feito após a
exclusão de outras doenças (por exemplo, o reumatismo). Na
falta de causas mais claras, a síndrome deve ser considerada,
segundo a opinião de vários especialistas, parte dos transtornos de dor somatoformes persistentes. Fato violentamente
criticado por outros especialistas. Em face das diferentes perspectivas deve se apontar para o fato, que envolve consequências significativas, de que essa questão resulta igualmente em
uma avaliação diferenciada da capacidade para o trabalho das
pessoas atingidas.

De qualquer forma, o atual estado da pesquisa não deixa
claro o que de fato pode ser considerado a causa do transtorno
ou se lidamos somente com consequências de causas até então
desconhecidas. Devido à atual falta de causas bem-definidas,
não se trata no caso da fibromialgia de uma doença determinada, e sim, de uma síndrome. Na prática clínica a fibromialgia frequentemente acaba se tornando um diagnóstico
que dribla a real falta de diagnóstico e confere a determinados pacientes de dor uma identidade supostamente unívoca.
Contudo foi possível encontrar em pacientes com fibromialgia
estressores psicossociais e eventos de vida críticos tais como
traumas sexuais ou físicos, fato este que, entretanto, não com-
prova o seu significado causal. 90% de todos os pacientes com
fibromialgia preenchem os critérios de, no mínimo, um transtorno psíquico (particularmente depressões, transtornos de
ansiedade e transtornos somatoformes).

Em função de sua ampla proliferação, de seu decurso desfavorável e de suas consequências frequentes, tais como incapacidade para o trabalho e aposentadoria precoce, a síndrome

da fibromialgia tem grande importância socioeconômica. Em comparação aos pacientes reumáticos, as pessoas atingidas igualmente exigem claramente mais tratamentos. O distúrbio pode ser aliviado temporariamente com medicamentos e ser favoravelmente influenciado por psicoterapia; não tem, entretanto, cura, até então. Atualmente, a ausência completa de sintomas é irreal; a principal meta é aliviar a dor e aumentar a capacidade de superação, funcionalidade e trabalho.

Síndrome da dor miofascial

A síndrome da dor miofascial abrange, em um sentido mais amplo, todas as síndromes de dor do aparelho locomotor cuja origem se encontra fora da cápsula articular e do osso e que não apresentam causas inflamatório-reumáticas ou neurológicas. Na maioria dos casos, trata-se de síndromes da dor regionais.

A síndrome da dor miofascial em um sentido mais estrito, em contrapartida, apresenta pontos de pressão específicos que, no entanto, são caracterizados de outra forma do que na síndrome de fibromialgia: as dores atingem até três quadrantes do corpo, as dores musculares apresentam uma expansão local (na fibromialgia, por sua vez, tratam-se de dores difusas localizadas em várias regiões), os pontos de pressão correspondem a um endurecimento muscular palpável nos braços e pernas que está de acordo com uma contração excessiva dos feixes de fibras musculares (na fibromialgia, entretanto, apenas o limiar diminuído da dor à compressão é característico).

A sobrecarga dos músculos na síndrome da dor miofascial pode ser causada, entre muitos outros fatores, por estresse e tensão associados a problemas psicossociais.

Quando a alma fala através do corpo

Dores em função de tumores

No caso de adoecimentos por tumores, podemos diferenciar entre três causas das dores:

1) Condicionadas por tumores: dores no tecido conjuntivo, infiltrações ósseas e metástases, dores nas vísceras e nos nervos.

2) Condicionadas pela terapia: quimioterapia, radioterapia, intervenções cirúrgicas.

3) Independentes de tumores: síndromes funcionais da dor miofascial, em parte consequências de deficiências devido a tumores e de comportamentos de resguardo.

Mais da metade dos pacientes com tumores sofrem de distúrbios psíquicos. Em face desses aspectos, são necessárias, além das terapias médicas usuais contra a dor, igualmente estratégias de intervenção psicoterapêuticas.

Conceitos psicossomáticos

Fatores psicológicos

Dada a diversidade das dores e dos distúrbios da dor, não há conceitos de explicação psicológicos universalmente válidos e, consequentemente, também não existem orientações psicoterapêuticas de tratamento gerais. De qualquer modo, diversos conceitos psicossomáticos do passado devem ser considerados ultrapassados, pois não levam em conta adequadamente o conceito biopsicossocial da doença e o conceito do distúrbio autoimune:

• Uma hostilidade reprimida não é a causa decisiva da doença no caso da enxaqueca, nem da artrite reumatoide conforme o psicanalista Alexander afirmou em relação a tensões musculares crônicas de origem psicológica.

- Não há uma determinada personalidade da dor e nem uma estrutura típica de personalidade no caso do paciente com cefaleia, enxaqueca ou câncer! Semelhanças correspondentes tendem mais a ser consequências e não causas da doença. Características tais como ambição, orientação para o sucesso, ser excessivamente metódico, perfeccionismo, persistência, irritar-se ou magoar-se com facilidade não devem ser consideradas específicas da doença, embora possam, em casos individuais, ter um impacto agravante sobre a doença.

É fato, entretanto: pacientes com um transtorno da dor somatoforme persistente muitas vezes experimentaram na infância uma disponibilidade alta para a violência entre os pais e em relação a si próprios. Muitas vezes, existiam outras condições desfavoráveis de vida tais como baixo nível socioeconômico, baixa escolaridade dos pais, famílias grandes e habitações pequenas, desarmonia crônica na família, transtornos psíquicos de um dos pais, mãe solteira ou a perda da mãe, a violência sexual, experiências instáveis do vínculo após o primeiro ano de vida, mudanças frequentes dos primeiros cuidadores.

Modelos de explicação psicológicos de dores não orgânicas em diversas regiões do corpo geralmente se baseiam na suposição de que há uma tensão muscular crônica em decorrência de estresse ou aborrecimento e determinados fatores psicológicos ou psicossociais. Independentemente de sua causa, as dores conduzem à contração reflexa da respectiva parte do músculo, causando uma nova dor, o que resulta em uma nova tensão muscular. Isso favorece o círculo vicioso de tensão muscular e dor.

Pacientes com dor têm a tendência elevada de reagir ao estresse através de tensões musculares e de permanecer tensos por mais tempo do que outras pessoas. Pessoas com cefaleia tensional apresentam uma tensão permanente, condicionada emocionalmente ou por estresse, dos músculos do ombro e da nuca e muitas vezes também da região da testa. No contexto da tensão persistente, a musculatura ao redor dos vasos sanguíneos se torna tensa de modo que os vasos sanguíneos são comprimidos e, devido ao reduzido suprimento sanguíneo, o tecido recebe menos oxigênio. Isso causa dores da mesma forma como o fato de que os resíduos metabólicos não podem ser eliminados suficientemente. O modelo da tensão muscular crônica enquanto explicação para dores não orgânicas é muito plausível, porém não é capaz de esclarecer todas as formas da cefaleia tensional.

O conceito do condicionamento clássico da tensão muscular e da dor explica as dores não orgânicas da seguinte forma: dores causam tensões musculares reflexas e um aumento da ativação do sistema nervoso simpático; a tensão muscular e a ativação geram ou agravam as dores. Esses processos físicos podem então ser acoplados a estímulos neutros que estavam presentes no momento do desencadeamento da dor, de modo que ao longo do tempo esses estímulos por si só podem desencadear a dor. Por exemplo, pacientes com traumas de acidentes muitas vezes sofrem ainda anos após o acidente de uma tensão significativamente maior dos músculos da região do pescoço e da nuca e apresentam uma reação especialmente intensa destes grupos musculares quando, de repente, se encontram em uma situação semelhante àquela época.

Pacientes com dores nas costas respondem a estímulos de estresse através de uma tensão mais forte da musculatura lombar do que pessoas saudáveis. No caso de uma predisposição correspondente adquirida a partir de fatores genéticos, processos de aprendizagem e traumas, o estresse contínuo pode causar uma hiperativação de determinados grupos musculares. As dores que ao longo dos anos resultam deste processo podem tornar-se crônicas através de condicionamento. As dores podem igualmente ser mantidas em função de reforços positivos, tais como uma maior atenção por parte do parceiro, maior proteção e certos benefícios em razão da doença.

A concentração constante nas dores reforça a experiência da dor. A negligência dos estímulos externos (o confronto com o meio ambiente) em favor da atenção voltada para os estímulos internos (endógenos) faz com que as dores sejam sentidas de forma mais intensa e um desenvolvimento depressivo seja favorecido, pois a alegria de viver se perde gradativamente. São particularmente os sentimentos de desamparo, desespero e da perda de controle que têm um impacto negativo sobre os fatores que aumentam a dor. Provou-se neste meio tempo que uma depressão pode intensificar dores existentes de modo que a dor e a sintomatologia depressiva podem aumentar concomitantemente. A relação entre a tensão e as dores, as dores e a depressão, bem como a expectativa ansiosa das dores e o consequente aumento da tensão muscular, favorecem um foco cada vez mais estreito na experiência da dor, relação esta que segundo a perspectiva terapêutica precisa ser rompida de qualquer maneira.

A relação individual com as dores é marcada pela personalidade anterior à doença, experiências anteriores de dores e a superação destas, fatores biográficos, o atual estado psicológico, a situação de vida psicossocial e os conceitos pessoais de doença.

Determinados padrões de pensamento aumentam a tensão e, consequentemente, a dor: "Não aguento mais isso",

"Tudo está ficando cada vez pior", "Sou um caso perdido", "Preciso resistir de qualquer forma e tenho que dar conta de tudo como sempre".

O estado emocional específico influencia o tipo de experiência da dor. Sentimentos negativos tais como irritação, raiva ou tristeza agravam a dor; emoções positivas como alegria, felicidade e satisfação tornam a dor mais suportável.

A influência nociva de estresse e de eventos críticos da vida, presente em numerosos distúrbios da dor, baseia-se nos vínculos estreitos entre o estresse e o sistema imunológico que futuramente precisam ser explorados mais profundamente.

Aspectos terapêuticos

O diagnóstico e o tratamento do transtorno de dor somatoforme persistente requer uma estreita cooperação interdisciplinar que deve envolver uma boa compreensão biopsicossocial por parte dos especialistas para que uma concorrência desnecessária e atribuições incorretas sejam evitadas. Também no caso do tratamento da dor crônica com causas predominantemente orgânicas, uma cooperação intensa dos diversos terapeutas é absolutamente necessária. Um exemplo para tal é a área das doenças relacionadas ao câncer que se tornou muito importante a partir da designação "psico-oncologia".

Conceitos de tratamento de base psicológica em pacientes com dor exigem e promovem uma cooperação ativa dos pacientes que, de início em função de seu modelo de dor orientado para a medicina orgânica muitas vezes assumem uma postura passiva, esperando que algo seja feito por eles. Na verdade, porém, trata-se de fazer do paciente um melhor gestor de sua dor. O objetivo de uma terapia psicológica de gestão da dor não é a eliminação da dor crônica, mas o desenvolvimento da autocompetência ao lidar com a dor e suas consequências, isto é, um melhor controle da dor. O lema não é "Como faço para me livrar da dor?", mas "De que forma posso conviver e lidar melhor com ela?"

Uma terapia bem-sucedida de controle da dor requer a análise detalhada e a modificação melhor possível das condições que agravam a doença. No tratamento psicológico e psicoterapêutico, particularmente, porém, em programas de tratamento orientados para a medicina comportamental, diversos componentes terapêuticos são usados de acordo com a necessidade.

1) Treinamento do paciente (psicoeducação, gestão da doença). São transmitidas informações sobre a compreensão biopsicossocial da dor (a correlação entre a dor, a psique e a situação de vida), modelos de dor psicológicos, o círculo vicioso de tensão, dores, ansiedade e depressões, o transtorno específico da dor segundo o estado atual da ciência, o significado da atividade apesar das dores, bem como sobre padrões de pensamento e comportamento que reforçam a dor e busca-se oportunidades para um melhor controle da doença. Deve-se, nesse caso, trabalhar igualmente a favor de uma construção de uma motivação correspondente para o tratamento. Esta não deve ser pressuposta de antemão, e sim, na maior parte das vezes precisa primeiro ser desenvolvida. As pessoas envolvidas também devem ser informadas detalhadamente sobre as possibilidades e os perigos dos diferentes analgésicos.

2) Autoavaliação. Através de anotações em um diário de dor, os pacientes aprendem a reconhecer as condições que antecedem e seguem a dor. Eles observam diariamen-

te a intensidade muitas vezes oscilante da dor e devem registrar em determinadas horas a extensão atual em uma escala de 0 a 10.

3) Análise de comportamento. Trata-se da detecção precisa de fatores que causam a dor e a fortalecem. A partir dessa compreensão, são estabelecidas correlações entre as respectivas situações, cognições, emoções e padrões de comportamento. Os objetivos individuais da terapia resultam dos desejos das pessoas em questão e das possibilidades concretas. Muitas vezes, as circunstâncias e as condições que aumentam a dor não podem ser mudadas, mas a atitude perante estas (por exemplo, a experiência pessoal de ser alguém fracassado, a constante autoexigência exagerada ou a escassa delimitação perante as reivindicações de outras pessoas).

4) Técnicas de relaxamento. O relaxamento muscular progressivo, o treinamento autógeno, as técnicas de respiração e o treinamento do *biofeedback* devem atenuar a tensão muscular e a circulação sanguínea reduzida que resultam do círculo vicioso de estresse, tensão e dores. Devido à atenção passiva dada ao corpo dolorido, diversos pacientes inicialmente têm dificuldades com o treinamento autógeno, de modo que primeiramente outros métodos de relaxamento devem ser oferecidos a estes. Os métodos de relaxamento muitas vezes são combinados com exercícios de imaginação como, por exemplo, uma viagem mental pelo corpo.

5) Controle da atenção. No controle externo da atenção, a atenção se volta para estímulos ou atividades externas que distraem da dor; todas as intervenções são destinadas a desviar a atenção da dor e favorecer a concentração

na experiência positiva. No caso do controle da atenção interna, exercícios de imaginação são empenhados e estes devem sobrepor-se à experiência da dor. As viagens de imaginação muito populares entre os pacientes (por exemplo, uma caminhada na floresta, a experiência da natureza e uma estada à beira-mar ou nas montanhas) proporcionam experiências corporais prazerosas através da ativação de todos os sentidos.

6) Terapia imaginativa. A partir de uma espécie de treinamento mental pacientes com dor devem aprender a imaginar a si próprios com mais saúde, visualizar o caminho para a cura ou melhora e imaginar intensamente os processos concretos da cura física. Nesse caso determinadas técnicas imaginativas são usadas. Desta forma, as ideias a respeito da possibilidade de superação e a esperança de melhora devem ser reforçadas.

7) Focagem na dor. No lugar da observação ansiosa e tensa do corpo, pacientes com dor devem voltar conscientemente a atenção para a dor e trabalhar com esta. Desse modo as pessoas em questão aprendem primeiramente a ativar as dores para, em seguida, voltar a delimitá-las, respectivamente fazer com que desapareçam. Desta forma, os pacientes obtêm cada vez mais controle sobre a sua experiência de dor e, devido ao sucesso de seus exercícios, não se sentem mais tão desamparados como antes.

8) Hipnose. Atualmente, as possibilidades da hipnoterapia moderna segundo Milton E. Erickson ainda são pouco consideradas na terapia da dor. Através de uma modificação hipnótico-imaginativa da experiência da dor e de uma concentração intensa em outros conteúdos imaginativos, a pressão do sofrimento pode ser atenuada e a

dor aceita com maior facilidade devido à transmissão de um novo contexto de significados (por exemplo, a dor é considerada um amigo ou indicador de um conflito que de outra forma permaneceria desapercebido). Medidas hipnótico-terapêuticas em pacientes com dor, porém, são eficazes a longo prazo somente quando não são aplicadas como meras técnicas para simplesmente "fazer a dor desaparecer", e sim, investidas em um contexto terapêutico mais abrangente.

9) Terapia cognitiva. Através da análise dos padrões individuais de pensamento, tenta-se compreender as atitudes perante a atual situação da dor e as convicções a respeito da dor em geral, bem como a respeito da própria pessoa e do meio ambiente social e modificá-las no contexto da terapia. A modificação dos padrões de pensamento deve primeiramente transmitir às pessoas em questão a convicção e em seguida a experiência de que elas podem influenciar a sua dor até certo grau e que não estão totalmente desamparadas perante esta.

Intervenções que ativam experiências transmitem aos pacientes o significado de seus pensamentos em relação à experiência da dor e aprofundam os conhecimentos da terapia cognitiva através de experiências concretas no contexto de diferentes exercícios. Muitos pacientes com dor que têm ideais excessivamente exigentes ("Sempre devo fazer tudo da melhor maneira possível"; "Preciso curar-me completamente para conseguir fazer tudo como antigamente") devem mudar os seus padrões de pensamento para aliviar dores existentes e evitar dores desnecessárias. É preciso identificar falsas convicções ("Primeiramente a dor deve desaparecer e somente depois posso fazer alguma coisa") e transformá-las em pensamentos mais úteis ("Já posso fazer algo agora e não preciso esperar").

10) Desenvolvimento de atividades. Muitos pacientes com dor evitam atividades físicas em função de um comportamento de resguardo e um suposto alívio da dor. O resguardo, porém, só faz sentido no caso de dores agudas; quando há dores crônicas, a imobilização inadequada causa um agravamento da dor em função de tensão muscular, distúrbios da circulação sanguínea e da degradação da respectiva musculatura. O objetivo da terapia é atingir o maior nível possível de atividade física e social. Um programa equilibrado de ativação física deve aumentar gradualmente a capacidade muscular, a resistência e eficiência física e fortalecer a capacidade de autocura do corpo. Com o desenvolvimento de novas atividades e possibilidades de ocupação na profissão e na área de lazer não apenas o comportamento de resguardo é dissolvido, e sim, evita-se igualmente uma reação depressiva ameaçadora.

11) Reaprendizagem do prazer. De acordo com as circunstâncias, pacientes com dor devem aprender a usufruir novamente de certas coisas e, assim, desenvolver uma autoestima mais elevada. Para muitos pacientes com dor isto é um desafio: o mesmo corpo que sofre merece igualmente ter experiências prazerosas!

12) Modificação de condições agravantes da dor. Condições que mantêm a dor tais como um excesso de ajuda por parte do meio circundante, repouso excessivo ou uma fuga desnecessária lançando mão de licenças médicas devem não ser apenas reconhecidas, mas também mudadas.

Quando a alma fala através do corpo

13) Treinamento para a solução de problemas. Perante problemas concretos capazes de aumentar a sintomatologia da dor, pacientes com dor devem aprender a desenvolver melhores estratégias de solução. Em função do aumento da dor, com o passar do tempo tais problemas deixam de ser focados e deve-se encontrar uma solução construtiva para estes.

14) Treinamento para a gestão do estresse. Pacientes com dor muitas vezes necessitam lidar de outra forma com o estresse a fim de evitar que as dores sejam aguçadas através de padrões de pensamento desfavoráveis e tensões desnecessárias. As pessoas atingidas devem, principalmente, aprender a fazer menos em determinados espaços de tempo e usufruir de intervalos para que não sejam forçadas a finalizar as respectivas atividades em função de um agravamento da dor.

15) Treinamento de habilidades sociais. A melhora de habilidades sociais deve contribuir para que pacientes com dor possam aprender a diferenciar-se do seu meio entorno e a não intensificar as suas dores em função de uma constante pressão na profissão, na família e no círculo de amizade. Numerosos pacientes com dor sentem dificuldades de lidar de forma adequada com crítica, expressar críticas pessoais, impor e diferenciar-se diante de seus familiares.

16) Treinamento emocional. Sentimentos podem literalmente ferir. Os pacientes com dor devem aprender a perceber e expressar os seus sentimentos ao invés de apenas queixar-se das tensões físicas e dores resultantes.

17) Inclusão de pessoas próximas. Através da inclusão dos membros da família o progresso do tratamento deve ser assegurado no cotidiano e âmbito familiar. Através da psicoeducação os familiares devem ser informados so-

bre transtornos da dor e aprender a não diminuir nem supervalorizar as dores do paciente para assim ajudá-lo de modo construtivo na superação das dores. Não devem reforçar o comportamento de resguardo do paciente com dor através de um excesso de ajuda e apoio, e sim, promover a sua independência.

18) Intervenções que incluem o parceiro e a família. Se necessário, situações de conflito na família ou conjugais devem ser melhor resolvidas através de um apoio terapêutico para reduzir a constante pressão psicossocial.

19) Elaboração de experiências traumáticas. Nos casos de traumatizações sexuais e físicas ou experiências não elaboradas após acidentes que representam risco de vida ou intervenções cirúrgicas complexas, muitas vezes é necessária uma elaboração adequada através de processos emocionais e cognitivos para que seja possível viver novamente de forma mais intensa no presente. Nesses casos é indicada uma influência favorável da memória que acaba transmitindo experiências passadas de forma dolorosa e sempre atual.

20) Prevenção de recaída. O grau das dores está sujeito a oscilações. Após um período de melhora, determinadas problemáticas psicossociais podem levar a uma piora. As pessoas em questão devem ser preparadas para possíveis recaídas para que aprendam a lidar adequadamente com estas.

No caso de dores crônicas essa possibilidade de tratamento normalmente não conduz à cura, que, portanto, não deve ser prometida. Mesmo assim podemos obter sucesso em diversos sentidos: um aumento da responsabilidade pessoal, uma maior autonomia, uma qualidade de vida mais alta e o alívio dos cuidadores.

Observação final

Atualmente, rege um considerável corte de verbas no setor da saúde. Existe um risco de que apenas o mais essencial seja financiado e que futuramente justamente aquelas pessoas às quais já foi oferecida pouca ajuda no passado sofrerão em função destes cortes. Trata-se, nesse caso, daqueles grupos de pacientes que constituem o alvo de nosso livro:

- pacientes que sofrem subjetivamente de uma doença sem que haja um diagnóstico claramente orgânico;
- pacientes que sofrem objetivamente de uma doença sem que haja uma melhora suficiente através de métodos puramente médicos;
- pacientes que sofrem de transtornos psíquicos acompanhados de graves distúrbios físicos e de uma longa incapacidade para o trabalho.

Pessoas com transtornos somatoformes e psicossomáticos apresentam grande sofrimento, e desse modo geram altos custos econômicos devido a numerosos exames, tratamentos, licenças médicas e pagamento de previdências. São alvos de distúrbios psicossomáticos nas diversas regiões do corpo. Justamente estas pessoas hão de sofrer com a falta crônica de recursos do sistema de saúde?

Por isso, ficaríamos especialmente felizes caso o nosso livro não represente somente uma orientação para as pessoas atingidas, seus familiares e especialistas, e sim, que indique igualmente para o meio público e a política de saúde a necessidade de ação. Somente o financiamento de medidas de tratamento eficientes para pessoas que sofrem de doenças psicossomáticas poderá, a longo prazo, conduzir a uma redução de custos econômicos e a uma melhora da qualidade de vida pessoal!

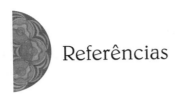

Referências

ADLER, J.; HERMANN, J.M.; KÖHLE, K.; LANGEWITZ, W.; SCHONECKE, O.W.; UEXKÜLL, T.V. & WESIACK, W. (org.) (2003). *Psychosomatische Medizin* – Modelle ärztlichen Denkens und Handelns. 6. ed., rev. e ampl. Munique: Urban & Fischer.

AHRENS, S.; HASENBRING, M.; SCHULZ-VENRATH, U. & STRENGE, H. (1995). *Psychosomatik in der Neurologie*. Stuttgart: Schattauer.

AHRENS, S. & SCHNEIDER, W. (orgs.) (2002). *Lehrbuch der Psychotherapie und Psychosomatischen Medizin*. 2. ed. atual. e ampl.). Stuttgart: Schattauer.

BASLER, H.-D.; FRANZ, C., KRÖGER-HERWIG, G.; REHFISCH, H.-P. & SEEMAN, H. (orgs.) (1999). *Psychologische Schmerztherapie* – Grundlagen, Diagnostik, Krankheitsbilder, Behandlung. 4. ed., cor. e ampl. Berlim: Springer.

BISCHOFF, C. & TRAUE, H.C. (2004). *Kopfschmerzen, Fortschritte der Psychotherapie*. Vol. 22. Göttingen: Hogrefe.

BRÄHLER, E. & STRAUSS, B. (orgs.) (2002). *Handlungsfelder in der Psychsozialen Medizin*. Göttingen: Hogrefe.

CSEF, H. & KRAUS, M.R. (2000). *Psychosomatik in der Gastroenterologie*. Munique: Urban & Fischer.

DETER, H.C. (org.) (1997). *Angewandte Psychosomatik* – Eine Anleitung zum Erkennen, Verstehen und Behandeln psychosomatisch Kranker. Stuttgart: Georg/Thieme.

DIEDRICHS, P. (2000). *Urologische Psychosomatik* – Zur Theorie und Praxis psychsomatischer Störungen in der Urologie. Berna: Huber.

DIENER, H.C. & MAIER, C. (orgs.) (2003). *Das Schmerztherapie – Buch – Medikamentös-interaktionell-psychologisch-physikalisch.* 2. ed. Munique: Urban & Fischer.

EGLE, U.T.; DERRA, C.; NIX, W.A. & SCHWAB, R. (1999). *Spezielle Schmerztherapie* – Leitfaden für Weiterbildung und Praxis. Stuttgart: Schattauer.

EGLE, U.T.; HOFFMANN, S.O.; LEHMANN, K.A. & NIX, W.A. (2003). *Handbuch Chronischer Schmerz* – Grundlagen, Pathogenese, Klinik und Therapie chronischer Schmerzsymptome aus bio-psycho-sozialer Sicht. Stuttgart: Schattauer.

EHLERS, U. (org.) (2003). *Verhaltensmedizin.* Berlim: Springer.

GOEBEL, G. (2003). *Tinnitus und Hyperakusis, Fortschritte der Psychotherapie.* Vol. 20. Göttingen: Hogrefe.

GSCHNAIT, F. & EXEL, W. (2002). *Haut und Seele.* Viena: Ueberreuter.

HENNINGSEN, P.; HARTKAMP, N.; LOEW, T.; SACK, M.; SCHEIDT, C. & RUDOLF, G. (orgs.) (2002). *Somatoforme Störungen* – Leitlinien und Quellentexte. Stuttgart: Schattauer.

HERMANN, J.M.; LISKER, H. & DIETZE, G.J. (orgs.). (1996). *Funktionelle Erkrankungen* – Diagnostische Konzepte-therapeutische Strategien. Munique: Urban & Schwarzenberg.

HOEFERT, H.-W. & KRÖNER-HERWIG, B. (1999). *Schmerzbehandlung* – Psychologische und medikamentöse Interventionen. Munique: Ernst Reinhardt.

JUNGNITSCH, G. (2003). *Rheumatische Erkrankungen* – Fortschritte der Psychotherapie. Vol. 18. Göttingen: Hogrefe.

KAPFHAMMER, H.-P. (1999). Somatoforme Störungen, In: MÖLLER, H.-J.; LAUX, G. & KAPFHAMMER, H.-P. (orgs.). *Psychatrie und Psychotherapie*. Berlim: Springer, 1.303-1.385.

KAPFHAMMER, H.-P. & GÜNDEL, H. (orgs.) (2001). *Psychotherapie der Somatisierungsstörungen, Krankheitsmodelle und Therapiepraxis-störungsspezifisch und schulenübergreifend.* Stuttgart: Georg Thieme.

KÖHLER, T. (1995). *Psychossomatische Krankheiten* – Eine Einführung in die Allgemeine und Spezielle Psychossomatische Medizin. 3. ed., cor. e ampl. Stuttgart: Kohlhammer.

KOSARTZ, P. & TRAUE, H.C. (1997). *Psychsomatik chronisch-entzündlicherer Hauterkrankungen.* Berna: Huber.

KRÖHNER-HERWIG, B. (2000). *Rückenschmerz, Fortschritte der Psychotherapie*. Vol. 10. Göttingen: Hogrefe.

LIEB, H. & PEIN, A.V. (2001). *Der kranke Gesunde: Woher kommen meine Beschwerden?* – Was ihre Organe Ihnen sagen. Psychosomatik: Wie Körper und Seele sich gegenseitig beeinflussen. Stuttgart: Trias.

LOEW, T. (1998). *Wenn die Seele den Körper leiden lässt. Ich fühle mich krank und die Ärzte finden nichts. Wenn die Psyche den Körper beeinflusst.* Welche Therapie mir wirklich hilft. Stuttgart: Trias.

MARGRAF, J.; NEUMER, S. & RIEF, W. (orgs.) (1998). *Somatoforme Störungen* – Ätiologie, Diagnose und Therapie. Berlim: Springer.

MEERMANN, R. & VANDEREYCKEN, W. (1996). *Verhaltenstherapeutische Psychosomatik, Fortschritte der Psychotherapie*. Vol. 18. 2. ed., rev. e ampl. Göttingen: Hogrefe.

MORSCHITZKY, H. (2000). *Somatoforme Störungen* – Diagnostik, Konzepte und Therapie bei Körpersymptomen ohne Organbefund. Viena: Springer.

MORSCHITZKY, H. (2002). *Angststörungen* – Diagnostik, Konzepte, Therapie, Selbsthilfe. 2. ed., rev. e ampl. Viena: Springer.

NEUHAUS, W. (2000). *Psychosomatik in Gynäkologie und Geburtshilfe* – Ein Leitfaden für Klinik und Praxis. Stuttgart: Enke im Georg Thieme.

NICKEL, R. & EGLE, U.T. (1999). *Therapie somatoformer Schmerzstörungen* – Manual zur psychodynamisch-interaktionellen Gruppentherapie. Stuttgart: Schattauer.

NISSEN, G. (org.) (2002). *Psychosomatische Störungen* – Ursachen-Erkennung-Behandlung. Stuttgart: Kohlhammer.

OLBRICHT, I. (2002). *Was Frauen krank macht* – Zur Psychosomatik der Frau. 3. ed., rev. e atual. Munique: Kösel.

PETERMANN, F. (org.) (1997). *Rehabilitation* – Ein Lehrbuch zur Verhaltensmedizin. 2. ed., ampl. e corrig. Göttingen: Hogrefe.

PETERMANN, F. (1999). *Asthma bronchiale* – Fortschritte der Psychotherapie. Vol. 5. [s.l.]: Hogrefe.

PHILLIPS, S.F. & WINGATE, D.L. (org.) (2002). *Funktionelle Darmerkrankungen*. Berna: Hans Huber.

RIEF, W. & HILLER, W. (1998). *Somatisierungsstörungen und Hypochondrie*, Fortschritte der Psychotherapie. Vol. 1, Göttingen: Hogrefe.

RUDOLF, G. (org.) (2000). *Psychotherapeutische Medizin und Psychosomatik* – Ein einführendes Lehrbuch auf psychodynamischer Grundlage. 4. ed. rev. e ampl. Stuttgart: Georg Thieme.

RUDOLF, G. & HENNINGSEN, P. (orgs.) (1998). *Somatoforme Störungen* – Theoretisches Verständnis und therapeutische Praxis. Stuttgart: Schattauer.

SCHÜSSLER, G. (2001). *Psychosomatik/Psychotherapie systematisch*. Bremen: Uni-Med.

SLESINA, W. & WERDAN, K. (orgs.) (2003). *Psychosoziale Faktoren der koronaren Herzkrankheit*. Stuttgart: Schattauer.

STANGIER, U. (2002). *Hautkrankheiten und Körperdysmorphe Störung*: Fortschritte der Psychotherapie. Vol. 15. Göttingen: Hogrefe.

STAUBER, M.; KENTENICH, H. & RICHTER, D. (orgs.) (1999). *Psychosomatische Geburtshilfe und Gynäkologie*. Berlim: Springer.

STRAUSS, B. (org.) (2002). Psychotherapie bei körperlichen. In: STÖRUNGEN. *Jahrbuch der Medizinischen Psychologie*, 21. Göttingen: Hogrefe.

STRIEBEL, H.W. (1999). *Therapie chronischer Schmerzen* – Ein praktischer Leitfaden. 3. ed. rev. e ampl. Stuttgart: Schattauer.

VAITL, D. (2001). *Hypertonie, Fortschritte der Psychotherapie*. Vol. 13. Göttingen: Hogrefe.

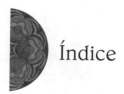

Índice

Sumário, 5
Prefácio, 7

Parte I. Fundamentos da psicossomática, 11

1 A psicossomática ao longo do tempo: da Antiguidade ao presente, 13

2 Psicossomática e medicina comportamental: duas visões diferentes da mesma temática, 19

3 O campo extenso da psicossomática, 23
   Distúrbios do bem-estar, 23
   Distúrbios funcionais, 24
   Distúrbios psicossomáticos em um sentido mais restrito, 34
   Adoecimentos somatopsíquicos, 36

4 Aspectos terapêuticos, 39

Parte II. As diversas faces dos distúrbios psicossomáticos, 45

1 Quando tudo gira em torno do coração, 47
   Fobia cardíaca: medo de morrer apesar de um coração saudável, 47
   "Algo aperta o meu coração" – Coração e psique, 48
   Distúrbios funcionais, 52
   Distúrbios orgânicos, 56
   Conceitos psicossomáticos, 59

2 Quando a pressão arterial sai dos eixos, 67
   Pressão alta psicogênica – Sair do eixo através de estresse e aborrecimento, 67

Estar a 180 por hora – Pressão arterial e psique, 68
Distúrbios funcionais, 71
Distúrbios orgânicos, 74
Conceitos psicossomáticos, 77
3 Quando a respiração para, 83
Hiperventilação: dificuldade de respirar por um excesso
de respiração, 83
"Bufar de tanta raiva" – Respiração e psique, 84
Distúrbios funcionais, 89
Distúrbios orgânicos, 91
Conceitos psicossomáticos, 96
4 Quando o estômago se rebela, 104
Estômago irritado; a barriga revoltada, 104
"Quando as vísceras se revolvem de raiva" – Estômago e
psique, 105
Distúrbios funcionais, 109
Distúrbios orgânicos, 117
Conceitos psicossomáticos, 119
5 Quando o intestino entra em greve, 130
Intestino irritável – Distúrbios de digestão, 130
"Cagar-se de medo" – Intestino e psique, 131
Distúrbios funcionais, 133
Distúrbios orgânicos, 143
Conceitos psicossomáticos, 145
6 Quando a bexiga exerce pressão, 155
Bexiga irritável – A constante urgência de ir ao toalete, 155
"Mijar-se de tanto medo" – Bexiga e psique, 156
Distúrbios funcionais, 159
Distúrbios orgânicos, 163
Conceitos psicossomáticos, 165

7 Quando a pele coça e dói, 170

Neurodermatite – Coçar só piora, 170

"Quando não nos sentimos bem em nossa própria pele" – Pele e psique, 171

Distúrbios funcionais, 177

Distúrbios orgânicos, 179

Conceitos psicossomáticos, 184

8 Quando mulheres sofrem de afecções específicas, 192

Problemas crônicos do baixo ventre – Praticamente nenhuma possibilidade de amenização via cirurgias, 192

"Não seja tão histérica assim" – Afecções femininas e psique, 193

Distúrbios funcionais, 200

Distúrbios orgânicos, 205

Conceitos psicossomáticos, 206

9 Quando os ouvidos zunem, 209

Tinnitus: uma discoteca no ouvido, 209

"Fingir-se de surdo" – Ouvido e psique, 210

Distúrbios funcionais, 213

Distúrbios orgânicos, 213

Conceitos psicossomáticos, 219

10 Quando a garganta, o nariz e a voz sofrem, 224

A sensação de bolo na garganta – Uma sensação constante de aperto na garganta, 224

"Um nó na garganta" – Garganta, nariz, voz e psique, 225

Distúrbios funcionais, 229

Distúrbios orgânicos, 232

Conceitos psicossomáticos, 233

11 Quando o estresse atinge o olho, 235

Capacidade de enxergar diminuída – Visão turva em função de tensão e depressão, 235

"Fechar os olhos diante de algo" – Olhos e psique, 236
Distúrbios funcionais, 240
Distúrbios orgânicos, 241
Conceitos psicossomáticos, 243
12 Quando os dentes rangem ou doem, 246
Bruxismo: o terror noturno, 246
"Trincar os dentes" – Dentes e psique, 247
Distúrbios funcionais, 250
Distúrbios orgânicos, 254
Conceitos psicossomáticos, 256
13 Quando há um distúrbio do movimento, 258
Vertigem: o medo constante de cair, 258
"Perder o equilíbrio" – Movimento e psique, 259
Distúrbios funcionais, 262
Distúrbios orgânicos, 270
Conceitos psicossomáticos, 271
14 Quando a dor aflige o corpo, 275
Dores crônicas nas costas: uma cruz a carregar, 275
"Dói muito" – Dores e psique, 276
Distúrbios funcionais, 284
Distúrbios orgânicos, 289
Conceitos psicossomáticos, 313
Observação final, 325
Referências, 327

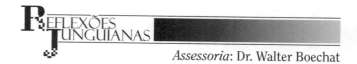

Veja todos os livros da coleção em

livrariavozes.com.br/colecoes/reflexoes-junguianas

ou pelo Qr Code